现代医院管理系列丛书

现代医院管理制度

（全3册）

·下·

主编　李亚军

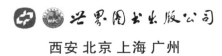

世界图书出版公司

西安 北京 上海 广州

《现代医院管理制度》
编委会名单

第二章 人力资源管理

第一节 岗位说明书制定制度

文件名称	岗位说明书制定制度	文件编号	YY - RL - × × ×
制定部门	× × ×	版本号	1.0
生效日期	20 × × - × × - × ×	页数/总页数	× / × ×
修订日期	20 × × - × × - × ×	有效期至	20 × × - × × - × ×

1 **目的**:规范医院《岗位说明书》的编制、使用、修改、变更和保管,明确员工工作职责及要求,提高员工工作效率和积极性,为医院人力资源管理考核工作提供有效依据。

2 **范围**:全体员工。

3 **定义**

　3.1 **岗位分析**:也称工作分析,指全面了解、查证、获取与工作有关信息的过程,是对组织某个特定岗位的工作内容和岗位规范(任职资格)的描述和研究过程。

　3.2 **《岗位说明书》**:将组织内各项有关工作性质、内容、任务、责任与处理方法等工作本身的因素,以及担任此项工作的人员所应具备的资格或条件等工作人员的因素,形成书面记录的文件。

4 **权责**

　4.1 **员工**:履行岗位职责,完成各项工作任务。

　4.2 **各科室**:制定科室人员的《岗位说明书》。

　4.3 **主管职能部门**:负责指导相关业务科室制定《岗位说明书》。

　4.4 **人力资源部**:负责全院各类岗位的统筹与管理,指导《岗位说明书》的制定。

　4.5 **人力资源与绩效管理委员会**:负责《岗位说明书》相关制度的审批。

5 **内容**

　5.1 **《岗位说明书》制定程序**

　　5.1.1 各科室根据医院组织架构、患者需求、提供的临床服务、医疗技术,拟订本科室的岗位类别、数量、名称并制定《岗位说明书》,报主管部门审核。

　　5.1.2 当员工工作内容或职责范围发生变化时,需重新制定《岗位说明书》。

　　5.1.3 主管职能部门和人力资源部分析岗位设置的有效性和合理性,必要时可建议调整岗位的设置和职责内容,报主管院长审批后生效执行。

　5.2 **《岗位说明书》**

　　5.2.1 **内容**:包括岗位的基本情况和概述,职责与工作任务描述,任职资格,本岗位所需的教育,技能和知识,工作权限、信息授权等。

　　　5.2.1.1 **所属科室**:现工作科室。

　　　5.2.1.2 **岗位名称**:专业技术职务名称。医疗为科室主任、副主任、责任主治、医师,护理为护士长、主管护师、护师、护士,医技为科室主任、副主任、主管技师(主管药师)、技师(药师)、技士(药士),行政为主任、副主任、干事、管理员、办事员。

5.2.1.3 直属主管:为分管领导或科室负责人。

5.2.1.4 进院日期:为进入医院工作具体时间。

5.2.1.5 岗位类别:在对应的方格内打"√"。

5.2.1.6 职称:为已取得的最高职称。

5.2.1.7 取得时间:现有职称的取得时间(必须与证书上的时间一致)。

5.2.1.8 职务代理人:该岗位人员不在岗时的替代人。

5.2.1.9 学历要求:在对应的方格内打"√"。

5.2.1.10 专业要求:根据个人从事专业对应填写,如临床医学、临床检验、医学影像、护理学、药学等。

5.2.1.11 从业资格:专业技术资格证、医师执业证、护士执业证、特殊岗位上岗证、会计证、电工证等。

5.2.1.12 工作经验:各岗位需要的工作年限或专业技术资格要求。

5.2.1.13 专业技能:各岗位需要的专业技能要求。

5.2.1.14 工作权限:为保证职责有效履行而赋予任职者对职责范围内有关事项进行决策的范围和程度,细则详见《医师授权管理制度》。

5.2.1.15 信息授权:根据各岗位需要开放相应权限,细则详见《信息系统用户权限设定及密码管理制度》。

5.2.1.16 岗位职责:本岗位具体的工作职责。

5.2.1.17 管理职责:行政管理人员和科室负有管理职责的人员须将管理职责写清楚。

5.2.1.18 具备证书:该岗位必须具备的证书。

5.2.2 制定。

5.2.2.1 各科室在主管职能部门的指导下,完成科室各类人员《岗位说明书》的制定,各岗位人员应予以协助并积极配合。

5.2.2.2 人力资源部收集各科室提交的《岗位说明书》。

5.2.3 签订与发布:岗位职责生效后,科室负责人应向本科室员工说明其岗位职责内容,员工理解后签名确认,由科室负责人审核签名后存入员工信息档案。新员工和岗位发生变动的员工应按本程序及时签订。

5.2.3.1 员工:科室负责人与本科室员工签订。

5.2.3.2 科室负责人:各科室主任与主管院长签订,各科室护士长同护理部主任签订。

5.2.3.3 签订的《岗位说明书》一式两份,分别存于员工个人和员工信息档案。

5.2.4 兼职:当员工兼任多重岗位时,兼职相关内容应在《岗位说明书》中体现。

5.3 考核评价

5.3.1 人力资源部和各主管职能部门负责人根据《岗位说明书》规定的任职条件确定新员工招聘的标准和要求。

5.3.2 各主管职能部门、科室负责人根据《岗位说明书》描述的工作职责与范围,分配员工工作任务,明确服务范围,并作为在岗员工的工作指导。

5.3.3 各主管职能部门、科室负责人根据《岗位说明书》确定员工实际能力与岗位要求的差距,对员工进行针对性的培训。

5.3.4 各科室可以把员工的岗位职责的履职情况作为年度考核的重要依据。

5.4 维护和更新

5.4.1 如遇部门或员工职责调整,岗位新增或异动等情况,由各科室协助员工及时完成《岗位说明书》的更新。

5.4.2 人力资源部会同各主管职能部门每三年或必要时组织全院范围内《岗位说明书》的评估、修订。

6 流程:无。

7 相关文件

《国际联合委员会(JCI)医院评审标准》(第六版)

8 使用表单

《岗位说明书》

批准人: 签署日期:

审核人: 发布日期:

附件

岗位说明书

文件编号:BD－RL－×××　　版本号:1.0

科室		姓名		岗位名称		工号	
直属主管		进院日期		岗位类别	□医疗　　□护理　　□医技 □行政　　□工勤　　□其他人员		
职称		取得时间		职务代理人			
服务承诺	本人承诺遵守下列条款,如有违反愿负相关责任 一、服务期间愿尽忠职守,遵守院内外法律规章及授权范围 二、维护医疗工作安全及患者隐私,并对于因业务所获悉或持有的一切技术或数据(包括本院以前、现在及将来与第三人约定保密的一切技术或资料)均严加保密,并遵守相关法律、个人资料保护法等相关法规,绝不泄漏给第三人 三、凡由本院计划、提供资源,或者经上级交办、指导或基于职务所完成的著作、文件及作品,其权利均归本院所有 　　　　　　　　　　　　　　　　签名: 　　　　　　　　　　　　　　　　日期:　　年　　月　　日						
岗位职责	(请将具体的岗位职责描述清楚)						

续表

管理职责	（科室负有管理职责的人请将管理职责写清楚,如无请填写"无"）	
任职条件	教育要求	学历要求:□ 硕士及以上　□ 本科及以上　□ 专科及以上　□ 不限 专业要求:□ 医学相关专业＿＿＿＿＿＿　□ 不限　　　□ 其他
	资格要求	从业资格:资格证○ 医师资格证　○ 护士资格证　○ 其他＿＿＿＿ 　　　　　执业证○ 医师执业证　○ 护士执业证　○ 其他＿＿＿＿ 职称要求:□ 初级　□ 中级　□ 副高　□ 正高　□ 无要求 工作经验:□ 5 年及以上　　□ 1~5 年　　　□ 不限
	专业技能	
具备证书	□基础心肺复苏证书 CPR □基础心肺复苏证书 BLS □进阶心肺复苏证书(○ACLS　○PALS　○其他＿＿＿＿＿＿) □母婴保健证　□疫苗接种证　□听力筛查证　□康复师证 □专科护士培训证(非院级)　□大型设备上岗证　□消毒员证　□高压容器操作证 □驾驶证　□厨师证　□会计从业资格证　□空调操作证　□电工进网作业许可证 □高压电工作业操作证　□消防员证　□电梯操作证 □其他＿＿＿＿＿＿	
	 　 员工签名:　　　　　日期:　　年　月　日	

主管签名: 我已与员工沟通以上内容 　 主管签名:　　　　　日期:　　年　月　日

注:《岗位说明书》一式两份,分别存于员工个人和员工信息档案中

第二节 员工招聘录用与调配制度

文件名称	员工招聘录用与调配制度	文件编号	YY－RL－××
制定部门	×××	版本号	1.0
生效日期	20××－××－××	页数/总页数	×/××
修订日期	20××－××－××	有效期至	20××－××－××

1 目的:按规范程序招聘、录用人员,以保证符合国家相关法律、法规中的用人制度和条例;保证各专业人员的结构比例及任职资格、经验、能力等整体素质达到岗位及职责要求,进而确保最大限度地满足患者的医疗需要。

2 范围:全院各科室各岗位的人员招聘。

3 定义:无。

4 权责

4.1 **科室**:根据科室/部门的人员空缺情况,上报用人计划。

4.2 **相关职能部门**:负责对各科室/部门上报的用人计划进行审核。

4.3 **人力资源部**:负责对全院上报的用人计划进行复核,并报医院领导审批。审批通过后报人力资源与绩效管理委员会审批。

4.4 **人力资源与绩效管理委员会**:负责审批医院的招聘计划并对招聘人员进行审批。

5 内容

5.1 **人员的任职资格和基本条件**:以各岗位的工作职责要求为衡量标准。

5.2 **人员招聘**

5.2.1 申请:每年度根据科室/部门的编制计划及人员空缺情况,由所属科室/部门负责人填写《用人计划申请表》。经其上级职能部门、人力资源部批核后,由人力资源部提交人力资源与绩效管理委员会审批通过后,提交党政联席会议批准。

5.2.2 招聘:人力资源部按审批后的《用人计划申请表》的职位要求通过网络招聘、校园招聘等渠道发出招聘信息。由人力资源部、科室/部门及相关职能部门共同筛选,进行笔试、操作考核等进入面试。

5.2.3 面试:通过前期筛选的人员进入面试,由院领导、相关职能科室、人力资源部共同进行面试。纪委书记对面试过程全程进行监督。

5.3 **录用**

5.3.1 录用:通过面试的人员由人力资源部负责通知,告之其录用结果和报到需要准备的材料。

5.3.2 验证:由人力资源部通过网络、电话、信函等途径核实应聘者的相关证件,确认其任职资格。

5.3.3 入职体检:新入职员工体检通过后,再进行岗位培训,办理入职手续。

5.3.4 医师、护士执业注册及变更:由各主管职能部门负责到卫生行政部门办理相关执业类别、执行范围及执业地点的注册、变更手续。

5.4 **人员调配程序**

5.4.1 医务人员:首先依实际情况需求,调整相关科室有相当资格的人员补充,并确保在授权后,立即调往急需岗位。其次可动用医务人员的储备人员作为应急调配。必要时着手招聘工作。

    5.4.2 护理人员:首先采取院内护理单元之间的调整,其次可动用护理部的储备人员作为应急调配。必要时着手招聘工作。

    5.4.3 其他人员:采取院内相关职能部门之间具备相当资格和技能的人员调整,并同时对外招聘。

6 **流程:**员工招聘录用流程如下。

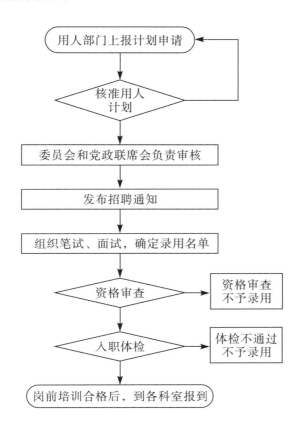

7 **相关文件:**无。

8 **使用表单**

    8.1 《用人计划申请表》

    8.2 《岗位调整审批表》

批准人: 签署日期:

审核人: 发布日期:

附件 1

用人计划申请表

文件编号：BD – RL – ×××   版本号：1.0

职位名称	人数	具体条件	需求原因
			□缺编 □新增
			□缺编 □新增
			□缺编 □新增
			□缺编 □新增
			□缺编 □新增
			□缺编 □新增
			□缺编 □新增
科室负责人意见		主管部门负责人意见	主管院长意见

附件2

岗位调整审批表

文件编号:BD-RL-×××　版本号:1.0

员工基本情况(员工本人填写)

姓名:	性别:	出生年月:		籍贯:
学历:	毕业院校:			专业:
工作年限和经验:				
取得何种职业资格、职称:				
具备何种专业技能:				
现属部门:		现任岗位:		直接领导:
入职时间:		在岗时间:		签名:

调整部门(或调出部门)意见:(可附页)

□ 同意调整/调出/转正　　□ 其他建议＿＿＿＿＿＿＿＿	签名:

调入部门意见:

□ 同意调入　　　　□ 其他建议＿＿＿＿＿＿＿＿	签名:

人事部门意见:

签名:

人事部门核准:

调整部门:		调整岗位:		执行日期:
调整性质:1.□临时调动　□部门内调整　□跨部门调整　2.□晋升　□转正　□平调　□降职				
是否调薪:□是　□否　　是否试用:□是　□否　　试用期:　　　至				
原工资及系数:　　　　调整后工资及系数:　　　　核准人签名:				

审核审批:

主管部门负责人审核	人力资源部负责人审核	院长审批

第三节　证件收集与管理制度

文件名称	证件收集与管理制度	文件编号	YY‑RL‑×× ×
制定部门	×××	版本号	1.0
生效日期	20××‑××‑××	页数/总页数	×/××
修订日期	20××‑××‑××	有效期至	20××‑××‑××

1 **目的**:通过资料的收集和验证,确保为患者提供服务的员工具备合格的资格和相应的工作能力,以保证患者的医疗安全及员工的资质。

2 **范围**:医院全体员工、外聘专家。

3 **定义**:验证是指从颁发证书的来源检查证书的有效性和完整性的过程。此过程可以通过查询安全的在线数据库完成。

4 **权责**:人力资源部是员工资格审查的管理部门,负责全院所有员工证件的验证与管理工作,如实记录验证过程及验证结果,并在员工信息档案中登记、备案;负责及时对新员工及岗位转换人员的证件进行验证,保证员工能始终有效地满足患者的需求。

5 **内容**

　5.1 **验证内容**

　　5.1.1 新员工。

　　　5.1.1.1 人力资源部根据应聘岗位要求,在新员工正式报到前,通过公函、电话、E‑mail 及网络等多种方式向原始发证单位对新员工任职资格所需的基本信息及学历、专业技术资格证书、执业证书、上岗证等相关证书进行验证。

　　　5.1.1.2 对新员工信息及相关证书的验证过程须有书面记录,放入个人档案以便随时查验。

　　5.1.2 转岗人员由人力资源部依《岗位说明书》所列的各岗位应具备的资格条件要求,重新验证转岗人员的学历、专业技术资格证书、执业证书、上岗证等相关证书。验证未通过者终止转岗。

　　5.1.3 外聘专家依照岗位说明书的要求,聘用前由人力资源部负责验证学历、专业技术资格证书、执业证书等,查证属实后予以聘用。经验证后的复印件存人力资源部备案。

　　5.1.4 人力资源部每三年重新审核档案册,对相应的资格证、执业证进行验证。验证情况由验证人员签名并有书面记录,专人保管、存档。当因灾难等原因造成资格证书无法证实时,应有记录。

　　5.1.5 当员工学历或任职资格有更新时,人力资源部应及时完成验证并归档。

　5.2 **各类证件的查询及处理办法**

　　5.2.1 学历查询:登陆中国高等教育学生信息网(http://www.chsi.com.cn/)进行查询认证。

　　5.2.2 医师/护士执业证书查询:登录中华人民共和国国家卫生健康委员会官方网站(http://www.nhc.gov.cn/)进行查询认证。

　　5.2.3 人员任职资格查证:如已通过 JCI 认证医院进行对其原始来源的查证,可接受其查证结果。对于查证结果未覆盖所有任职要求以及未查证项目的,仍应向原始发证机关进行验证。

5.2.4 无法通过网站进行查询的情况：须核对证书原件并到政府部门查阅档案或通过电话、
E-mail 与原始发证机构进行验证。至少应有两次尝试和结果记录，仍无法完成验证
的，视同为验证通过。无法验证者，经职能部门同意后，视同为验证通过。

5.3 **证件管理与处罚措施**：人力资源部负责员工证件的日常管理工作，一旦核实员工信息不符
合或虚假等情况，人力资源部将撤销其相应资质，并提交院长办公会予以相应处罚。

6 **流程**

6.1 **新员工资质验证流程**

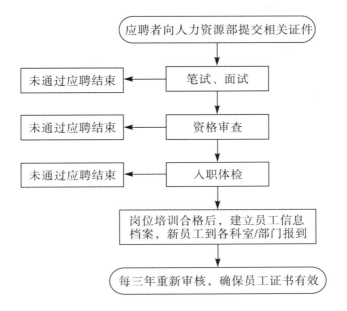

6.2 **在职员工资质验证流程**

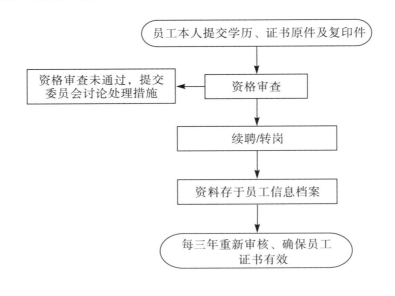

7　相关文件

7.1　《中华人民共和国执业医师法》

7.2　《护士条例》(中华人民共和国国务院令第 517 号)

8　使用表单

8.1　《员工信息档案表》

8.2　《员工基本信息登记表》

批准人：　　　　　　　　　签署日期：

审核人：　　　　　　　　　发布日期：

附件 1

员工信息档案表

文件编号：BD－RL－×××　版本号：1.0

基本情况	科室			姓名			工号	
	岗位			来院时间			备注	

档案资料			文件名称			查验人		备注
						科室	人力资源部	
	基本信息	1	首页员工档案表	☐已完备	☐不适用			
		2	员工基本信息登记表	☐已完备	☐不适用			
		3 证书	学历证书	☐已完备	☐不适用			
			资格证书	☐已完备	☐不适用			
			执业证书	☐已完备	☐不适用			
			职称证书	☐已完备	☐不适用			
			教师资格证书	☐已完备	☐不适用			
			其他相关资质证书	☐已完备	☐不适用			
	岗位职责	4	岗位说明书	☐已完备	☐不适用			
		5	医师授权书	☐已完备	☐不适用			
	教育培训	6	院、科级岗前培训记录（新员工）	☐已完备	☐不适用			
		7	员工院、科级年度培训记录	☐已完备	☐不适用			
		8	员工外出培训记录	☐已完备	☐不适用			
	考核	9	试用期转正考核表	☐已完备	☐不适用			
		10	员工转岗培训考核表	☐已完备	☐不适用			
		11	年度考核表	☐已完备	☐不适用			
	其他	12	个人健康检查报告	☐已完备	☐不适用			
		13	个人年度奖惩记录	☐已完备	☐不适用			
		14						

附件2

员工基本信息登记表

文件编号:BD－RL－×××　版本号:1.0

姓名		性别		出生年月		民族		照片
政治面貌		婚否		身份证号				
户籍所在地				联系电话				
现居住地地址					职称		取得时间	
最高学历		所学专业		毕业院校			毕业时间	

教育与培训	起止年月	学习院校或机构	学历	所学专业
	年　月至　年　月			
	年　月至　年　月			
	年　月至　年　月			

主要社会关系	关系	姓名	出生年月	工作单位	联系方式

工作经历	起止年月	单位名称	职务	证明人及联系方式
	年　月至　年　月			
	年　月至　年　月			
	年　月至　年　月			

第四节 员工培训制度

文件名称	员工培训制度	文件编号	YY－RL－×××
制定部门	×××	版本号	1.0
生效日期	20××－××－××	页数/总页数	×/××
修订日期	20××－××－××	有效期至	20××－××－××

1 **目的**:提高员工素质,激发员工潜能,提高工作效率,使员工能够获得医院发展所需要的知识和技能,实现员工个人的职业生涯发展,满足患者需求和医院的持续发展。

2 **范围**:全体员工。

3 **定义**:无。

4 **权责**

  4.1 **员工**:须遵从上级管理部门有关医院在职教育规定、继续教育管理条例等,参加与工作岗位相关的培训,达到相应学时,符合岗位要求。

  4.2 **科室**:制订并实施科级培训计划。

  4.3 **相关职能部门**:制订并实施院级培训和继续教育,安排相关培训课程,培训资料的收集、整理。

  4.4 **人力资源部**:统筹和监管全院培训情况,其他各职能部门和科室应协调配合共同实施。

  4.5 **人力资源与绩效管理委员会**:负责审议《员工培训制度》和培训计划。

5 **内容**

  5.1 **培训类别**:分为岗前培训和员工在职培训。

  5.2 **在职培训主要内容**

    5.2.1 必修课程:消防安全培训及演练(≥2 小时)、院内感染知识培训(≥2 小时)、医学伦理知识训练(≥3 小时)、质量改进培训(≥2 小时)、心肺复苏培训(≥2 小时)五门必修课。

    5.2.2 专业性课程/选修课程:各学科实践指南、部门法律法规、医院制度、新技术新业务、医疗安全、仪器设备操作、信息系统,疑难、危重、死亡病例讨论等。

  5.3 **在职培训计划告知**

    5.3.1 院周会通知。

    5.3.2 院内 OA 系统和工作群通知。

    5.3.3 中层管理人员短信群发。

  5.4 **培训的组织、实施及监管**

    5.4.1 岗前培训。

      5.4.1.1 培训对象:新入职的员工。

      5.4.1.2 培训时间:每年 7~8 月份由人力资源部集中安排全院性岗前培训,集中培训时间至少 1 周。培训内容主要包括医院文化、规章制度和福利待遇,医院对新员工的要求和岗位职责,工作人员职业道德和礼仪教育,消防安全教育,院内感染控制教育,病历书写规范及质量持续改进教育,医学教育与科学研究,抗菌药物临床应用及处方管理等。每月零散入职的员工由相关职能部门对其进行岗前培训,培训合格后,才能进入科室。

5.4.2 员工在职培训:分为科室、院级二级管理。

5.4.3 科室:包括培训需求确认、制订计划、实施、考核、评价五个环节。

5.4.3.1 培训需求确认:通过对质量指标和科室质量改进项目监测、设施管理项目数据监测、新技术引进以及工作表现的考察等方面,结合医院发展规划及部门要求确定培训需求内容。

5.4.3.2 制订计划并实施:根据培训需求内容制订培训计划,在科室负责人的领导下组织实施。

5.4.3.3 培训要求:每月至少组织一次科级培训。

5.4.3.4 培训时间:院级和部门级培训每次 2 小时,科级培训每次 1 小时。

5.4.3.5 考核评价:科室负责人对参训人员进行培训效果的考核评估。

5.4.3.6 记录:科室应指派专人将科室员工的培训情况做记录并及时归档。

5.5 相关职能部门:包括培训的需求确认、制订计划、实施、考核、评价五个环节。

5.5.1 培训需求确认:根据收集掌握的质量、安全监测数据确定所辖范围内继续教育培训的总体需求。

5.5.2 制订培训计划。

5.5.2.1 根据培训需求制订次年教育培训计划报人力资源部汇总,经人力资源与绩效管理委员会审核批准后,由人力资源部统一公布。

5.5.2.2 制订培训计划应包括培训部门、培训内容、培训方式、受训人员范围等。

5.5.2.3 培训实施:依据医院培训计划,在责任部门的组织安排下进行培训。

5.5.2.4 培训要求。

5.5.2.4.1 为员工的教育和培训项目提供可用的空间、设备和时间。

5.5.2.4.2 教育和培训可以集中开展,也可分散学习。

5.5.3 考核评价:由培训责任部门对培训对象组织考核,及时评价培训效果。

5.5.4 记录:培训责任部门应在培训结束后及时对参加培训员工做记录,并于培训结束 1 周内,完成培训总结、资料归档等工作。

5.6 人力资源部:包括统筹和监管两个方面。

5.6.1 统筹:人力资源部每年 12 月份收集次年的各主管部门的培训计划,在医院全面进行统筹安排,统一发布。

5.6.2 监管:每月对培训记录进行监管,对培训情况进行总结分析、持续改进。

6 流程:无。

7 相关文件:无。

8 使用表单

《___年_____科员工培训记录表》

批准人:　　　　　　　　　签署日期:

审核人:　　　　　　　　　发布日期:

附件

_____年_____科员工培训记录表

文件编号:BD－RL－×××　版本号:1.0

姓名:　　　　　工号:

序号	培训时间	培训内容	级别	授课部门/授课人	课时（小时）	考核方式
1	月　日		□院级 □科级			□试卷　□实操 □满意度　□其他
2	月　日		□院级 □科级			□试卷　□实操 □满意度　□其他
3	月　日		□院级 □科级			□试卷　□实操 □满意度　□其他
4	月　日		□院级 □科级			□试卷　□实操 □满意度　□其他
5	月　日		□院级 □科级			□试卷　□实操 □满意度　□其他
6	月　日		□院级 □科级			□试卷　□实操 □满意度　□其他
7	月　日		□院级 □科级			□试卷　□实操 □满意度　□其他
8	月　日		□院级 □科级			□试卷　□实操 □满意度　□其他
9	月　日		□院级 □科级			□试卷　□实操 □满意度　□其他
10	月　日		□院级 □科级			□试卷　□实操 □满意度　□其他
11	月　日		□院级 □科级			□试卷　□实操 □满意度　□其他
12	月　日		□院级 □科级			□试卷　□实操 □满意度　□其他
13	月　日		□院级 □科级			□试卷　□实操 □满意度　□其他

第五节 ××××年度员工培训计划

文件名称	××××年度员工培训计划	文件编号	YY－RL－×××
制定部门	×××	版本号	1.0
生效日期	20××－××－××	页数/总页数	×/××
修订日期	20××－××－××	有效期至	20××－××－××

1 **目的**:依据医院员工教育培训制度,规范医院教育培训工作,持续提高员工的专业水平、工作技能等综合素质。

2 **范围**:全体员工。

3 **定义**:无。

4 **权责**

  4.1 **人力资源与绩效管理委员会**:负责审批年度教育培训计划,并全面监督实施;为持续教育培训提供资源和政策支持。

  4.2 **人力资源部**:负责医院培训体系的建立,医院培训制度、培训计划的制订与修订;负责与各相关职能科室组织实施培训,对各部门的培训工作监督、检查。监督员工教育培训计划的实施以及培训记录的完整性。

  4.3 **责任科室**:负责培训工作的具体实施,对所负责的培训资料及时收集、整理。

5 **内容**

  5.1 **岗前培训(年度新进职工必修课程)**

    5.1.1 **院级培训**:为保证新职工熟悉医院基本情况、各部门的工作制度及流程,由院办、医务处、质量控制科、护理部等职能科室协助人力资源部完成医院情况介绍、医院规章制度、医疗安全与质量、医院感染防控、心肺复苏、消防安全等相关工作内容的培训,培训5日,每日8个小时。

    5.1.2 **科级培训**:各科室依照业务及专业需求对新进员工进行培训,包括岗位职责和工作制度、科室环境和设备、具体工作任务、工作流程和规范等。

  5.2 **在职培训**

    5.2.1 **院级课程**。

      5.2.1.1 **必修课程**:消防安全培训及演练(2小时)、院内感染知识培训(2小时)、医学伦理培训(3小时)、质量改进培训(2小时)、心肺复苏培训(2小时)五门必修课,共11个小时。

      5.2.1.2 **选修课程**:全院工作人员可根据岗位需要及各专业需求自行选修课程。

      5.2.1.3 **特殊岗位课程**:按照卫生行政部门的要求完成培训即可。

        5.2.1.3.1 放射工作人员须经过放射和辐射安全知识培训。

        5.2.1.3.2 供应室消毒员必须取得高压容器操作证和消毒员证。

        5.2.1.3.3 妇产科医师和助产士必须取得母婴保健证。从事疫苗接种的必须取得疫苗接种证,从事听力筛查的必须取得听力筛查证。

    5.2.2 **部门/科级课程**。

      5.2.2.1 **医务处**:为使本院医务人员具备应有的医学知识、技能及工作态度,医务处每年定期组织各类培训课程,课程内容包含医疗相关法律法规、诊疗规范、实践技能操作、临床沟通技巧等领域。本年度为提升患者安全与医疗质量,计划安排相关科室医师接受 BLS、ACLS 的相关培训。

5.2.2.2 质量控制科:为提高医疗质量、保证医疗安全,质量控制科对全院人员进行质量改进培训。课程内容包括质量改进、病历书写规范等方面。

5.2.2.3 感染控制科:为提高全院工作人员的医院感染控制工作的理论知识及操作能力,感染控制科对全院工作人员进行培训。课程内容包括手卫生、职业暴露的防护等。

5.2.2.4 护理部:为提升各层级、各科室护理人员职业素养,发展护理管理储备人员及在职人员管理职能,护理部根据需求对全院各层级、各科室护理人员及带教老师、护士长进行培训。课程内容包含护理安全教育、人文关怀、专科护理培训、实践技能操作等领域。

5.2.2.5 其他部门/科室依据本部门/科室工作需要制订计划并执行。

6　**流程**:无。

7　**相关文件**

《员工培训制度》

8　**使用表单**:无。

批准人:　　　　　　　　　　签署日期:

审核人:　　　　　　　　　　发布日期:

第六节　员工考核考评制度

文件名称	员工考核考评制度	文件编号	YY－RL－××
制定部门	×××	版本号	1.0
生效日期	20××－××－××	页数/总页数	×/××
修订日期	20××－××－××	有效期至	20××－××－××

1 **目的**:通过评估考核,客观地评定员工的德、能、勤、绩、廉等方面,为聘用、任免、晋升、调薪、调岗等提供依据,确保员工的知识、技能与岗位的需求相一致,保证工作质量与患者安全。

2 **范围**:全院员工。

3 **定义**:无。

4 **权责**

　4.1 **人力资源部**:负责协同相关部门/科室对员工进行年度考核,并将考核结果记入个人档案。对新员工进行综合性岗前培训及考核。

　4.2 **各部门/科室负责人**:负责根据考核表,如实考核员工并做出客观评价。

　4.3 **人力资源与绩效管理委员会**:负责对年度考核结果进行审议和复核。

5 **内容**

　5.1 **新员工考核**

　　5.1.1 新员工试用期为3个月,试用期满前1周须进行试用期考核。

　　5.1.2 新员工入科前,由人力资源部进行综合性岗前培训并进行考核。

　　5.1.3 新员工入职3个月内,由部门/科室进行专业培训,并进行考核。被考核者在试用期满前1周向科室提出申请,总结本人在试用期间的工作情况,各科室负责人如实、客观地对被考核者试用期间工作表现做出综合评价,经主管职能部门审核后交人力资源部复核。

　　5.1.4 考核内容由部门/科室主管根据培训内容制订。

　　5.1.5 考核结果的运用:作为新员工试用期满考核转正,工作指派、授权等的重要依据。

　5.2 **员工年度考核**

　　5.2.1 考核范围和要求。

　　　5.2.1.1 考核对象为全院在岗员工。

　　　5.2.1.2 新员工年度考核时只写评语,不确定等次。

　　　5.2.1.3 当年病假、事假累计超过6个月,或出国探亲、非公派脱产学习时间超过6个月者,不参加当年度考核;接受立案审查的员工,暂不参加当年度考核,立案审查后如无问题,本人补填考核表,所在科室补考核结果;借调、外派、进修人员,由本人所在科室进行考核并确定等次,其在外工作、学习的情况,由所在单位提供。

　　　5.2.1.4 调入人员,根据本人实际表现,结合调入前的情况确定等次,其调入前的有关情况,由原单位提供。

　　　5.2.1.5 员工调整发生岗位变动的,由现科室进行考核。

　　　5.2.1.6 当年受行政警告处分的员工,参加当年度考核,但不得确定为优秀。在解除处分的当年及以后,其年度考核不受原处分影响。

5.2.1.7 本人拒绝参加当年度考核的,要进行教育。经教育仍拒绝参加考核的员工,可直接确定为不合格。

5.2.1.8 考核时间:每年度考核一次,每年1月份对于上年度的履职情况进行考核。

5.2.2 考核内容和标准。

5.2.2.1 考核分为医、技人员年度考核,护理人员年度考核和员工(除医、技、护理以外的人员)年度考核。

5.2.2.2 考核内容分别从德、能、勤、绩、廉五个方面考核。

5.2.2.3 考核以员工岗位说明书和所承担的工作任务为基本依据。考核结果为优秀、合格、基本合格、不合格四个等次。

5.2.2.4 各等次的基本标准:90分及以上为优秀,70~89分为合格,60~69分为基本合格,60分以下为不合格。优秀比例不超过科室员工总数(不包含主任、护士长)的13%。

5.2.3 考核方法和程序。

5.2.3.1 考核按"全面、客观、公正、公平"的考核原则。医院领导班子负责全院员工年度考核领导工作,科室负责人负责对本科室员工的年度考核。

5.2.3.2 员工根据岗位类别,分别填写相应的年度考核表。

5.2.3.3 科室负责人根据员工自评以及日常工作表现或科室民主评议等情况进行考核。

5.2.3.4 考核结果反馈给本人。如本人对考核结果有异议可在10日内向人力资源与绩效管理委员会申请复核。

5.2.3.5 职能科室负责人,根据科室考核意见,提出考核意见。

5.2.3.6 分管院领导,依据职能部门、科室意见,提出考核意见。

5.2.3.7 年度考核工作结束后,人力资源部将《员工年度考核表》按要求分别归入员工信息档案。

5.2.4 考核结果的使用。

5.2.4.1 考核结果作为员工培训、专业技术职务聘任、授权、续聘、解聘以及增薪的重要依据。

5.2.4.2 在当年做出重大成果、效益、贡献或在政治思想方面有突出表现,年度考核中被评为优秀等次的人员,作为上级单位或卫生行政部门评优的依据之一。

5.2.4.3 员工年度考核连续五年被确定为合格以上的,作为专业技术职务晋升的必备条件之一。

5.2.4.4 对年度考核被确定为基本合格的员工,进行诫勉谈话,限期改进,一年内不得晋升职务。

5.2.4.5 对年度考核被确定为不合格的员工,进行谈话,视情况调整其工作岗位或降低一个职务层次,一年内不得晋升职务。连续两年度考核确定为不合格的,予以解聘。

5.2.4.6 员工年度考核合格方可予以续聘。

5.3 转岗考核

5.3.1 员工从一个科室调至另一个科室为转岗。员工转岗前,人力资源部应对转岗员工进行资格审查。

5.3.2 转岗员工经转岗科室培训合格后,填写《转岗员工培训考核表》并将考核表归档。

6 流程:无。

7 相关文件:无。

8 使用表单

8.1 《员工试用期转正评估审批表》

8.2 《转岗员工培训考核表》

8.3 《医师年度考核表》

8.4 《护理人员年度考核表》

8.5 《员工年度考核表》

批准人: 签署日期:

审核人: 发布日期:

附件1

员工试用期转正评估审批表

文件编号：BD－RL－×××　　版本号：1.0

表1

部门		姓名	
岗位		入职时间	
职称		学历	
试用期个人工作小结			
员工意见建议			
院级岗前培训考核结果		□合格　　□不合格 确认人签名： 年　　　月　　　日	
科级岗前培训考核结果		□合格　　□不合格 确认人签名： 年　　　月　　　日	
员工签名		日期	年　　月　　日

表2

部门		姓名		岗位	
试用日期		年　　月　　日至		年　　月　　日	
考核评估					
考核内容		分值	员工自评	科室评分	
1. 工作态度和职业道德		10			
2. 工作效率		10			
3. 工作技能		10			
4. 工作质量		8			
5. 专业知识		8			
6. 实际工作经验和解决问题能力		8			
7. 对本岗位职能和职责的认识程度		4			
8. 工作中提出创新见解和方法		3			
9. 善于学习,提高自己的知识和技能		5			
10. 工作责任心与敬业精神		5			
11. 日常工作管理与自我管理		3			
12. 团结协作精神		5			
13. 工作计划与条理性		3			
14. 工作主动性与积极性		5			
15. 工作服从与配合情况		5			
16. 遵守本院制度与出勤情况		5			
17. 对本院文化的认知程度		3			
中层/护士长/干事/主治、主管/班组长岗位请继续填写以下项目					
18. 计划预测能力		5			
19. 组织领导能力		5			
20. 沟通组织能力		5			
21. 监控指导能力		5			
22. 培训开发能力		5			
合计得分		100			
科室评分	□优秀(90～100分)　□良好(80～89分)　□基本合格(60～79分)　□较差(60分以下)				
科室总结意见	□提前转正　　　　□按期转正　　　　□延长试用期一个月,继续培训 □转岗　　　　　　□辞退　　　　　　□其他意见与建议_____ 科室负责人签名:　　　　　　　　　　　　　　　年　　月　　日				
主管部门审批意见 年　月　日	分管领导审批意见 年　　月　　日		人力资源部审批意见 年　　月　　日		

附件2

转岗员工培训考核表

文件编号：BD－RL－×××　版本号：1.0

姓名		性别		身份证号			
职称		学历		联系电话		来院时间	
原科室		原岗位		现科室		现岗位	
转岗培训时间		年　　月　　日至　　　年　　月　　日					
转岗培训内容							
部门考核结果及意见		签名： 　　　　年　月　日					
转岗人员签字确认接受岗位培训		签名： 　　　　年　月　日					

附件3

医师年度考核表

考核周期： 年 月 日至 年 月 日　　　文件编号:BD－RL－×××　版本号:1.0

姓名：　　　　　　科室：　　　　　　　　　职务/职称：

考核项目	工作相关标准	考核因素描述	分值	评分	
				自我评分	科室评分
德(5分)	政治思想表现	思想积极向上,遵守国家政策法规,遵守医院规章制度	2		
	工作情况	严格履行岗位职责,扎实做好本职工作,能保质保量按时完成工作任务	2		
	职业道德和服务态度	遵守职业道德,热情服务于工作和患者	1		
能(50分)				责任部门评分	
	医疗安全	有效投诉:无投诉(5分),1≤例数<3(2分),例数≥3(0分)	5	医务处	
		医疗纠纷:无医疗纠纷(15分),例数1(8分),例数≥2(0分)	15	医务处	
		危急值15分钟内及时处置情况:全部及时处置(5分),1次未处置(3分),未处置次数≥2(0分)	5	质量控制科	
		会诊及时完成情况:全部及时完成(5分),1≤次数<3(3分),次数≥3(0分)	5	医务处	
	医疗质量	运行重大缺陷病历:无运行重大缺陷病历(5分),份数1(3分),份数≥2(0分)	5	质量控制科	
		丙级病历:无丙级病历(5分),份数≥1(0分)	5	质量控制科	
		住院病历超5个工作日未归档:无超5个工作日归档病历情况(5分),1≤份数<3(2分),份数≥3(0分)	5	医务处	
		"三基培训"出勤次数:按时出勤(5分),6≤出勤次数<12(3分),出勤次数<6(0分)	5	医务处	

续表

勤(30分)	劳动纪律	无迟到早退(5分),1≤次数<3(3分),次数≥3(0分)	5	科室	
		无病假(5分),1≤病假天数≤10(3分),病假天数≥10(0分)	5	科室	
		无事假(5分),1≤事假天数<5(3分),事假天数≥5(0分)	5	科室	
	培训提升	参加心肺复苏培训并考核合格	3	医务处	
		参加手卫生知识培训并考核合格	3	感染控制科	
		参加消防安全培训并考核合格	3	保卫科	
		参加伦理相关培训	3	医务处/科研科	
		参加质量改进相关培训	3	质量控制科	
				科室评分	
绩(10分)	工作业务	工作质量	5		
		效率	5		
				责任部门评分	
廉(5分)	医德医风	不收受红包,不索要患者及其亲友的财物,不利用工作之便谋取私利,不开具虚假医学证明(如有其中一项,此项为0分)	2	党办	
		团队协作能力强,具有良好的沟通能力	1	科室	
		收到患者及家属的表扬(锦旗、表扬信等,收到1次得1分,最高得2分)	2	党办	
总得分			100		
				责任部门评分	
加分项	带教	100课时/学年以上(5分),50~100课时/学年(3分),30~50课时/学年(2分),1~30课时/学年(1分)	5	教学科	
	科研基金	取得国科金(5分),科技厅基金(3分),卫生健康委员会、教育厅、科技局基金(2分),院级/校级(1分)(注:只给项目第一负责人加分,此项最高得5分)	5	科研科	

续表

加分项	论文发表	发表 SCI（5 分），Medline（4 分），CSCD（3 分），北大核心（2 分），统计源期刊（1 分）（注：只给第一作者加分，此项最高得 5 分）	5	科研科	
	不良事件上报	上报一次不良事件得 1 分，此项最高得 3 分	3	医务处	
附加项总得分			18		

管理职能考核（临床医技科主任考核附加项）

考核项目	考核标准	分值	自我评价	上一级评价
1. 负责本科室管理、医疗等各项行政业务工作	合格 4 分，基本合格 2 分，不合格 0 分	4		
2. 负责执行医院下达的指标，传达医院通知，完成任务	合格 4 分，基本合格 2 分，不合格 0 分	4		
3. 负责制订科室工作计划，制订作业流程，落实监测指标，改进服务质量	合格 4 分，基本合格 2 分，不合格 0 分	4		
4. 负责就科室服务所需的空间、医疗技术、设备、人员配置及其他资源需求向相关部门提出建议	合格 4 分，基本合格 2 分，不合格 0 分	4		
5. 负责制订本科人员的岗位说明书，科级岗前及在职教育培训计划	合格 2 分，基本合格 1 分，不合格 0 分	2		
6. 负责本科工作人员的年度考核，并以此作为聘任、授权和选拔的依据	合格 2 分，基本合格 1 分，不合格 0 分	2		
管理职能考核总得分		20		

年度考评结果及评语：

年度考核总分：

评级	分数		
	员工	临床医技科主任	
	专业考核（德、能、勤、绩、廉）_____分	专业考核（德、能、勤、绩、廉）_____分	管理职能考核 _____分
优秀	≥90 分	≥90 分	≥18
合格	70～89 分	70～89 分	14～17 分
基本合格	60～69 分	60～69 分	10～13 分
不合格	<60 分	<60 分	<10 分

续表

考核结果
专业考核(德、能、勤、绩、廉):□优秀　　□合格　　□基本合格　　□不合格 管理职能考核(临床医技科主任适用):□优秀　□合格　□基本合格　□不合格 注:全科室工作表现"优秀"的人数,以科室总人数的13%为上限

上一级主管意见:(评价一年以来的工作表现及下一年度的工作期望)
      签名:　　　　　　日期:

员工意见:□同意主管考评　□不同意,意见如下
      签名:　　　　　　日期:

职能部门主管意见:□同意主管考评　□不同意,意见如下
      签名:　　　　　　日期:

分管院长会签意见:□同意主管考评　□不同意,意见如下
      签名:　　　　　　日期:

附件4

护理人员年度考核表

考核周期： 年 月 日至 年 月 日　　　　文件编号:BD－RL－×××　版本号:1.0

姓名：　　　　　　科室：　　　　　　　　职务/职称：

考核项目	工作相关标准	考核因素描述	分值	评分	
				自我评分	科室评分
德(5分)	政治思想表现	思想积极向上,遵守国家政策法规,遵守医院规章制度	2		
	工作情况	严格履行岗位职责,扎实做好本职工作,能保质保量按时完成工作任务	2		
	职业道德和服务态度	遵守职业道德,热情服务于工作和患者	1		
				责任部门评分	
能(50分)	护理安全	关注患者安全,发生1次Ⅰ级护理不良事件或2次Ⅱ级护理不良事件扣15分;发生1次Ⅱ级护理不良事件或2次Ⅲ级护理不良事件扣12分;发生1次Ⅲ级护理不良事件扣6分(若累计扣分,20分扣完为止)	20	护理部	
	护理质量	患者、工作人员、学生有效投诉1例扣5分;有效投诉2例扣8分(若累计扣分,10分扣完为止)	10		
		重视护士操作考核,操作考核首次未达标扣2分;补考1次仍未达标扣5分;补考2次仍未达标扣8分(若累计扣分,10分扣完为止)	10		
		护理文书书写,出现单项否决病历1份扣5分;出现单项否决病历2份扣8分(若累计扣分,10分扣完为止)	10		
勤(30分)	劳动纪律	无迟到、早退(5分),1≤迟到、早退次数<3(3分),迟到、早退次数≥3(0分)	5	科室	
		无病假(5分),1≤病假天数≤10(3分),病假天数≥10(0分)	5		
		无事假(5分),1≤事假天数<5(3分),事假天数≥5(0分)	5		

续表

勤(30 分)	培训提升	参加心肺复苏培训并考核合格	3	医务处	
		参加手卫生知识培训并考核合格	3	感染控制科	
		参加消防安全培训并考核合格	3	保卫科	
		参加伦理相关培训	3	医务处 科研科	
		参加质量改进相关培训	3	质量控制科	
				科室评分	
绩(10 分)	工作业务	工作质量	5		
		效率	5		
				责任部门评分	
廉(5 分)	医德医风	不收受红包,不索要患者及其亲友的财物,不利用工作之便谋取私利(如有其中一项,此项为 0 分)	2	党办	
		团队协作能力强,具有良好的沟通能力	1	科室	
		收到患者及家属的表扬(锦旗、表扬信等,收到 1 次得 1 分,最高得 2 分)	2	党办	
		总得分	100		
				责任部门评分	
加分项	带教	50 课时/学年以上(5 分),30 ~ 50 课时/学年(3 分),10 ~ 30 课时/学年(2 分),1 ~ 10 课时/学年(1 分)	5	教学科	
	科研基金	取得国科金(5 分),科技厅基金(3 分),卫生健康委员会、教育厅、科技局基金(2 分),院级/校级(1 分)(注:只给项目第一负责人加分,此项最高得 5 分)	5	科研科	
	论文发表	发表 SCI(5 分),Medline(4 分),CSCD(3 分),北大核心(2 分),统计源期刊(1 分)。(注:只给第一作者加分,此项最高得 5 分)	5	科研科	
	不良事件上报	上报一次不良事件得 1 分,此项最高得 3 分	3	医务处	
		附加项总得分	18		

管理职能考核(护士长考核附加项)

考核项目	考核标准	分值	自我评价	上一级评价
1. 负责本科室管理、医疗等各项行政业务工作	合格 4 分,基本合格 2 分,不合格 0 分	4		

续表

2. 负责执行医院下达的指标,传达医院通知,完成任务	合格4分,基本合格2分,不合格0分	4		
3. 负责制订科室工作计划,制订作业流程,落实监测指标,改进服务质量	合格4分,基本合格2分,不合格0分	4		
4. 负责就科室服务所需的空间、医疗技术、设备、人员配置及其他资源需求向相关部门提出建议	合格4分,基本合格2分,不合格0分	4		
5. 负责制订本科人员的岗位说明书,科级岗前及在职教育培训计划	合格2分,基本合格1分,不合格0分	2		
6. 负责本科工作人员的年度考核,并以此作为聘任、授权和选拔的依据	合格2分,基本合格1分,不合格0分	2		
管理职能考核总得分		20		

年度考评结果及评语:

年度考核总分:

评级	分数		
	员工	护士长	
	专业考核(德、能、勤、绩、廉)	专业考核(德、能、勤、绩、廉)	管理职能
	_____分	_____分	_____分
优秀	≥90分	≥90分	≥18
合格	70~89分	70~89分	14~17分
基本合格	60~69分	60~69分	10~13分
不合格	<60分	<60分	<10分

考核结果
专业考核(德、能、勤、绩、廉):□优秀　　□合格　　□基本合格　　□不合格
管理职能考核(护士长适用):□优秀　　□合格　　□基本合格　　□不合格
注:全科室工作表现"优秀"的人数,以科室总人数的13%为上限

上一级主管意见:(评价一年以来的工作表现及下一年度的工作期望)

签名:　　　　　　日期:

员工意见:□同意主管考评　□不同意,意见如下

签名:　　　　　　日期:

职能部门主管意见:□同意主管考评　□不同意,意见如下

签名:　　　　　　日期:

分管院长会签意见:□同意主管考评　□不同意,意见如下

签名:　　　　　　日期:

附件5

员工年度考核表

考核周期： 年 月 日 至 年 月 日　　　　文件编号:BD－RL－×××　版本号:1.0

姓名：　　　　　　　　科室：　　　　　　　　　　职务/职称：

考核项目	工作相关标准	考核因素描述	分值	评分	
				自我评分	科室评分
德(10分)	政治思想表现	思想积极向上,遵守国家政策法规,遵守医院规章制度	5		
	团结协作	工作中互相支持、互相配合,顾全大局,能明确工作任务和共同目标	5		
				责任部门评分	
能(10分)	工作技能	具备必要的工作技能和方法,能独立完成本岗位的工作	2	科室	
		对所从事工作的基础知识牢固把握	2	科室	
		严格履行岗位职责,认真完成本职工作;及时完成上级下达的工作任务;较好地完成领导临时交办的工作和配合其他岗位工作。工作效率高,做到保质保量按时完成工作任务	2	科室	
	个人发展	有清晰的个人发展计划,积极要求进步,提高专业技能	2	科室	
		对自己提出新的要求和目标,愿意承担更大的责任	2	科室	
勤(55分)	工作责任感	肯为工作结果承担责任	2	科室	
		对医院忠诚,具有良好的工作保密意识	2	科室	
		维护医院及科室的利益与形象	2		
	工作效率	准时完成工作任务	2	科室	
		根据需要主动调整和加快进度	2	科室	
		能在规则允许范围内改进方法,提高效率	2	科室	
	劳动纪律	无迟到、早退(7分),1≤迟到、早退次数<3(5分),3≤迟到、早退次数<5(2分),迟到、早退次数≥5(0分)	7	科室	

续表

勤(55 分)	劳动纪律	无病假（8 分），1≤病假天数≤10（6 分），11≤病假天数≤20（2 分），病假天数≥20（0 分）	8	科室	
		无事假（8 分），1≤事假天数<5（6 分），5≤事假天数<10（2 分），事假天数≥10（0 分）	8	科室	
	培训提升	参加心肺复苏培训并考核合格	5	医务处	
		参加手卫生知识培训并考核合格	5	感染控制科	
		参加消防安全培训并考核合格	5	保卫科	
		参加伦理相关培训	5	医务处 科研科	
		参加质量改进相关培训	5	质量控制科	

				科室评分	
绩(10 分)	工作业务	工作质量	5		
		效率	5		
廉(15 分)	工作、生活作风	廉洁自律，洁身自好	5		
		兴趣爱好健康，自觉抵制不健康行为	5		
		不以权谋私，无不正当行为	5		
总得分			100		

				责任部门评分	
加分项	带教	100 课时/学年以上（5 分），50～100 课时/学年（3 分），30～50 课时/学年（2 分），1～30 课时/学年（1 分）	5	教学科	
	科研基金	取得国科金（5 分），科技厅基金（3 分），卫生健康委员会、教育厅、科技局基金（2 分），院级/校级（1 分）（注：只给项目第一负责人加分，此项最高得 5 分）	5	科研科	
	论文发表	发表 SCI（5 分），Medline（4 分），CSCD（3 分），北大核心（2 分），统计源期刊（1 分）（注：只给第一作者加分，此项最高得 5 分）	5	科研科	
	不良事件上报	上报一次不良事件得 1 分，此项最高得 3 分	3	医务处	
附加项总得分			18		

管理职能考核（职能部门主任考核附加项）

考核项目	考核标准	分值	自我评价	上一级评价
1. 负责本科室管理、医疗等各项行政业务工作	合格 4 分，基本合格 2 分，不合格 0 分	4		

续表

续表内容				
2. 负责执行医院下达的指标,传达医院通知,完成任务	合格 4 分,基本合格 2 分,不合格 0 分	4		
3. 负责制订科室工作计划,制订作业流程,落实监测指标,改进服务质量	合格 4 分,基本合格 2 分,不合格 0 分	4		
4. 负责就科室服务所需的空间、医疗技术、设备、人员配置及其他资源需求向相关部门提出建议	合格 4 分,基本合格 2 分,不合格 0 分	4		
5. 负责制订本科人员的岗位说明书,科级岗前及在职教育培训计划	合格 2 分,基本合格 1 分,不合格 0 分	2		
6. 负责本科工作人员的年度考核,并以此作为聘任、授权和选拔的依据	合格 2 分,基本合格 1 分,不合格 0 分	2		
管理职能考核总得分		20		

年度考评结果及评语

年度考核总分

评级	分数		
	员工	职能部门主任	
	专业考核(德、能、勤、绩、廉)_____分	专业考核(德、能、勤、绩、廉)_____分	管理职能_____分
优秀	≥90 分	≥90 分	≥18
合格	70~89 分	70~89 分	14~17 分
基本合格	60~69 分	60~69 分	10~13 分
不合格	<60 分	<60 分	<10 分

考核结果

专业考核(德、能、勤、绩、廉):□优秀　□合格　□基本合格　□不合格

管理职能考核(职能部门主任适用):□优秀　□合格　□基本合格　□不合格

注:全科室工作表现"优秀"的人数,以科室总人数的 13% 为上限

上一级主管意见:(评价一年以来的工作表现及下一年度的工作期望)

签名:　　　　　　　日期:

员工意见:□同意主管考评　□不同意,意见如下

签名:　　　　　　　日期:

职能部门主管意见:□同意主管考评　□不同意,意见如下

签名:　　　　　　　日期:

分管院长会签意见:□同意主管考评　□不同意,意见如下

签名:　　　　　　　日期:

第七节　员工健康与安全管理制度

文件名称	员工健康与安全管理制度	文件编号	YY－RL－××
制定部门	×××	版本号	1.0
生效日期	20××－××－××	页数/总页数	×/××
修订日期	20××－××－××	有效期至	20××－××－××

1　**目的**:为保障员工健康和安全,加强责任科室的有效管理。

2　**范围**:全院员工。

3　**定义**:员工健康和安全包括关注员工身心健康,预防或控制相关传染病的传播,员工职业暴露的救助及职业防护,医疗设备安全使用,安全生产环境等各个方面。

4　**权责**

　4.1　**人力资源部**:负责对新入职员工进行健康筛查。

　4.2　**预防保健科**:负责为员工健康提供保健服务。

　4.3　**感染控制科**:负责员工感染性职业暴露、化学性职业暴露的预防与处理。

　4.4　**设备供应科**:负责医疗设备的安全运行。

　4.5　**保卫科**:负责为员工提供安全的工作环境。

　4.6　**护理部**:负责对员工进行正确搬运患者的技能培训。

　4.7　**总务科**:负责后勤人员的健康安全管理。

　4.8　**工会**:负责处理员工投诉并做好员工关怀工作。

　4.9　**人力资源与绩效管理委员会**:负责审核本制度并协调、推进员工健康与安全管理工作。

5　**内容**

　5.1　**员工的健康管理**

　　5.1.1　人力资源部负责对新入职员工进行健康筛查。

　　　5.1.1.1　对从事临床工作或接触医疗废物工作并适宜接种乙肝疫苗的员工,提出预防接种建议。

　　　5.1.1.2　对患传染性疾病不宜从事国家规定岗位的员工,可调整岗位。

　　5.1.2　预防保健科负责为员工健康提供保健服务。

　　　5.1.2.1　按期组织全院员工健康体检,并对员工的体检结果进行汇总、存档。

　　　　5.1.2.1.1　对特殊岗位(如后勤高频噪音单位、涉及化疗工作)的员工,增加专科检查项目。

　　　　5.1.2.1.2　对体检指标异常员工及时给予建议并随访,督促患有传染性疾病(如乙肝、丙肝、肺结核等)的员工治疗并通知人力资源部,作为人力资源部调整岗位的依据。

　　　5.1.2.2　制订员工疫苗接种制度和计划,并针对传染病疫情提出建议。

　　　　5.1.2.2.1　开展预防接种的宣传工作,提高员工预防接种的依从性,减少院内传染病的发生与流行。

　　　　5.1.2.2.2　对适宜接种乙肝疫苗的员工,提出预防接种建议。

　　　　5.1.2.2.3　依照疾病控制中心发布的传染病疫情,向医院感染控制委员会提出建议。协调全院资源应对疫情、加强个人防护用品使用的提醒。

5.1.2.2.4　在传染性疾病流行和暴发期(如麻疹病毒流行期、流感暴发期),对高危人群提出应急预防接种的建议。

5.1.3　感染控制科负责做好感染性职业暴露、化学性职业暴露的预防与处理。

5.1.3.1　负责员工医院感染知识、化学性职业暴露知识的培训,增强员工的职业安全防护意识。

5.1.3.2　对直接接触血液、传染病患者的员工和从事处理医疗废物的员工每年进行一次健康筛查,对适宜接种乙肝疫苗的员工,提出预防接种建议。

5.1.3.3　对血源性职业暴露(针刺伤)的员工,按照《血源性职业暴露管理制度》执行。

5.1.3.4　对化学性职业暴露的职工每年进行一次肝功能、血常规、免疫功能的检查。

5.1.4　设备供应科负责医疗设备的安全运行。

5.1.4.1　加强医疗设备的维修管理,督促使用科室做好医疗设备的日常维护保养,确保医疗设备的使用安全。

5.1.4.2　采取措施减少医疗设备的工作噪音(如放置橡皮垫减少振动产生的噪音,将呼吸机、监护仪等设备的报警系统设成柔和的提醒声和较强的警报声)。

5.1.5　保卫科负责为员工提供安全的工作环境。

5.1.5.1　加强安全巡查,为员工提供安全的工作环境。

5.1.5.2　进行员工安全教育培训、消防安全培训与演练、有害物质防护的培训与演练,强化员工安全意识。

5.1.5.3　对员工在工作场所受到暴力致伤的情况,按照医院相关制度进行处置。

5.1.6　护理部负责对员工进行正确搬运患者的技能培训。

5.1.6.1　各科室为员工提供适当和充足的搬运患者工具(如轮椅、平车等)。

5.1.6.2　护理部每年对员工进行正确搬运患者与正确使用搬运工具的培训,防止员工因搬运患者而发生腰背损伤等意外伤害。

5.1.7　对从事放射工作员工的健康管理。

5.1.7.1　设备供应科为从事放射工作员工提供质量合格的放射防护用具。

5.1.7.2　对从事放射工作的员工进行上岗前、离岗时和每年一次的职业健康检查,放射线使用科室须及时将职业健康检查结果告知本人。

5.1.7.3　对职业健康检查结果有异常的员工,由预防保健科负责进行追踪、复查,必要时脱离放射岗位或转诊治疗。

5.1.7.4　预防保健科为从事放射工作员工提供个人剂量计,并负责对个人剂量计每季度外送检测。

5.1.7.5　预防保健科定期查验从事放射工作员工的《辐射工作人员培训合格证》《放射工作人员证》是否在有效期内,并督促相关人员及时参加上级单位放射防护知识培训。

5.1.7.6　从事放射工作的哺乳期妇女、妊娠初期 3 个月内的孕妇应避免接触放射线,必要时由人力资源部暂时调岗。

5.1.8　后勤人员的健康管理。

5.1.8.1　总务科负责食堂、洗衣房、生活用水泵房工作人员健康证的办理。

5.1.8.2　预防保健科定期查验食堂、洗衣房、生活用水泵房工作人员健康证有效期限。

5.1.9　特殊作业岗位员工的健康管理。

5.1.9.1　总务科定期巡视,查找出特殊作业岗位(如激光操作员工、焊接员工、高噪音环境作业员工等)。

5.1.9.2 总务科为特殊作业岗位员工提供专用防护用具(为激光操作员工、焊接员工提供护目镜,为高噪音环境作业员工提供耳罩等)。

5.1.10 员工心理健康的管理。

5.1.10.1 科室主管或同事发现员工心理负担重或者异常时,须及时向主管职能部门汇报,由医务处、护理部、工会或人力资源部提供帮助,进行员工心理关怀。

5.1.10.2 对员工遭遇特殊事情(如患病、暴力事件、不良事件、警讯事件等),医务处、护理部、工会或人力资源部须主动给予员工关怀及协助。协助方式有弹性调休、法律咨询、心理咨询、安全保护等。

5.1.10.3 工会负责处理员工投诉并做好员工的关怀工作。

5.1.10.4 预防保健科对因不良事件、工作场所暴力受伤的员工进行咨询和指导,并协助安排转诊。

5.2 员工的安全管理

5.2.1 医院为处理医疗废物的员工提供必要的设施和培训,并有制度保障医疗废物的分类、收集、处理方法和事故预防及发生后的应对措施。

5.2.2 做好职业暴露的预防与处理,保障员工的职业安全,对暴露在传染病环境中的员工提供预防措施及感染后的检查、治疗及随访。

5.2.3 医院制定制度确保公共设备的运行始终处于良好状态,以减少公共设备因故障而对员工安全造成的各种风险,提高其安全运行的可靠性。

5.2.4 医院界定和预测全院导致安全事故隐患的基本项目、危险及伤害情况,制定相应的预防措施及事故发生后的应对措施。

5.2.5 医院为员工提供消防培训、医院感染培训,并有制度保障安全事故的防护及紧急情况下的应急措施。

5.2.6 为防范医疗工作场所的暴力行为,保卫科负责医院安保工作,制定预防措施。对因工作场所暴力受伤的员工,请相关部门进行伤情鉴定评估,并派医师进行随访治疗和心理疏导。

5.3 相关要求

5.3.1 有关员工健康管理制度:由预防保健科协同人力资源部制定并呈核。

5.3.2 有关员工放射防护制度:由医务处制定并呈送放射防护管理委员会审核后实施。

5.3.3 有关员工接种疫苗相关制度:由预防保健科制定并呈送人力资源与绩效管理委员会审核后实施。

5.3.4 有关职业暴露制度:由感染控制科制定并呈送医院感染管理委员会审核后实施。

5.3.5 有关医院感染管理制度:由感染控制科制定并呈送医院感染管理委员会审核后实施。

5.3.6 有关医疗设备安全管理制度:由设备供应科制定并呈送医学装备管理委员会审核后实施。

5.3.7 有关员工于工作场所所遭受暴力事件应急预案:由保卫科制定并呈送设施与环境安全管理委员会审核后实施。

5.3.8 有关消防疏散演练的制度:由保卫科制定呈送设施与环境安全管理委员会审核后实施。

5.3.9 有关院内有害物质管理制度:由保卫科制定并呈送设施与环境安全管理委员会审核后实施。

6 流程

6.1 职业健康检查流程图

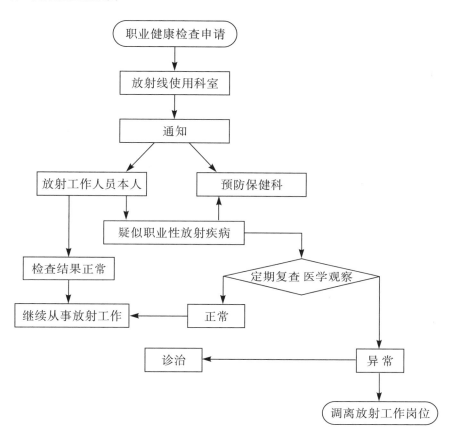

6.2 发生不良事件后续处置流程图

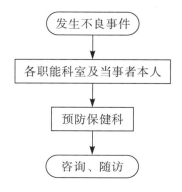

7　相关文件

　　7.1　《放射工作人员职业健康管理办法》(2007 版)

　　7.2　《中华人民共和国职业病防治法》(2011 版)

　　7.3　《预防接种工作规范》(2016 版)

　　7.4　《血源性职业暴露管理制度》

8　使用表单

《发生不良事件员工后续随访表》

批准人：　　　　　　　　　　签署日期：

审核人：　　　　　　　　　　发布日期：

附件

发生不良事件员工后续随访表

文件编号:BD－YF－×××　版本号:1.0

姓名		性别		出生日期		科室	
发生不良事件时间							
发生不良事件经过							
接诊时间							
干预过程记录							
						记录人签名:	

第八节 员工疫苗接种制度

文件名称	员工疫苗接种制度	文件编号	YY－RL－××
制定部门	×××	版本号	1.0
生效日期	20××－××－××	页数/总页数	×/××
修订日期	20××－××－××	有效期至	20××－××－××

1 **目的**:为贯彻"预防为主"的方针,推进医院员工预防接种工作,保障员工身体健康。

2 **范围**:全院员工。

3 **定义**:预防接种是指利用人工制备的抗原或抗体,按照国家和省级规定的免疫程序,由合格的接种单位和接种人员给适宜的接种对象进行接种。使机体获得对某种传染病的特异性免疫力,以提高个体或群体的免疫水平,预防和控制针对传染病的发生和流行的工作方法。

4 **权责**

4.1 **员工**:有义务依照科室建议及时接种疫苗,获得免疫防护,预防传染病的发生。

4.2 **预防保健科**:负责掌握员工的健康状况,提出预防接种建议。

4.3 **感染控制科**:负责做好血源性传染病职业暴露的预防与处理。

4.4 **人力资源部**:负责对新入职员工进行健康筛查,提出预防接种建议。

5 **内容**

5.1 医院实行"自觉、自愿、自费"的预防接种制度。

5.2 人力资源部负责对新入职员工进行健康筛查。

5.2.1 对从事临床工作或接触医疗废物工作并适宜接种乙肝疫苗的员工,提出预防接种建议。

5.2.2 对患传染性疾病不宜从事国家规定岗位的员工,可调整岗位。

5.3 **预防保健科负责掌握员工的健康状况,提出预防接种方案**

5.3.1 按期组织全院员工健康体检,并对员工的体检结果进行存档、汇总。

5.3.2 做好预防接种的宣传工作,提高员工预防接种的依从性,减少院内传染病的发生与流行。

5.3.3 对适宜接种乙肝疫苗的员工,提出预防接种建议。

5.3.4 在传染性疾病流行和暴发期,建议从事特殊岗位的员工进行应急预防接种。

5.3.5 配合疾病控制中心对麻疹疑似患者进行现场流行病学调查和监测采样,配合社区卫生服务中心做好麻疹暴露员工的麻疹疫苗环状接种工作。

5.4 **感染控制科负责做好血源性职业暴露的预防与处理,保障员工的职业安全**

5.4.1 对直接接触血液的员工(如手术室、消毒供应室、产房、检验科、血液透析室)和接触医疗废物工作的员工,每年安排一次健康筛查;对适宜接种乙肝疫苗的员工,提出预防接种建议。

5.4.2 对血源性职业暴露(如针刺伤)的员工,按照《血源性职业暴露管理制度》执行。

6　**流程:**乙肝职业暴露处理方法与报告流程图。

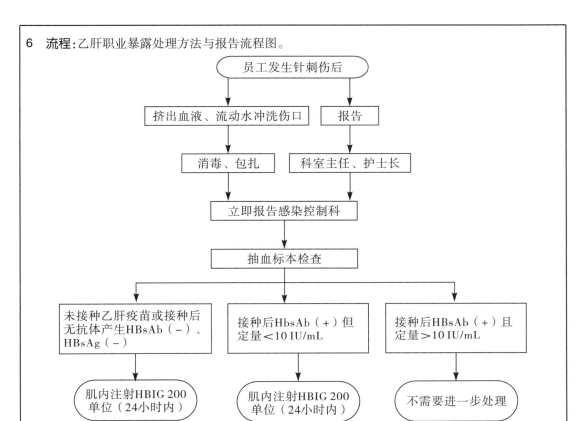

7　**相关文件**

7.1　《预防接种工作规范》(2016 版)

7.2　《疫苗流通和预防接种管理条例》(2016 版)

7.3　《血源性职业暴露管理制度》

8　**使用表单:**无。

批准人:　　　　　　　　　　　签署日期:

审核人:　　　　　　　　　　　发布日期:

第九节 职务代理制度

文件名称	职务代理制度	文件编号	YY－RL－×××
制定部门	×××	版本号	1.0
生效日期	20××－××－××	页数/总页数	×/××
修订日期	20××－××－××	有效期至	20××－××－××

1 目的：使全院工作能顺利持续地开展，为医院的正常医疗秩序提供有力保障，使医院内各科室的工作保持一致性、连贯性，并最大限度地保证患者医疗安全。

2 范围：全体员工。

3 定义

  3.1 **职务代理人**：根据行政职级或技术职称的高低推选的代理人。

  3.2 **临时代理人**：由上级主管临时指派的代理人。

4 权责：无。

5 内容

  5.1 **代理分类**

    5.1.1 凡科室主任、护士长等科室负责人因出差、休假、外出学习等原因，离开工作岗位1个月（包括1个月）以上时，应书面授权临时代理人，并确定代理权限及代理期限。并将《职务代理授权书》报人力资源部备案。

    5.2.2 各科室应按代理原则排定科室主任、护士长，并将《职务代理一览表》报人力资源部备案。

    5.2.3 各科室也应按《职务代理一览表》排定科室人员的职务代理顺序，科室所有员工应了解科室人员的职务代理情况。当科室人员发生变动时，应及时更新。

  5.2 **行政职务代理原则**

    5.2.1 同科室正、副主任可互为职务代理人。

    5.2.2 同科室正、副护士长可互为职务代理人。

    5.2.3 若科室内未设置副主任，可指定科室内优秀的工作人员为代理人，并应于休假前妥善交接业务，手机应开机以便临时业务联系。

    5.2.4 若科室内未设置副护士长，可指定科室内工作能力突出、综合素质优秀的护士为代理人，并应于休假前妥善交接业务，手机应开机以便临时业务联系。

  5.3 **业务代理原则**

    5.3.1 医师、护士、医技人员按职称高低排序。

    5.3.2 医师夜间、节假日值班与病房业务执行，依据《医师值班与交接班制度》。

  5.4 被代理人应书面授权代理人，未获授权的事项须请示被代理人后办理。代理人代理的业务权责原则上不能超过被代理人权限。

  5.5 代理人行使代理权，为明确责任，签名时应加（代）字。

  5.6 被代理人与代理人应于代理期间前后，就代理事项或权责进行口头或书面上的交接。

  5.7 被代理人在代理结束后，应尊重代理人的处理过程与决定。若代理人在代理期间的业务有异常或纠纷等不良事件，代理人应负全部责任，不得推诿责任。

5.8　员工或代理人未遵守本办法的规定而贻误事务或致使医院遭受损失,由相关部门查明责任并给予相应处理。

5.9　其他事项

5.9.1　各科室在排班表排定时,应一并排定职务代理人,备查。

5.9.2　医师排班表,由各科室确认修订。遇新进医师应随时修订,方便查询。

5.9.3　院长办公室应及时更新全院各科室主要负责人的联络电话,并于院内公布。各科室应及时更新科室人员联络方式。

6　流程:无。

7　相关文件

《交接管理制度》

8　使用表单

8.1　《职务代理授权书》

8.2　《_____科职务代理一览表》

批准人:　　　　　　　　　　　签署日期:

审核人:　　　　　　　　　　　发布日期:

附件1

职务代理授权书

文件编号:BD－RL－×××　版本号:1.0

<table>
<tr><td colspan="2">　　本人于　　　年　月　日至　　　年　月　日,因_____而不在岗
位,授权_____代为处理以下事务,特此通告。</td></tr>
<tr><td rowspan="10">授
权
代
理
及
代
理
事
项</td><td>代理内容:</td></tr>
<tr><td>1.行政职务代理:□一般授权(主持交接班、低耗材物资领用,参加会议等)
　　　　　　　□其他　_____</td></tr>
<tr><td>2.业务代理内容</td></tr>
<tr><td>①</td></tr>
<tr><td>②</td></tr>
<tr><td>③</td></tr>
<tr><td>④</td></tr>
<tr><td>⑤</td></tr>
<tr><td>⑥</td></tr>
<tr><td>⑦</td></tr>
</table>

被代理人签名:　　　　　　　　　　代理人签名:

日期:　　　　　　　　　　　　　　日期:

附件2

_____科职务代理一览表

文件编号:BD－RL－×××　版本号:1.0

序号	姓名	职务	联系方式	第一职务代理人		第二职务代理人	
				姓名	联系方式	姓名	联系方式

第十节　员工健康体检制度

文件名称	员工健康体检制度	文件编号	YY－RL－×××
制定部门	×××	版本号	1.0
生效日期	20××－××－××	页数/总页数	×/××
修订日期	20××－××－××	有效期至	20××－××－××

1　**目的**:保障在职员工及离退休员工身体健康,体现"以人为本"的管理理念。

2　**范围**

  2.1　全院在职工作满一年及以上的员工(包括在编员工、劳务派遣员工、人事代理员工、外聘人员、返聘人员及临时聘用人员)。

  2.2　离、退休员工及内退员工。

3　**定义**:无。

4　**权责**

  4.1　**预防保健科**:负责本制度的制定、修订及组织落实。

  4.2　**健康体检科**:配合预防保健科开展全员健康体检工作。

  4.3　**工会**:配合预防保健科做好离退休员工健康体检组织工作。

  4.4　**科室**:负责上报符合条件的体检人员名单,确保上报名单的真实性、准确性,并及时将个人健康体检结果及时归入个人档案中。

  4.5　**员工**:确保体检的真实性,不得弄虚作假,发现作假立即取消此次体检资格。

  4.6　**人力资源与绩效管理委员会**:负责审核本制度并协调、推进员工健康管理工作。

5　**内容**

  5.1　**体检时间安排**

    5.1.1　35岁以下员工每两年体检一次。

    5.1.2　35岁以上员工每年体检一次。

  5.2　**体检基本项目**

    5.2.1　普检:内外科检查、血尿常规、肝功五项、乙肝五项、胸部X线、心电图、B超(肝、胆、胰、脾、肾、膀胱)。

    5.2.2　女员工增加妇科内诊检查(已婚)、妇科B超、红外线乳腺扫描。

    5.2.3　35岁以上员工增加:生化检查(血糖、血脂、血流变、肾功),B超(甲状腺彩超、前列腺)。

    5.2.4　45岁以上员工增加:肿瘤标志物检查(甲胎蛋白和癌胚抗原)。

    5.2.5　离退休员工增加:视力、裂隙灯、前房深度测量、眼底检查、眼压检查。

  5.3　**体检部分自费项目**

    5.3.1　骨密度检查自付30元,原价50元(影像中心)。

    5.3.2　乳腺钼靶摄片检查自付110元,原价220元(影像中心)。

    5.3.3　液基细胞检查自付110元,原价160元(病理科)。

    5.3.4　宫颈癌相关HPV检测自付240元,原价350元(病理科)。

    5.3.5　甲胎蛋白和癌胚抗原检测自付54元,原价90元(检验科)。

5.4 体检费用

5.4.1 体检基本项目费用:临床科室体检费用从科室净收入中扣除,行政、后勤、离退休员工体检费用由医院负担。

5.4.2 体检部分自费项目、复查费用由员工承担。

5.4.3 员工放弃本次体检机会,医院不予任何补助。

5.5 体检报告

5.5.1 体检当日员工携带体检表及检查单进行相关检查。待所有项目检查完毕,将体检表交回健康体检科,由健康体检科对体检结果进行汇总建电子文档。

5.5.2 全院体检工作结束一个月后由员工本人到预防保健科领取体检报告原件。

5.5.3 由预防保健科保存员工健康体检档案电子版,并对体检结果进行分析。

5.5.4 各科室需将个人健康体检结果及时归入个人档案中。

5.6 注意事项

5.6.1 员工体检时,应服从医院统一安排,在规定时限内分组完成,不得影响正常工作。进修、患病、出差、产假等特殊情况的员工,由所在科室出具证明可延期一个月体检。

5.6.2 员工需在体检安排时间内完成所有体检项目并将体检表交回健康体检科。逾期一个月未完成所有项目或未交回体检表者,视为放弃此次体检,不再另行安排时间。

5.6.3 承检科室应尊重并保护员工个人隐私,避免引起不必要的纠纷。

5.6.4 本制度由预防保健科负责解释。

6 流程:无。

7 相关文件

《员工健康与安全管理制度》

8 使用表单

《科室体检人员统计表》

批准人:　　　　　　　　　　　　签署日期:

审核人:　　　　　　　　　　　　发布日期:

附件

科室体检人员统计表

文件编号:BD - YF - ×××   版本号:1.0

姓名	性别	出生年月日	年龄	婚否	截至年月日工作年限	人员类别	领取空白表签名	领取体检结果签名

注:1.人员类别。在编员工(A)、劳务派遣员工(B)、人事代理员工(C)、外聘人员(D)、返聘人员(E)、临时聘用人员(F)、离、退休员工及内退员工(G)

2.请科室主任核实名单真实性和准确性,无误后签名确认

主任签名:

第十一节 人力资源应急调配制度

文件名称	人力资源应急调配制度	文件编号	YY－RL－××
制定部门	×××	版本号	1.0
生效日期	20××－××－××	页数/总页数	×/××
修订日期	20××－××－××	有效期至	20××－××－××

1 **目的**:确保人力资源在各种应急状态下的合理调配,保障医院各部门在应急状态下正常、稳定地运作。

2 **范围**:全院。

3 **定义**:无。

4 **权责**

4.1 **院长**:人力资源应急调配最高领导者和决策者。

4.2 **医务处、护理部、人力资源部**:分别负责协调医疗、护理、行政、后勤各部门上报的应急调配需求。

5 **内容**

5.1 **应急状态下人力调配的组织体系**

5.1.1 医院院长是应急状态下人力调配的最高领导者和决策者。

5.1.2 医务处是临床医技科室人员应急调配的主管部门。

5.1.3 护理部是护理人员应急调配的主管部门。

5.1.4 人力资源部是行政、后勤科室人员应急调配的主管部门。

5.2 **不同应急状态下的人力调配原则**

5.2.1 日常工作中人员应急状态下的人力调配。

5.2.1.1 因员工请假、外出进修、辞职等原因造成某岗位日常工作的人力资源暂缺,部门负责人有权利根据岗位的职责和资格,对同类人员的工作进行调配,以满足该岗位的工作需要。

5.2.1.2 若部门内部无法调配解决的,上报应急调配的主管部门协调解决,并报人力资源部备案,必要时由人力资源部上报院长,由医院根据岗位性质统一协调解决。

5.2.2 临时性任务的人力调配,因医院接到临时性任务造成的人力资源应急状态,由人力资源部下达给各个相关部门进行人力资源调配以确保完成任务。

5.2.3 公共突发事件的人力调配,因公共突发事件造成的医院人力资源应急状态,根据医院《灾害应急管理计划》执行。

5.2.4 其他原因引起的人员应急状态下的人力调配。

5.2.4.1 由于以上因素之外的其他原因引起的人员应急状态,由相关部门负责人根据具体原因、应急人员的工作性质、岗位职责和资格进行部门内部的人力调配,以确保工作需要。

5.2.4.2 部门内部无法调配的上报应急调配的主管部门协调解决,并报人力资源部备案。必要时由人力资源部上报院长,由医院根据岗位性质统一协调解决。

6　流程:无。
7　相关文件
　　《灾害应急管理计划》
8　使用表单:无。

批准人:　　　　　　　　　　签署日期:

审核人:　　　　　　　　　　发布日期:

第十二节　员工信息档案管理制度

文件名称	员工信息档案管理制度	文件编号	YY－RL－×××
制定部门	×××	版本号	1.0
生效日期	20××－××－××	页数/总页数	×/××
修订日期	20××－××－××	有效期至	20××－××－××

1　**目的**:有效地对员工信息档案进行妥善保管。维护员工信息档案材料完整,防止材料损坏,规范档案的管理。

2　**范围**:全体员工、外聘专家、学生等。

3　**定义**:无。

4　**权责**

4.1　人力资源部负责员工信息档案管理制度的制定并定期核查全院员工信息档案。

4.2　医务处负责外来直接或间接在本院提供医疗服务的其他人员档案的建立、保存和管理等工作。

4.3　护理部负责护理进修生、实习生信息档案的建立、保存和管理等工作。

4.4　各科室负责科室员工信息档案的建立、保存和管理等工作。

4.5　教学科负责在院实习学生信息档案的建立、保存和管理等工作。

4.6　研究生与继续教育管理科负责进修医师、规培生信息档案的建立、保存和管理等工作。

5　**内容**

5.1　**档案管理原则**

5.1.1　"一人一档"归类管理原则。

5.1.1.1　真实性:员工信息必须确保真实,有据可查。

5.1.1.2　完整性:确保员工个人资料档案信息完整,没有遗漏。

5.1.1.3　保密性:档案管理人员必须对员工的个人资料档案保密,不得私自向任何单位或个人提供。

5.1.2　动态档案管理原则,员工信息变动,各相关部门应及时更新。

5.2　**档案内容**

5.2.1　员工个人档案首页,包括个人基本信息,教育经历、社会关系、工作经历等。

5.2.2　学历证书、资格证书、执业证书、职称证书等相关资质证书。

5.2.3　岗位说明书。

5.2.4　医师授权书。

5.2.5　培训记录。

5.2.6　考核记录。

5.2.7　健康体检记录。

5.2.8　其他材料。

5.3　员工信息档案自员工到岗之日建立,每人一份,按科室归类。员工终止或解除劳动关系时,各科室应及时将该员工的员工信息档案材料交回人力资源部,归入医院离职员工信息档案类。

5.4 **检查核对**:各科室派专人对科室员工的员工信息档案进行管理,人力资源部定期审核各科室员工信息档案的管理情况。

5.5 人力资源部负责对员工信息档案进行核查,督促相关部门及时将档案材料归类。

6 **流程**:无。

7 **相关文件**:无。

8 **使用表单**:无。

批准人: 签署日期:

审核人: 发布日期:

第十三节　员工合同管理制度

文件名称	员工合同管理制度	文件编号	YY－RL－×××
制定部门	×××	版本号	1.0
生效日期	20××－××－××	页数/总页数	×/××
修订日期	20××－××－××	有效期至	20××－××－××

1　**目的**:规范劳动用工制度,保护员工和医院的合法权益。

2　**范围**:全体员工。

3　**定义**:无。

4　**权责**

4.1　医院实行全员合同制。

4.2　甲方为医院。医院与员工在平等自愿、协商一致的基础上通过签订合同明确双方的权利和责任,以法律形式确定劳动关系。

4.3　乙方为员工。乙方在聘用/劳动合同签订前须出具与原任职单位解除合同的书面证明。没有书面证明的,甲方不得与乙方签订聘用/劳动合同(以下简称为合同)。

5　**内容**

5.1　员工按照《××省事业单位聘用合同管理暂行办法》《中华人民共和国劳动法》《中华人民共和国劳动合同法》签订劳动合同。

5.2　合同以书面形式订立,其中就合同类型与期限、工作内容、劳动保护、劳动条件、劳动报酬、保险福利待遇、劳动纪律,合同的变更、解除、终止和续订,违反合同的责任、劳动争议处理等做出约定。

　　5.2.1　合同须经甲方代表签字,加盖公章,乙方签字后方可生效。

　　5.2.2　合同一经签订即受法律保护,双方应共同遵守。

5.3　**根据合同期限的不同,医院的合同分为短期合同和中长期合同**

　　5.3.1　流动性强、技术含量低的岗位一般签订3年以下的短期合同。因岗位或者工作性质需要、期限相对较长的合同为中长期合同。合同期限最长不得超过应聘人员达到国家规定的退休年龄的年限。聘用单位与受聘人员经协商一致,可以订立上述任何一种期限的合同。

　　5.3.2　对在本单位工作已满25年或者在本单位连续工作已满10年且年龄距国家规定的退休年龄已不足10年的人员,提出订立聘用至退休的合同者,医院应当同意与其签订至退休的合同。

　　5.3.3　合同自双方当事人签字之日起生效,当事人对生效的期限或者条件有约定,从其约定。合同一经生效,即具有约束力。

　　5.3.4　合同当事人可以约定试用期,试用期包括在合同期内。合同期限不满6个月的,不得约定试用期;满6个月不满1年的,试用期不得超过1个月;满1年不满3年的,试用期不得超过3个月;满3年的,试用期不得超过6个月。受聘人员为新就业的大中专毕业生,试用期可以延长至 12 个月;试用期超过 6 个月的,合同期限不得少于 3 年。

5.3.5 合同期满,符合续聘条件的,与科室、当事人协商一致,可以续签合同。续签合同不得约定试用期。续签合同应当在合同期满前 30 日内办理。续签的合同期限和工作内容等由双方协商确定,并签订《合同续签书》。没有办理续签合同手续或终止合同手续而存在事实聘用工作关系的,视为延续合同。延续合同的期限与原合同期限相同,但最长不超过受聘人达到退休年龄的年限。

5.4 有下列情形之一的,合同无效

5.4.1 违反国家和省法律、法规和规章规定订立的。

5.4.2 采取欺诈、威胁等手段订立的。无效的合同,没有法律约束力。确认合同部分无效的,如果不影响其余部分的效力,其余部分仍然有效。

5.5 合同的履行和变更

5.5.1 合同当事人应当按照合同约定的起始时间履行合同。合同约定的起始时间与实际履行的起始时间不一致的,按实际履行的起始时间确认。

5.5.2 合同履行期间,聘用科室应当对受聘人员履行岗位职责、完成工作任务的情况进行年度考核。必要时,可以增加聘期考核。考核结果分为优秀、合格、基本合格、不合格四个等次,作为受聘人员续聘、调整岗位、解聘的依据。

5.5.3 受聘人员年度考核或者聘期考核不合格的,医院可以调整其工作岗位,并向受聘人员出具《岗位调整审批表》,对合同做出相应的变更。

5.5.4 合同期限内,有下列情形之一的,合同中止履行。

5.5.4.1 受聘人员履行国家规定的法定义务的。

5.5.4.2 受聘人员暂时无法履行合同的义务,但仍有继续履行条件和可能的。

5.5.4.3 法律、法规和规章规定或者双方约定的其他情形。

5.5.4.4 合同中止情形消除后,合同继续履行,但法律、法规、规章另有规定的除外。

5.6 合同的解除和终止

5.6.1 受聘人员有下列情形之一的,医院可以随时解除合同,并书面通知受聘人员。

5.6.1.1 在试用期内被证明不符合本岗位要求又不同意医院调整其工作岗位的。

5.6.1.2 连续旷工超过 15 个工作日或者 1 年内累计旷工超过 30 个工作日的。

5.6.1.3 未经医院同意,无正当理由因公出国逾期不归的。

5.6.1.4 违反工作规定,发生医疗事故,或者失职、渎职,造成严重后果的。

5.6.1.5 严重扰乱工作秩序,致使本单位、其他单位工作不能正常进行的。

5.6.1.6 被判处拘役、有期徒刑、缓刑以及有期徒刑以上刑罚收监执行,或者被劳动教养的。

5.6.1.7 法律、法规和规章规定的其他情形。

5.6.2 受聘人员有下列情形之一的,医院可以解除合同,但是应当提前 30 日以书面形式通知受聘人员。

5.6.2.1 受聘人员患病或者非因工负伤,医疗期满后,不能从事原工作也不能从事医院安排的其他工作的。

5.6.2.2 受聘人员年度考核或聘期考核不合格,又不同意医院调整其工作岗位的。或者虽同意调整工作岗位,但到新岗位后考核仍不合格的。

5.6.2.3 合同订立时所依据的客观情况发生重大变化,致使原合同无法履行,经当事人协商不能就变更合同达成一致的。

5.6.3 受聘人员有下列情形之一的,医院不得解除合同。

    5.6.3.1 受聘人员患病或负伤,在规定的医疗期内的。

    5.6.3.2 女职工在孕期、产期和哺乳期内的。

    5.6.3.3 因工负伤,治疗终结后经劳动能力鉴定机构鉴定为 1 至 4 级丧失劳动能力的。

    5.6.3.4 受聘人员正在接受纪律审查尚未作出结论的。

    5.6.3.5 属于国家规定不得解除合同的其他情形的。

5.6.4 有下列情形之一的,受聘人员可以解除合同,但是必须提前 3 日以书面形式告之医院。

    5.6.4.1 在试用期内的。

    5.6.4.2 考入普通高等院校的。

    5.6.4.3 被录用或选调为公务员的。

    5.6.4.4 依法服兵役的。

    5.6.4.5 医院未按照合同约定支付工资报酬,提供工作条件和福利待遇的。

5.6.5 受聘人员应提前 30 日申请解除合同并按流程审批。

5.6.6 有下列情形之一的,合同终止。

    5.6.6.1 合同期满的。

    5.6.6.2 当事人约定的合同终止条件出现的。

    5.6.6.3 乙方按照国家有关规定退休的。

    5.6.6.4 乙方死亡或者被人民法院宣告死亡的。

    5.6.6.5 甲方被依法注销、撤销或者解散的。

5.6.7 合同期满或者当事人约定的合同终止条件出现,受聘人员有下列情形之一的。同时不属于本制度5.6.1规定的,合同期限顺延至下列情形消失。

    5.6.7.1 受聘人员患病或者负伤,在规定的医疗期内的。

    5.6.7.2 女职工在孕期、产期和哺乳期内的。

    5.6.7.3 正在接受纪律审查尚未作出结论的。

    5.6.7.4 属于国家规定的其他情形的。

5.6.8 合同解除或者终止,医院应当出具解除或终止合同的有效证明,并按照国家和我省有关规定及时办理社会保险关系封存或者转移手续。合同解除后,医院应当为受聘人员开具《解除合同证明书》,并办理相关手续。双方应当在 3 个月内办理人事档案转移手续。医院不得以任何理由扣留受聘人员的人事档案,受聘人员不得无故不办理档案转移手续。

5.7 法律责任

5.7.1 由于合同一方当事人的原因导致合同无效或者部分无效,给对方造成损害的,应当承担赔偿责任。

5.7.2 合同当事人违反合同约定的,应当承担相应的责任。给对方造成经济损失的,应当承担赔偿责任。

5.7.3 合同当事人双方都违反合同约定的,应当各自承担相应的责任。

6 流程:无。

7 相关文件

7.1 《××省事业单位聘用合同管理暂行办法》

7.2 《中华人民共和国劳动法》

7.3 《中华人民共和国劳动合同法》

8 使用表单

《辞职申请书》

批准人：　　　　　　　　　　签署日期：

审核人：　　　　　　　　　　发布日期：

附件

辞职申请书

文件编号:BD－RL－××× 版本号:1.0

姓名		所在部门		岗位	
来院时间		是否转正 （如是,请填写合同时间）			
辞职 原因			申请人签名: 　　　　年　　　月　　　日		
科室 意见			负责人签名: 　　　　年　　　月　　　日		
主管部 门意见			负责人签名: 　　　　年　　　月　　　日		
主管院 长意见			负责人签名: 　　　　年　　　月　　　日		
院长 意见			负责人签名: 　　　　年　　　月　　　日		
说明	1.医院员工辞职一律填写此表,逐级审批 2.辞职原因栏如写不下,可用附页 3.辞职员工需提前1个月填写此表并审批				

第十四节　人员编制管理制度

文件名称	人员编制管理制度	文件编号	YY－RL－××××
制定部门	××××	版本号	1.0
生效日期	20××－××－××	页数/总页数	×/××
修订日期	20××－××－××	有效期至	20××－××－××

1　**目的:**实现医院的医疗、保健、预防、教学、科研等功能,完成医院所担负的各项工作任务,最大限度地满足服务对象的要求,保证医院的常态运行。

2　**范围:**全院各科室/部门人员编制配备。

3　**定义:**无。

4　**权责**

　4.1　人力资源部负责根据国家相关政策法规确定医院编制总数,制定各科室/部门人员配备细则。

　4.2　各主管职能部门配合人力资源做好科室/部门人员配备工作。

5　**内容**

　5.1　**人员编制应遵循的基本原则**

　　5.1.1　功能需要原则:人员编制必须依据医院的等级、功能、任务,设置不同的编制标准,实行不同的编制管理方法,以保证医院功能正常发挥,工作任务顺利完成。

　　5.1.2　能级对应原则:医院工作具有高度的科学性、复杂性和严密性。因此,对各级人员的配备必须严格遵循能级对应原则,使每个工作人员的素质、能力都与其所在的工作岗位所要求的职级相称。

　　5.1.3　合理结构原则。

　　　5.1.3.1　保证各类人员合理的比例关系。通过各部门、各专业、各职称人员比例关系的合理确定,使各项工作有秩序地进行。

　　　5.1.3.2　保证合理的层次结构。医院各个层次人员应有合理的比例关系,通过各层次人员结构的合理确定,从组织上保证医院各项工作有组织、有领导、有指导,协调统一地进行。

　　　5.1.3.3　保证合理的年龄结构。应将不同年龄组的人员有机地搭配组合起来。在医院人才队伍中,既要发挥资历深、经验丰富、知识渊博的老专家的学科带头人作用,又要注重培养、扶持、大胆使用年轻人才,使医院人才队伍"老、中、青"保持合理的年龄比例,以保证医院建设的连续性和稳定性。

　　　5.1.3.4　保证合理的知识结构。医院人员群体应由不同专业的人才构成,同时使各专业人才在医院人员编制中分别占有一定的比例。

　　5.1.4　精简高效原则:医院人员编制也应坚持精简高效原则,即坚持因事设岗,因岗设人。使岗位与人员编制在配备上达到优化,在保证医院工作质量的前提下,用较少的人员完成较多的工作任务,从而提高医院工作效率,达到优质、高效、低耗的目的。

5.1.5　动态管理原则:医院人员编制必须根据社会经济发展、科技进步和医院人力资源的开发程度,因时、因地制宜,实施动态管理,以满足医院发展的客观要求。

5.1.6　适度流动原则:合理的人员编配,必须在人员的合理流动中才能实现。在人员编制管理过程中,在医院内部形成能进能出、能上能下的局面,以保证医院人员队伍的活力。

5.2　**人员的职类和职称:**本院人员的职类大体上可分为七类,即卫生技术人员、管理人员、科研人员、教学人员、工程技术人员、信息管理人员及经济管理人员、工勤人员。

5.2.1　卫生技术人员:医院人员的主体,是完成医疗保健任务的基本力量。目前本院卫生技术人员,根据业务性质分为四类。

5.2.1.1　医疗人员:其技术职称为主任医师、副主任医师、主治(主管)医师、医师等。

5.2.1.2　护理人员:其技术职称为主任护师、副主任护师、主管护师、护师、护士等。

5.2.1.3　药剂人员:其技术职称为主任药师、副主任药师、主管药师、药剂师、药剂士等。

5.2.1.4　其他医技人员:其技术职称为主任技师、副主任技师、主管技师、技师、技士等。

5.2.2　管理人员:包括院长、书记、副院长、副书记及其职能科室的主任、副主任等专职人员。

5.2.3　科研人员:也称为科技工作者,特指具备某一学科专业知识的而从事科学研究的高级知识分子。医院现有科研人员有专职也有兼职。

5.2.4　教学人员:本院作为教学医院,教学工作也是医院工作中很重要的一部分,医院承担教学工作的人员大多为临床医师兼任。教学职称包括教授、副教授、讲师、助教。

5.2.5　工程技术人员:医院工程技术人员是随着医院现代化进程而发展的。目前本院工程技术人员大体上包括建筑工程人员、医疗设备工程人员、电子计算机技术人员、生物医学工程人员、供电供水技术人员、水暖制冷及空调技术人员等。其技术职称为高级工程师、工程师、助理工程师、技术员等

5.2.6　信息管理人员及经济管理人员。

5.2.6.1　医院信息管理人员包括统计人员、病案管理人员、档案管理人员、图书管理。统计人员职称有高级统计师、统计师、助理统计师和统计员。

5.2.6.2　医院经济管理人员包括经济核算人员、财务人员、审计人员等。经济系列人员的职称为高级经济师、经济师、助理经济师、经济员,财务系列人员的职称为高级会计师、会计师、助理会计师、会计员。

5.2.7　工勤人员:医院工勤人员种类繁多,可根据实际需要设置。医院一些后勤工作也可委托社会有关部门进行。

5.3　**人员编制比例和配备**

5.3.1　确定编制总额:医院人员编制总额的核定,是依据有关主管部门核准的床位数,按一定的人员编制标准核定的。

5.3.2　制定编制方案:人员编制方案是编制员额、人员编制类别以及岗位、职数、各类人员结构比例等方面的规定。

5.3.3　核定编制比例:编制比例是指编制员额与核编参数之间的比例关系的规定。

5.3.4　人员配备:参照卫生行政部门最新的指南要求执行。

6　流程:无。

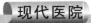

7　相关文件

　　7.1　《国际联合委员会(JCI)医院评审标准》(第六版)

　　7.2　《三级综合医院评审标准实施细则》(2011年版)

8　使用表单:无。

批准人:　　　　　　　　　　　　签署日期:

审核人:　　　　　　　　　　　　发布日期:

第十五节　工作指派授权制度

文件名称	工作指派授权制度	文件编号	YY－RL－××
制定部门	×××	版本号	1.0
生效日期	20××-××-××	页数/总页数	×/××
修订日期	20××-××-××	有效期至	20××-××-××

1　**目的**:对员工的资格、技能进行界定或重新界定,以确保其具备的资格满足工作需要。

2　**范围**:全院临床、医技、护理、行政、后勤各岗位人员。

3　**定义**:无。

4　**权责**

  4.1　相关职能部门对于员工的资格负责界定。

  4.2　员工必须确保自己的技能能满足实际工作的需要。

  4.3　科室/部门负责人对于本科室/部门员工实际工作能力的考核与监督。

5　**内容**

  5.1　各部门要根据员工的资格、考核评估结果进行工作岗位指派。所有人员的工作指派要符合相关的法律法规。

  5.2　员工的职称、学历等发生改变时,科室/部门主管应及时评估、考核其工作能力是否已达到同等水平并填写《岗位调整/转正审批表》,待审批后部门主管按生效日期调整其岗位、权限。

  5.3　人力资源部负责对员工的学历证、职称证、资格证等进行核实验证。

  5.4　每一名员工(包括全职和外聘人员、临时提供服务的人员)上岗时都要有明确、适合、有效的岗位职责,并且在岗位职责中明确其具体责任。书面的岗位职责应交给本人签字认可。

  5.5　每一名员工都应接受对应的入职培训。

  5.6　员工自行申请或因工作需要,在科室/部门主管对其工作进行重新指派和授权时,部门/科室主管应对其工作能力进行评估、考核,并经培训合格后再重新指派工作或授予其权限。

6　**流程**:无。

7　**相关文件**:无。

8　**使用表单**:无。

批准人:　　　　　　　　　　　签署日期:

审核人:　　　　　　　　　　　发布日期:

第十六节 员工奖惩制度

文件名称	员工奖惩制度	文件编号	YY－RL－××
制定部门	×××	版本号	1.0
生效日期	20××－××－××	页数/总页数	×/××
修订日期	20××－××－××	有效期至	20××－××－××

1 **目的**:充分调动员工的工作积极性和创造性,及时发现先进事迹,奖励优秀员工。防止和纠正员工的违法违纪及失职行为,不断提高医院的执行力和运行效率。

2 **范围**:全院员工。

3 **定义**:无。

4 **权责**

4.1 **员工**:严格执行本院各项规章制度。

4.2 **科室负责人**:科室内做好宣传和教育,监督本制度的落实。

4.3 **职能部门**:对职责范围内的考核奖惩予以实施,对本制度进行培训、检查和完善。

5 **内容**

5.1 **奖励**:有以下情况时,可根据医院政策适当给予奖励。

5.1.1 工作中及时发现、纠正和避免医疗事故及严重差错发生者。

5.1.2 参加院级以上组织的技能比赛,取得名次者。

5.1.3 医疗技术及服务态度好,被市级以上新闻媒体公开表扬者。

5.1.4 被评为院级先进个人、院级先进集体、院外先进,不重复奖励。

5.1.5 医德医风表现突出,受到上级表彰者。

5.1.6 获得市级以上科技进步奖,医院科研、论文、新技术、新项目、重点学科、高层次人才津贴、学历教育、学术活动等按相关规定奖励。

5.1.7 日常医疗护理工作中遵章守纪或业绩突出者,参照上级主管部门或医院现行规定予以奖励。

5.1.8 凡工作期间和工作场所内,为维护医院荣誉、集体利益、职工利益、患者利益或因履行岗位职责,无故受到暴力等意外伤害者。

5.2 **罚责**:有以下情况时可根据医院政策者适当给予罚责。

5.2.1 上班迟到、早退、擅自离岗、串岗者,超过4小时及以上的按旷工处理。1个月内迟到、早退2次加倍扣罚,造成工作后果的由当事人负责。

5.2.2 旷工1个工作日扣除当月绩效及相应年终绩效;连续旷工15个工作日及以上或1年内累计旷工超过30个工作日,按自动离职处理。

5.2.3 中层干部未参加院周会、例会等(未请假者)。

5.2.4 值班人员、中层及以上干部应保持通信24小时畅通。如有投诉,未及时处理且造成后果或产生纠纷者。

5.2.5 一线医务人员上岗未按规定挂胸牌,不穿工作服。上班时间吃东西或干私活。

5.2.6 上班时间玩手机、玩游戏或上网浏览与工作无关内容者。

5.2.7 工作期间不配合、不支持管理、检查人员督查或考核的,发生顶撞、争吵或侮辱管理、检查人员,情节严重者,从严从重处理。

5.2.8　工作敷衍了事,服务态度差,被他人投诉或与患者争吵,经调查核实后属实者。屡教不改的,给予行政处分直至解聘。

5.2.9　在上级组织有关检查中,科室或个人成绩不合格者或被通报批评者。

5.2.10　接到紧急会诊、紧急维修未及时赶到现场者,造成后果的按医院规定另行处理。

5.2.11　请休各类假期需要个人申请、部门批准,期满续假需要本人重新办理手续,无故不按时上班者按旷工处理。

5.2.12　车辆、仪器、设备等公物,保养使用不当造成人为损坏的。

5.2.13　参与社会上打架斗殴、赌博,被公安机关治安处理者。

5.2.14　违反首诊(问)负责制或推诿患者,对急诊患者不及时处置者,加倍扣罚。造成不良后果的,按医院相关规定处理。

5.2.15　利用工作之便开具假证明、伪造病历者。

5.2.16　被新闻媒体公开批评的,视情节扣罚。

5.2.17　医疗场所严禁抽烟,凡违反规定的,按照医院《控烟考评奖惩制度》执行。

5.2.18　严格财务管理制度,任何人不能私自收取现金。情节严重者给予行政处分或移交司法机关处理。

5.2.19　因责任心缺乏而发生漏收费、少收费、形成坏账的,由当事人负责追回;未能追回的,当事人全额赔偿。门诊或住院部由个人担保产生的死账,由担保人全额负责。

5.2.20　违反职业道德、医德医风规定,给医院声誉造成影响的;本院医务人员私自介绍患者到外院就医牟取私利者。

5.2.21　收取、索要"红包"者。

5.2.22　凡发生医疗事故,严重差错或医疗纠纷导致医院赔付的,个人及当事科室承担部分,参照医院规定处理。

5.2.23　日常医疗护理工作中违反医院或部门规章制度、操作规程者,按医院现行规定予以处罚。

5.2.24　无故不参加院、科各种会议、学习、培训等。

5.2.25　上班时间和工作场所内,职工之间发生口角纠纷或打架斗殴的,情节严重者给予行政处分。一方因履行工作职责而受到身体伤害,发生顶撞、争吵或侮辱的,产生的医药费由对方负责,情节严重的从重处理。

5.3　注意事项

5.3.1　本制度中如有涉及国家相关规定,以国家法律法规为准。

5.3.2　本制度遵循动态调整原则,如订立之初的客观条件发生变化则重新修订本制度。

6　流程:无。

7　相关文件

7.1　《事业单位工作人员处分暂行规定》

7.2　《事业单位人事管理条例》

8　使用表单:无。

批准人:　　　　　　　　　　签署日期:

审核人:　　　　　　　　　　发布日期:

第十七节 医师授权管理制度

文件名称	医师授权管理制度	文件编号	YY – RL – × × ×
制定部门	× × ×	版本号	1.0
生效日期	20 × × – × × – × ×	页数/总页数	× / × ×
修订日期	20 × × – × × – × ×	有效期至	20 × × – × × – × ×

1 **目的:**加强医师授权管理,确保为患者提供服务的医师具备合格的资质和相应的工作能力,以保障患者医疗安全、提高临床服务质量。

2 **范围:**全院所有医师、外聘专家及医学学员。

3 **定义**

  3.1 医师是指取得《医师资格证书》并在本院注册后执业的医师。

  3.2 医学学员是指在本院学习的进修医师、规培医师、研究生、实习生、见习生。

  3.3 医师授权管理制度是在遵循《中华人民共和国执业医师法》的前提下,根据医师的技术资质及其实际能力水平,确定该医师所能实施和承担的相应诊疗范围与类别。

4 **权责**

  4.1 **医师:**提出申请,获批后,严格在授权范围内从事诊疗工作。

  4.2 **科室质量与安全管理小组:**负责本科室医师授权管理制度的落实与执行,对本科室医师的授权项目进行初次审核,并负责将结果上报医务处。

  4.3 **医务处:**制定《医师授权管理制度》,定期更新医师授权项目目录,组织医师授权与再授权,对医师授权项目进行复审及是否在授权范围内从事诊疗工作进行监管。

  4.4 **人力资源部:**负责对全院医师授权材料进行审核,并将授权结果归档至员工信息档案。

  4.5 **信息科:**在院内 OA 系统上公告授权结果。

  4.6 **医师资格审查授权小组:**由主管院领导、医务处主任、质量控制科主任、教学科主任及研究生与继续教育科主任组成。负责审核医师、医学学员资质,决定授权,对资质有效性和时效性进行管理。

  4.7 **医疗质量与安全管理委员会:**审核《医师授权管理制度》,监管授权制度的实施情况。

5 **内容**

  5.1 **总则**

    5.1.1 授权项目必须与医院的等级、功能、任务、匹配的技术能力相一致,具备卫生行政部门核准的相应诊疗科目。

    5.1.2 医师的授权范围必须在其执业范围内,在本院工作的医师必须在其授权范围内从事诊疗工作,超越授权权限进行操作视为严重违规。

  5.2 **人员**

    5.2.1 医师。

      5.2.1.1 未取得《医师资格证书》的医师,不具备独立诊疗资格,必须在有执业资格医师的监督指导下工作。

      5.2.1.2 取得《医师资格证书》并在本院注册后执业的医师,医院要按其执业范围进行书面授权,授权期限为 2 年。

5.2.2 外聘专家。

5.2.2.1 临时到本院指导工作的外聘专家,按其执业范围进行单次授权;与本院达成长期合作协议的外聘专家,按其执业范围及聘期进行正式授权。

5.2.2.2 医务处、人力资源部负责对外聘专家的《医师资格证书》《医师执业证书》、职称证书等相关材料进行审核,然后按相应程序授予权限。

5.2.3 医学学员。

5.2.3.1 未取得《医师资格证书》或执业地点未变更至本院的,不具备独立诊疗资格。必须在有执业资格医师的监督指导下工作,具体按照《医学学员医疗行为管理制度》执行。

5.2.3.2 取得《医师资格证书》并在本院注册的医师,参照本院医师授权范围及本人考核情况,给予相应权限。进修医师、规培医师在本院高年资主治及以上医师指导下工作。

5.3 授权项目

5.3.1 基本项目授权:凡取得《医师资格证书》并在本院注册后执业的医师,按照所在科室的工作需求授予本权限,具体参见《医师基本项目授权审批制度》。

5.3.2 特殊项目授权:凡取得《医师资格证书》并在本院注册后执业的医师,取得基本项目授权后经过相应专业的培训,考核合格后授予本权限。

5.3.3 有创诊疗操作授权:申请医师必须有参加实际操作的经历,在上级医师的指导下完成一定数量的操作(具体例数依据业务标准确定)方可授权。

5.3.4 报告权限:影像科、超声科、心电图室、病理科、检验科医师及从事脑电图、肌电图、肺功能等工作的医师,凡独立出具诊断报告,必须具有相应诊断专业医师资质。

5.3.5 手术(介入、内镜)资质授权:应根据其卫生技术资格,从事相应技术岗位工作的年限和临床工作经验及实际工作能力,独立或担任一助完成规定的手术例数,授予医师相应手术级别;根据专业要求需要专项手术资格认证或授权的手术,医师须参加具有卫生行政主管部门或其认可的专业学术机构颁发的专项手术资格准入,医务处根据准入结果审批后,方可给予相应类别手术资格的权限;新开展手术需要提供相应的进修学习经历。具体参照《手术医师分级授权管理制度》。

5.3.6 麻醉资质授权:麻醉医师授权应依据其卫生技术资格,从事相应技术岗位工作的年限和临床工作经验及实际工作能力,对麻醉医师进行分级授权管理,麻醉医师必须在分级授权范围内实施与麻醉相关的医疗行为。具体参照《麻醉医师分级授权管理制度》。

5.4 授权类型

5.4.1 临时授权:取得《医师资格证书》且注册在本院的新入职医师,试用期开始即可提出申请,授予基础权限和普通处方权,授权效期为3个月。

5.4.2 正式授权:取得《医师资格证书》且注册在本院及与本院达成长期合作协议的外聘专家,均可提出申请,授权效期为2年。

5.4.3 单次授权:医师在抢救患者生命的紧急情况下且无相应授权权限的工作人员在场,经请示科室主任后可获得单次授权,事后24小时内向科室主任及医务处提出书面报告,完善授权审批程序。临时到本院指导工作的外聘专家,邀请科室于外聘专家到院开展诊治工作前需要提出授权申请,经审批后方可取得相应的授权项目,授权效期为1次。

5.5 授权与再授权

5.5.1 授权:医师依据授权审查条件,备齐个人相关资料和佐证文件并填写《医疗技术准入申请表》《医师可执行临床项目授权清单》后提出申请。由科室质量与安全管理小组负责进行初步审核,上报医务处,经医务处审核后,上报医师资格审查授权小组审批。

5.5.2 再授权。

5.5.2.1 每2年依据医师手术并发症发生率、非计划再次手术率、术后平均住院日、医疗纠纷发生例数等不良事件和年度考核结果对授权范围进行调整再授权。

5.5.2.2 医师职称晋升或工作能力和表现与授权级别、范围不符时,可对其授权范围进行调整再授权。

5.6 授权监管

5.6.1 部门监管:医务处对医师授权申请进行复核,并监管授权执行。发现医师超出授权级别进行诊疗操作时,一经查实,取消或降低其授权权限。

5.6.2 科室监管:科室主任负责对本科室医师在授权范围内的执行情况进行监管。

5.6.3 医务人员互相监督:全院医务人员对医师在授权范围内操作负有监督责任,发现违规行为应要求暂停操作并立即向医务处报告。

5.7 **公告存档**:医师的授权范围确定或更新后,信息科在院内 OA 系统上及时公告授权信息,人力资源部将授权结果归档至员工信息档案。

6 流程:医师授权流程。

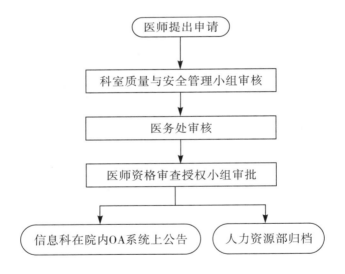

7 相关文件

7.1 《国际联合委员会(JCI)医院评审标准》(第六版)

7.2 《中华人民共和国执业医师法》

7.3 《医学学员医疗行为管理制度》

7.4 《医师基本项目授权审批制度》

7.5 《手术医师分级授权管理制度》

7.6 《麻醉医师分级授权管理制度》

8 使用表单

8.1 《医疗技术准入申请表》

8.2 《医师资质授权书》

8.3 《医师可执行临床项目授权清单》

批准人：   签署日期：

审核人：   发布日期：

附件1

医疗技术准入申请表

文件编号:BD - YW - ××× 版本号:1.0

姓名		性别		出生日期	
科室		学历		学位	
执业证书类别	□临床		□中医	□口腔	□公共卫生
执业证书编号				执业证书取得时间	
资格证书编号					
职称	□住院医师		□主治医师	□副主任医师	□主任医师
最高职称证书编号				最高职称取得时间	
人员类型		□本院医师		□外聘专家	
授权类型		□临时授权	□单次授权		□正式授权
申请理由(包含相关技术培训、进修、相关项目开展情况): 申请人签名: 年 月 日					
科室质量与安全管理小组: 组长签名: 年 月 日					
医务处意见: 签名: 年 月 日					
医师资格审查授权小组意见(用于单次授权): 签名: 年 月 日					
医疗质量与安全管理委员会: 盖章: 年 月 日					

附件 2

医师资质授权书

文件编号:BD－YW－×××　版本号:1.0

　　_____医师,您作为我院□住院医师/□主治医师/□副主任医师/□主任医师,根据我院《医师授权管理制度》,综合您在医院工作中的实际能力水平,经您本人申请→科室质量与安全管理小组初审→医务处复审→医师资格审查授权小组/医疗质量与安全管理委员会审批,特授予您以下资格,详见《医师可执行临床项目授权清单》。

×× 医院

医师资格审查授权小组/医疗质量与安全管理委员会

年　　月　　日

附件3

医师可执行临床项目授权清单

文件编号:BD – YW – ×××　版本号:1.0

一、基本项目授权

权限名称	申请注记(请打"√")	授权依据	科室审查意见	医务处审查意见	审查授权小组意见	委员会审查意见	准入时间
基础权限	□	取得《医师资格证书》并在本院注册的医师,从事临床诊疗工作经医院考核合格后可授予	□同意 □不同意	□同意 □不同意	□同意 □不同意	□同意 □不同意	
普通处方权	□	取得《医师资格证书》(临床、口腔、中医),并在本院注册,且通过普通处方权考核合格后可授予	□同意 □不同意	□同意 □不同意	□同意 □不同意	□同意 □不同意	
中药配方处方权	□	取得《医师资格证书》(中医、中西医结合),并在本院注册的住院及以上医师	□同意 □不同意	□同意 □不同意	□同意 □不同意	□同意 □不同意	
急诊会诊	□	取得《医师资格证书》并注册在本院的住院及以上医师	□同意 □不同意	□同意 □不同意	□同意 □不同意	□同意 □不同意	
常规会诊	□	取得《医师资格证书》并注册在本院的主治及以上医师	□同意 □不同意	□同意 □不同意	□同意 □不同意	□同意 □不同意	
营养会诊	□	营养医师	□同意 □不同意	□同意 □不同意	□同意 □不同意	□同意 □不同意	
签名/盖章							

二、特殊项目授权

权限名称	申请注记(请打"√")	授权依据	科室审查意见	医务处审查意见	审查授权小组意见	委员会审查意见	准入时间
抗菌药物处方权(非限制使用级)	□	具备初级职称及普通处方权的医师,参加抗菌药物知识培训且考核合格	□同意 □不同意	□同意 □不同意	□同意 □不同意	□同意 □不同意	

续表

权限名称	申请注记(请打"√")	授权依据	科室审查意见	医务处审查意见	审查授权小组意见	委员会审查意见	准入时间
抗菌药物处方权(限制使用级)	☐	具备中级职称及普通处方权的医师,参加抗菌药物知识培训且考核合格	☐同意 ☐不同意	☐同意 ☐不同意	☐同意 ☐不同意	☐同意 ☐不同意	
抗菌药物处方权(特殊使用级)	☐	具备高级职称及普通处方权的医师,参加抗菌药物知识培训且考核合格	☐同意 ☐不同意	☐同意 ☐不同意	☐同意 ☐不同意	☐同意 ☐不同意	
麻醉、精神一类药品处方权	☐	获得普通处方权,接受麻醉、精神一类药品使用知识培训,并考核合格	☐同意 ☐不同意	☐同意 ☐不同意	☐同意 ☐不同意	☐同意 ☐不同意	
化疗药物处方权	☐	1.肿瘤专科医生(限肿瘤科、肾病血液科)获得普通处方权后,在本专科实际开展临床工作1年以上,参加并通过医院组织的化疗药物培训和考核取得化疗药处方权 2.非肿瘤专科的医师,具备高级职称并参加医院化疗药物培训且考试合格者方可取得化疗药处方权	☐同意 ☐不同意	☐同意 ☐不同意	☐同意 ☐不同意	☐同意 ☐不同意	
肠内营养药物处方权	☐	营养医师,或参加医院组织的肠内营养药物及临床应用培训,并考核合格	☐同意 ☐不同意	☐同意 ☐不同意	☐同意 ☐不同意	☐同意 ☐不同意	
胃肠外营养药物处方权(TPN)	☐	营养医师,或参加医院组织的 TPN 相关培训,并考核合格	☐同意 ☐不同意	☐同意 ☐不同意	☐同意 ☐不同意	☐同意 ☐不同意	
操作时镇静技术	☐	取得《医师资格证书》注册在本院的麻醉科、儿科医师,并参加医院组织的操作时镇静技术培训,且考核合格	☐同意 ☐不同意	☐同意 ☐不同意	☐同意 ☐不同意	☐同意 ☐不同意	

续表

权限名称	申请注记（请打"√"）	授权依据	科室审查意见	医务处审查意见	审查授权小组意见	委员会审查意见	准入时间
临床用血审核权限	□	1.具备高级职称的临床专业医师 2.具备中级及以上职称的输血科临床医师,且经过输血专业理论知识培训或上级医院专科进修学习经历	□同意 □不同意	□同意 □不同意	□同意 □不同意	□同意 □不同意	
院外会诊	□	取得《医师资格证书》并注册在本院的副主任及以上医师	□同意 □不同意	□同意 □不同意	□同意 □不同意	□同意 □不同意	
签名/盖章							

三、报告权限

权限名称	申请注记（请打"√"）	授权依据	科室审查意见	医务处审查意见	审查授权小组意见	委员会审查意见	准入时间
病理诊断	□	取得《医师资格证书》（临床）,并注册在本院且执业范围为检验与病理学专业的医师	□同意 □不同意	□同意 □不同意	□同意 □不同意	□同意 □不同意	
常规病理诊断、细胞病理诊断	□	取得《医师资格证书》（临床）并注册在本院,具有初级以上病理学专业技术职务任职资格,经过病理诊断专业知识培训或专科进修学习1~3年的病理医师	□同意 □不同意	□同意 □不同意	□同意 □不同意	□同意 □不同意	
快速病理诊断	□	取得《医师资格证书》（临床）并注册在本院,具有中级以上病理学专业技术职务任职资格,并有5年以上病理阅片诊断经历的病理医师	□同意 □不同意	□同意 □不同意	□同意 □不同意	□同意 □不同意	
疑难病理诊断	□	取得《医师资格证书》并注册在本院,执业范围为检验与病理学专业的副主任及以上医师	□同意 □不同意	□同意 □不同意	□同意 □不同意	□同意 □不同意	

续表

权限名称	申请注记(请打"√")	授权依据	科室审查意见	医务处审查意见	审查授权小组意见	委员会审查意见	准入时间
超声诊断	□	取得《医师资格证书》(临床)并注册在本院,执业范围为医学影像和放射治疗专业,且取得《大型医用设备上岗证》	□同意 □不同意	□同意 □不同意	□同意 □不同意	□同意 □不同意	
放射诊断	□	取得《医师资格证书》(临床)并注册在本院,执业范围为医学影像和放射治疗专业,且取得《辐射安全与防护培训合格证书》	□同意 □不同意	□同意 □不同意	□同意 □不同意	□同意 □不同意	
检验诊断	□	取得《医师资格证书》(临床)并注册在本院,执业范围为检验与病理学专业的医师	□同意 □不同意	□同意 □不同意	□同意 □不同意	□同意 □不同意	
心电诊断	□	取得《医师资格证书》(临床)并注册在本院,执业范围为内科或医学影像和放射治疗专业的医师	□同意 □不同意	□同意 □不同意	□同意 □不同意	□同意 □不同意	
内镜诊断	□	取得《医师资格证书》(临床)并注册在本院的住院及以上医师(消化内科、呼吸内科及耳鼻喉科专业)	□同意 □不同意	□同意 □不同意	□同意 □不同意	□同意 □不同意	
肺功能检测	□	取得《医师资格证书》并注册在本院的住院及以上医师(呼吸内科专业)	□同意 □不同意	□同意 □不同意	□同意 □不同意	□同意 □不同意	
脑电诊断	□	取得《医师资格证书》(临床),并注册在本院的住院及以上医师(内科相关专业)	□同意 □不同意	□同意 □不同意	□同意 □不同意	□同意 □不同意	
睡眠监测	□	取得《医师资格证书》(临床),并注册在本院的住院及以上医师(耳鼻喉科、神经内科、呼吸内科专业)	□同意 □不同意	□同意 □不同意	□同意 □不同意	□同意 □不同意	

续表

权限名称	申请注记(请打"√")	授权依据	科室审查意见	医务处审查意见	审查授权小组意见	委员会审查意见	准入时间
听功能检测	□	取得《医师资格证书》(临床),并注册在本院的住院及以上医师(耳鼻喉科专业)	□同意 □不同意	□同意 □不同意	□同意 □不同意	□同意 □不同意	
前庭功能检测	□	取得《医师资格证书》(临床),并注册在本院的住院及以上医师(耳鼻喉科专业)	□同意 □不同意	□同意 □不同意	□同意 □不同意	□同意 □不同意	
胎心监测报告	□	取得《医师资格证书》(临床),并注册在本院的住院及以上医师(妇产科专业)	□同意 □不同意	□同意 □不同意	□同意 □不同意	□同意 □不同意	
脐血流监测报告	□	取得《医师资格证书》(临床),并注册在本院的住院及以上医师(妇产科专业)	□同意 □不同意	□同意 □不同意	□同意 □不同意	□同意 □不同意	
阴道镜检查	□	取得《医师资格证书》(临床),并注册在院的住院及以上医师(妇产科专业)	□同意 □不同意	□同意 □不同意	□同意 □不同意	□同意 □不同意	
膀胱镜检查	□	取得《医师资格证书》(临床),并注册在本院的住院及以上医师(泌尿外科专业)	□同意 □不同意	□同意 □不同意	□同意 □不同意	□同意 □不同意	
尿流动力学检查	□	取得《医师资格证书》(临床),并注册在本院的住院及以上医师(泌尿外科专业)	□同意 □不同意	□同意 □不同意	□同意 □不同意	□同意 □不同意	
经颅多普勒超声(TCD)	□	取得《医师资格证书》(临床),并注册在本院的住院及以上医师(内科相关专业)	□同意 □不同意	□同意 □不同意	□同意 □不同意	□同意 □不同意	
肌电诱发电位	□	取得《医师资格证书》(临床),并注册在本院的住院及以上医师(内科相关专业)	□同意 □不同意	□同意 □不同意	□同意 □不同意	□同意 □不同意	
皮肤镜诊断报告	□	取得《医师资格证书》(临床),并注册在本院,执业范围为皮肤病与性病学的医师	□同意 □不同意	□同意 □不同意	□同意 □不同意	□同意 □不同意	
营养诊断报告	□	营养医师	□同意 □不同意	□同意 □不同意	□同意 □不同意	□同意 □不同意	
签名/盖章							

四、有创诊疗操作授权

权限名称	申请注记（请打"√"）	授权依据	住院号（门诊 ID 号）	科室审查意见	医务处审查意见	审查授权小组意见	委员会审查意见	准入时间
胸椎穿刺	□	取得《医师资格证书》（临床）并注册在本院的住院及以上医师授予该权限		□同意 □不同意	□同意 □不同意	□同意 □不同意	□同意 □不同意	
腰椎穿刺	□	取得《医师资格证书》（临床）并注册在本院的住院及以上医师授予该权限		□同意 □不同意	□同意 □不同意	□同意 □不同意	□同意 □不同意	
腹腔穿刺	□	取得《医师资格证书》（临床）并注册在本院的住院及以上医师授予该权限		□同意 □不同意	□同意 □不同意	□同意 □不同意	□同意 □不同意	
骨髓穿刺	□	取得《医师资格证书》（临床）并注册在本院的住院及以上医师授予该权限		□同意 □不同意	□同意 □不同意	□同意 □不同意	□同意 □不同意	
胸腔闭式引流	□	1. 取得《医师资格证》并注册在本院的住院及以上医师（急诊、心胸外科、呼吸内科专业） 2. 独立或在上级医师指导下完成 5 例及以上		□同意 □不同意	□同意 □不同意	□同意 □不同意	□同意 □不同意	
心包穿刺术	□	1. 取得《医师资格证》并注册在本院，主治及以上医师（心血管内科、心胸外科专业） 2. 独立或在上级医师指导下完成 3 例及以上		□同意 □不同意	□同意 □不同意	□同意 □不同意	□同意 □不同意	
气管切开术	□	1. 取得《医师资格证》并注册在本院的高年资住院及以上医师（耳鼻喉、重症医学专业） 2. 独立或在上级医师指导下完成 5 例及以上		□同意 □不同意	□同意 □不同意	□同意 □不同意	□同意 □不同意	

续表

权限名称	申请注记(请打"√")	授权依据	住院号(门诊 ID 号)	科室审查意见	医务处审查意见	审查授权小组意见	委员会审查意见	准入时间
脉波指示剂连续心排量(PICCO)操作	□	1. 取得《医师资格证》并注册在本院的高年资住院及以上医师(重症医学、心胸外科专业) 2. 独立或在上级医师指导下完成5例及以上		□同意 □不同意	□同意 □不同意	□同意 □不同意	□同意 □不同意	
超声引导下假性动脉瘤凝血酶封堵术	□	1. 取得《医师资格证书》(临床)并注册在本院的主治及以上医师 2. 独立或在上级医师指导下完成5例及以上		□同意 □不同意	□同意 □不同意	□同意 □不同意	□同意 □不同意	
桡动脉/股动脉穿刺置管术	□	1. 取得《医师资格证》并注册在本院的住院及以上医师(急诊、重症医学、麻醉、心胸外科、心血管内科、神经内科、消化内科、肿瘤科专业) 2. 独立或在上级医师指导下完成5例及以上		□同意 □不同意	□同意 □不同意	□同意 □不同意	□同意 □不同意	
主动脉球囊反搏术	□	1. 取得《医师资格证》并注册在本院,且高年资主治及以上医师(心血管内科、心胸外科专业) 2. 独立或在上级医师指导下完成5例及以上		□同意 □不同意	□同意 □不同意	□同意 □不同意	□同意 □不同意	
机械通气技术	□	1. 取得《医师资格证》并注册在本院的住院及以上医师 2. 独立或在上级医师指导下完成5例及以上		□同意 □不同意	□同意 □不同意	□同意 □不同意	□同意 □不同意	
中心静脉穿刺置管术	□	1. 取得《医师资格证》并注册在本院的住院及以上医师 2. 独立或在上级医师指导下完成5例及以上		□同意 □不同意	□同意 □不同意	□同意 □不同意	□同意 □不同意	

续表

权限名称	申请注记（请打"√"）	授权依据	住院号（门诊 ID号）	科室审查意见	医务处审查意见	审查授权小组意见	委员会审查意见	准入时间
膀胱穿刺术	□	1. 取得《医师资格证》并注册在本院的住院及以上医师(泌尿外科专业) 2. 独立或在上级医师指导下完成 5 例及以上		□同意 □不同意	□同意 □不同意	□同意 □不同意	□同意 □不同意	
肾脏穿刺术	□	1. 取得《医师资格证》并注册在本院的主治及以上医师(肾病血液、泌尿外科专业) 2. 独立或在上级医师指导下完成 5 例及以上		□同意 □不同意	□同意 □不同意	□同意 □不同意	□同意 □不同意	
动静脉人工内瘘成形术	□	1. 取得《医师资格证》并注册在本院的主治及以上医师(肾病血液专业) 2. 独立或在上级医师指导下完成 3 例及以上		□同意 □不同意	□同意 □不同意	□同意 □不同意	□同意 □不同意	
血液透析技术	□	1. 取得《医师资格证》并注册在本院的住院及以上医师(肾病血液专业) 2. 独立或在上级医师指导下完成 5 例及以上		□同意 □不同意	□同意 □不同意	□同意 □不同意	□同意 □不同意	
B 超引导下动静脉内瘘球囊扩张术	□	1. 取得《医师资格证》并注册在本院的住院及以上医师(肾病血液专业) 2. 独立或在上级医师指导下完成 5 例及以上		□同意 □不同意	□同意 □不同意	□同意 □不同意	□同意 □不同意	
连续性肾脏替代治疗技术	□	1. 取得《医师资格证》并注册在本院的主治及以上医师(肾病血液、重症医学专业) 2. 独立或在上级医师指导下完成 5 例及以上		□同意 □不同意	□同意 □不同意	□同意 □不同意	□同意 □不同意	

续表

权限名称	申请注记（请打"√"）	授权依据	住院号（门诊 ID 号）	科室审查意见	医务处审查意见	审查授权小组意见	委员会审查意见	准入时间
血浆置换术	□	1. 取得《医师资格证》并注册在本院的主治及以上医师（肾病血液、重症医学、消化内科专业） 2. 独立或在上级医师指导下完成 5 例及以上		□同意 □不同意	□同意 □不同意	□同意 □不同意	□同意 □不同意	
三腔二囊管压迫止血术	□	1. 取得《医师资格证》并注册在本院的主治及以上医师（消化内科专业） 2. 独立或在上级医师指导下完成 5 例及以上		□同意 □不同意	□同意 □不同意	□同意 □不同意	□同意 □不同意	
气管插管术	□	1. 取得《医师资格证》并注册在本院的住院及以上医师（呼吸内科、心血管内科、麻醉、急诊、耳鼻喉、重症、心胸外科、儿科、产科专业） 2. 取得 BLS 培训合格证书 3. 独立或在上级医师指导下完成 5 例及以上		□同意 □不同意	□同意 □不同意	□同意 □不同意	□同意 □不同意	
前列腺穿刺术	□	1. 取得《医师资格证》并注册在本院的主治及以上医师（泌尿外科专业） 2. 独立或在上级医师指导下完成 5 例及以上		□同意 □不同意	□同意 □不同意	□同意 □不同意	□同意 □不同意	
尿道狭窄扩张术	□	1. 取得《医师资格证》并注册在本院的主治及以上医师（泌尿外科专业） 2. 独立或在上级医师指导下完成 5 例及以上		□同意 □不同意	□同意 □不同意	□同意 □不同意	□同意 □不同意	

续表

权限名称	申请注记(请打"√")	授权依据	住院号(门诊 ID 号)	科室审查意见	医务处审查意见	审查授权小组意见	委员会审查意见	准入时间
下肢动/静脉造影	□	1. 取得《医师资格证》并注册在本院的主治及以上医师(普通外科、心血管内科专业) 2. 独立或在上级医师指导下完成 5 例及以上		□同意 □不同意	□同意 □不同意	□同意 □不同意	□同意 □不同意	
下肢静脉曲张硬化剂注射治疗	□	1. 取得《医师资格证》并注册在本院的主治及以上医师(普通外科专业) 2. 独立或在上级医师指导下完成 5 例及以上		□同意 □不同意	□同意 □不同意	□同意 □不同意	□同意 □不同意	
B 超引导乳腺穿刺术	□	1. 取得《医师资格证》并注册在本院的主治及以上医师(普通外科专业) 2. 独立或在上级医师指导下完成 5 例及以上		□同意 □不同意	□同意 □不同意	□同意 □不同意	□同意 □不同意	
B 超引导经皮经肝胆囊/胆道穿刺引流术	□	1. 取得《医师资格证》并注册在本院的主治及以上医师(普通外科、消化内科专业) 2. 独立或在上级医师指导下完成 5 例及以上		□同意 □不同意	□同意 □不同意	□同意 □不同意	□同意 □不同意	
肝脏穿刺术	□	1. 取得《医师资格证》并注册在本院的主治及以上医师(消化内科专业) 2. 独立或在上级医师指导下完成 5 例及以上		□同意 □不同意	□同意 □不同意	□同意 □不同意	□同意 □不同意	
肺穿刺术	□	1. 取得《医师资格证》并注册在本院的主治及以上医师(呼吸内科、肿瘤、心胸外科专业) 2. 独立或在上级医师指导下完成 5 例及以上		□同意 □不同意	□同意 □不同意	□同意 □不同意	□同意 □不同意	

续表

权限名称	申请注记(请打"√")	授权依据	住院号(门诊 ID 号)	科室审查意见	医务处审查意见	审查授权小组意见	委员会审查意见	准入时间
甲状腺穿刺	☐	1. 取得《医师资格证》并注册在本院的高年资主治及以上医师(内分泌、普通外科专业) 2. 独立或在上级医师指导下完成 5 例及以上		☐同意 ☐不同意	☐同意 ☐不同意	☐同意 ☐不同意	☐同意 ☐不同意	
宫颈活检	☐	1. 取得《医师资格证》并注册在本院的住院及以上医师(妇产科专业) 2. 独立或在上级医师指导下完成 3 例及以上		☐同意 ☐不同意	☐同意 ☐不同意	☐同意 ☐不同意	☐同意 ☐不同意	
阴道后穹隆穿刺	☐	1. 取得《医师资格证》并注册在本院的住院及以上医师(妇产科专业) 2. 独立或在上级医师指导下完成 3 例及以上		☐同意 ☐不同意	☐同意 ☐不同意	☐同意 ☐不同意	☐同意 ☐不同意	
腹膜透析技术	☐	1. 取得《医师资格证》并注册在本院的主治及以上医师(肾病血液专业) 2. 独立或在上级医师指导下完成 5 例及以上		☐同意 ☐不同意	☐同意 ☐不同意	☐同意 ☐不同意	☐同意 ☐不同意	
持续体外膜肺氧合支持治疗	☐	1. 取得《医师资格证》并注册在本院的主治及以上医师(心胸外科、重症医学专业) 2. 独立或在上级医师指导下完成 3 例及以上		☐同意 ☐不同意	☐同意 ☐不同意	☐同意 ☐不同意	☐同意 ☐不同意	
B 超引导下腹穿/引流管置入术	☐	1. 取得《医师资格证》并注册在本院的主治及以上医师(消化内科、普通外科专业) 2. 独立或在上级医师指导下完成 5 例及以上		☐同意 ☐不同意	☐同意 ☐不同意	☐同意 ☐不同意	☐同意 ☐不同意	

续表

权限名称	申请注记（请打"√"）	授权依据	住院号（门诊 ID 号）	科室审查意见	医务处审查意见	审查授权小组意见	委员会审查意见	准入时间
关节腔穿刺术	□	1. 取得《医师资格证》并注册在本院的住院及以上医师(骨科、康复医学专业) 2. 独立或在上级医师指导下完成 3 例及以上		□同意 □不同意	□同意 □不同意	□同意 □不同意	□同意 □不同意	
局部封闭术	□	1. 取得《医师资格证》并注册在本院的住院及以上医师 2. 独立或在上级医师指导下完成 3 例及以上		□同意 □不同意	□同意 □不同意	□同意 □不同意	□同意 □不同意	
口腔科基本操作资质	□	取得《医师资格证书》(口腔)并注册在本院的住院及以上医师授予该权限		□同意 □不同意	□同意 □不同意	□同意 □不同意	□同意 □不同意	
口腔正畸技术	□	1. 取得《医师资格证》(口腔)并注册在本院的住院及以上医师 2. 独立或在上级医师指导下完成 10 例及以上		□同意 □不同意	□同意 □不同意	□同意 □不同意	□同意 □不同意	
口腔种植技术	□	1. 取得《医师资格证》(口腔)并注册在本院的主治及以上医师 2. 独立或在上级医师指导下完成 10 例及以上		□同意 □不同意	□同意 □不同意	□同意 □不同意	□同意 □不同意	
眼球周、球后注射	□	1. 取得《医师资格证》并注册在本院的住院及以上医师(眼科专业) 2. 独立或在上级医师指导下完成 10 例及以上		□同意 □不同意	□同意 □不同意	□同意 □不同意	□同意 □不同意	
眼底血管造影	□	1. 取得《医师资格证》并注册在本院的住院及以上医师(眼科专业) 2. 独立或在上级医师指导下完成 10 例及以上		□同意 □不同意	□同意 □不同意	□同意 □不同意	□同意 □不同意	

续表

权限名称	申请注记(请打"√")	授权依据	住院号(门诊 ID 号)	科室审查意见	医务处审查意见	审查授权小组意见	委员会审查意见	准入时间
眼科激光	☐	1. 取得《医师资格证》并注册在本院的主治及以上医师(眼科专业) 2. 独立或在上级医师指导下完成 10 例及以上		☐同意 ☐不同意	☐同意 ☐不同意	☐同意 ☐不同意	☐同意 ☐不同意	
高频电离子治疗	☐	取得《医师资格证》并注册在本院的住院及以上医师(皮肤病与性病专业)		☐同意 ☐不同意	☐同意 ☐不同意	☐同意 ☐不同意	☐同意 ☐不同意	
皮肤激光治疗	☐	取得《医师资格证》并注册在本院的住院及以上医师(皮肤病与性病专业)		☐同意 ☐不同意	☐同意 ☐不同意	☐同意 ☐不同意	☐同意 ☐不同意	
皮损内注射	☐	取得《医师资格证》并注册在本院的住院及以上医师(皮肤病与性病专业)		☐同意 ☐不同意	☐同意 ☐不同意	☐同意 ☐不同意	☐同意 ☐不同意	
液氮冷冻治疗	☐	取得《医师资格证》并注册在本院的住院及以上医师(皮肤病与性病专业)		☐同意 ☐不同意	☐同意 ☐不同意	☐同意 ☐不同意	☐同意 ☐不同意	
肉毒毒素注射	☐	取得《医师资格证书》(临床)并注册在本院的住院及以上医师(皮肤病与性病专业、整形外科专业)		☐同意 ☐不同意	☐同意 ☐不同意	☐同意 ☐不同意	☐同意 ☐不同意	
针灸	☐	取得《医师资格证》并注册在本院的住院及以上医师(中医、康复医学专业)		☐同意 ☐不同意	☐同意 ☐不同意	☐同意 ☐不同意	☐同意 ☐不同意	
神经阻滞术(包括周围神经、交感神经毁损术)	☐	1. 取得《医师资格证》并注册在本院的住院及以上医师(康复医学专业) 2. 独立或在上级医师指导下完成 5 例及以上		☐同意 ☐不同意	☐同意 ☐不同意	☐同意 ☐不同意	☐同意 ☐不同意	

续表

权限名称	申请注记(请打"√")	授权依据	住院号(门诊ID号)	科室审查意见	医务处审查意见	审查授权小组意见	委员会审查意见	准入时间
神经阻滞	□	1. 取得《医师资格证》并注册在本院的住院及以上医师(麻醉、疼痛专业) 2. 独立或在上级医师指导下完成5例及以上		□同意 □不同意	□同意 □不同意	□同意 □不同意	□同意 □不同意	
椎管内麻醉	□	1. 取得《医师资格证》并注册在本院的住院及以上医师(麻醉、疼痛专业) 2. 独立或在上级医师指导下完成5例及以上		□同意 □不同意	□同意 □不同意	□同意 □不同意	□同意 □不同意	
温针	□	1. 取得《医师资格证》并注册在本院的住院及以上医师(疼痛专业) 2. 独立或在上级医师指导下完成5例及以上		□同意 □不同意	□同意 □不同意	□同意 □不同意	□同意 □不同意	
签名/盖章								

五、手术(介入、内镜)资质授权

分级	手术名称	住院号/门诊ID号(每个手术种类填5例)	科室审查意见	医务处审查意见	审查授权小组意见	委员会审查意见
一级						
二级						

续表

分级	手术名称	住院号/门诊ID号(每个手术种类填5例)	科室审查意见	医务处审查意见	审查授权小组意见	委员会审查意见
三级						
四级						

注:1.按照《手术医师分级授权管理制度》要求,医师授予相应手术级别,应同时符合职称要求及具备一定的临床能力,即各级手术中每种手术需独立或在上级医师指导下(一助)完成5例及以上(特殊情况下,手术例数可根据业务标准确定);完成本院开展本级别手术种类的80%,方可申请开展高一级别的手术种类;新开展手术医师需提供相应的进修学习经历

2.医师资格审查授权小组用于单次提出申请的医师

六、麻醉资质授权

ASA分级	名称	住院号(每个手术种类填5例)	科室审查意见	医务处审查意见	审查授权小组意见	委员会审查意见
Ⅰ级						
Ⅱ级						

续表

ASA 分级	名称	住院号（每个手术种类填 5 例）	科室审查意见	医务处审查意见	审查授权小组意见	委员会审查意见
Ⅲ级						
Ⅳ级						
Ⅴ级						
Ⅵ级						

注:1. 医师授予相应麻醉级别,应同时符合职称要求及具备一定的临床能力,即各级麻醉须独立或在上级医师指导下完成 5 例(特殊情况可放宽至 3 例)及以上

2. 医师资格审查授权小组意见用于单次提出申请的医师

第十八节 手术医师分级授权管理制度

文件名称	手术医师分级授权管理制度	文件编号	YY - RL - ×××
制定部门	×××	版本号	1.0
生效日期	20×× - ×× - ××	页数/总页数	×/××
修订日期	20×× - ×× - ××	有效期至	20×× - ×× - ××

1 **目的**:确保手术治疗有序进行,为患者提供服务的医师必须具备合格的资质及相应的工作能力,从而保障医疗安全,提高医疗质量。

2 **范围**:从事手术、介入、内镜等科室工作的医师。

3 **定义**:无。

4 **权责**

4.1 **手术(介入、内镜)医师**:提出申请,获批后严格在授权范围内从事诊疗工作。

4.2 **科室质量与安全管理小组**:负责本科室手术医师分级授权管理制度的落实与执行,对本科室手术医师的授权项目进行初次审核,并负责将结果上报医务处。

4.3 **医务处**:制定《手术医师分级授权管理制度》,定期更新手术医师授权项目目录。组织手术医师授权与再授权,对手术医师授权项目进行复审及是否在授权范围内从事诊疗工作进行监管。

4.4 **人力资源部**:负责对全院医师授权材料进行审核,并将授权结果归档至员工信息档案。

4.5 **信息科**:在院内 OA 系统上公告授权结果。

4.6 **医师资格审查授权小组**:由主管院领导、医务处主任、质量控制科主任、教学科主任及研究生与继续教育科主任组成。负责审核手术医师资质,决定授权,对资质有效性和时效性进行管理。

4.7 **医疗质量与安全管理委员会**:审核《手术医师分级授权管理制度》,监管授权制度的实施情况。

5 **内容**

5.1 **手术分级**:根据风险性和难易程度不同,手术分为四级。

5.1.1 一级手术:风险较低、过程简单、技术难度低的普通手术。

5.1.2 二级手术:有一定风险、过程复杂程度一般、有一定技术难度的手术。

5.1.3 三级手术:风险较高、过程较复杂、难度较大的手术。

5.1.4 四级手术:风险高、过程复杂、难度大的重大手术。

5.2 **手术医师分级**:根据其卫生技术资格、从事相应技术岗位工作的年限和临床工作经验,规定手术医师的级别。所有手术医师均应依法取得执业医师资格,并且执业地点在本院。

5.2.1 住院医师。

5.2.1.1 低年资住院医师:从事住院医师岗位工作 3 年以内,或获得临床硕士学位、从事住院医师岗位工作 2 年以内者。

5.2.1.2 高年资住院医师:从事住院医师岗位工作 3 年以上,或获得临床硕士学位、从事住院医师岗位工作 2 年以上者。

5.2.2 主治医师。

5.2.2.1 低年资主治医师:从事主治医师岗位工作 3 年以内,或获得临床博士学位、从事主治医师岗位工作 2 年以内者。

5.2.2.2 高年资主治医师:从事主治医师岗位工作 3 年以上,或获得临床博士学位、从事主治医师岗位工作 2 年以上者。

5.2.3 副主任医师。

5.2.3.1 低年资副主任医师:从事副主任医师岗位工作 3 年以内,或获得临床博士学位、从事副主任医师岗位工作 2 年以内者。

5.2.3.2 高年资副主任医师:从事副主任医师岗位工作 3 年以上,或获得临床博士学位、从事副主任医师岗位工作 2 年以上者。

5.2.4 主任医师:受聘主任医师岗位工作者。

5.3 各级医师手术权限

5.3.1 低年资住院医师:在上级医师临场指导下,可主持一级手术。

5.3.2 高年资住院医师:熟练掌握一级手术的基础上,在上级医师临场指导下可逐步开展二级手术。

5.3.3 低年资主治医师:可主持二级手术,在上级医师临场指导下,逐步开展三级手术。

5.3.4 高年资主治医师:可主持三级手术。

5.3.5 低年资副主任医师:可主持三级手术,在上级医师临场指导下,逐步开展四级手术。

5.3.6 高年资副主任医师:可主持四级手术,在上级医师临场指导下开展经主管部门批准的高风险手术。

5.3.7 主任医师:可主持四级手术及经主管部门批准的高风险手术。

5.4 手术(介入、内镜)资格的准入

5.4.1 同级各类手术资格准入,手术医师必须从助手做起,独立或在上级医师指导下完成例数大于 5 例者,方可提出申请。

5.4.2 各级手术资格准入,手术医师完成本院开展本级别手术种类的 80% ,方可申请开展高一级别的手术种类。

5.5 手术审批权限

5.5.1 常规手术。

5.5.1.1 一级手术由主治及以上医师审批,并签发手术通知单。

5.5.1.2 二级手术由科室主任审批,高年资主治医师以上人员签发手术通知单。

5.5.1.3 三级手术由科室主任审批,副主任医师以上人员签发手术通知单。

5.5.1.4 四级手术由科室主任审批,高年资副主任医师以上人员签发手术通知单。

5.5.2 急诊手术:抢救手术或急诊预期手术的级别在值班医师手术权限级别内时,可通知并施行手术。若属于高风险手术或预期手术超出自己手术权限级别时,应紧急报告上级医师和科室主任,科室主任同意后获得单次授权,术毕 24 小时内提出书面报告,完善授权程序。原则上此类手术应由具备实施手术的相应级别的医师主持手术,但在紧急抢救生命的情况下,上级医师不能到场主持手术期间,任何级别的值班医师在不违背上级医生口头指示的前提下,必须按具体情况主持其认为合理的抢救手术,不得延误抢救时机。

5.5.3 外请专家手术:因患者疾病需要邀请外院专家手术的,邀请科室于外请专家到院手术前提出授权申请,医务处按其执业范围进行单次授权,被邀请专家所主持的手术不得超出

其相应手术级别。急诊或非预期的手术中必须邀请外院专家实施手术时,在不影响患者安全的前提下,工作时间电话报请医务处,非工作时间报请医院总值班批准后方可进行,术毕24小时内提出书面报告,完善授权程序。

5.5.4　重大手术、破坏性手术、危险性较大手术、特殊手术、科室主任认为要审批的手术,均应逐级审批。

5.5.4.1　特殊手术。

5.5.4.1.1　有潜在的引起医疗争议、司法诉讼风险的手术,存在医疗纠纷的再次手术。

5.5.4.1.2　各种诊断不明的探查手术、手术失败后再次手术、手术后遗症再次手术、病情危重有重大手术风险的手术、预知预后不良的手术等。

5.5.4.1.3　可能导致毁容或致残的手术。

5.5.4.2　科室对属于审批范围内的手术应进行术前讨论。填写《重大及疑难、危重手术审批表》,患者家属/患者的法定监护人/授权委托人签署同意意见,科室主任签字确认,医务处审核及主管院领导审批后,一份保存在病历中,一份交由医务处备案。

5.5.5　根据专业要求需要专项手术资格认证或授权的手术,医师需要参加具有卫生行政主管部门或其认可的专业学术机构颁发的专项手术资格准入。医务处根据准入结果审批后,方可给予相应类别手术资格的权限。

5.5.6　进修医师无手术权限。进修医师在本院进修期间,参加的各类手术均不能担任术者,科室可以根据其业务技术能力,安排为第一助手或第二助手。

5.6　手术医师分级授权程序

5.6.1　手术医师根据其卫生技术资格,从事相应技术岗位工作的年限及可独立承担手术或完成本院开展本级别手术种类的80%,申请开展高一级别的手术种类时,方可填写《医疗技术准入申请表》。

5.6.2　科室主任组织科室质量与安全管理小组根据其实际操作能力、有无严重并发症、医疗纠纷及年度考核结果等情况进行综合评价,并负责将考核结果上报医务处。

5.6.3　医务处、人力资源部复核认定后,提交医师资格审查授权小组审批。

5.6.4　人力资源部将授权结果归档至员工信息档案。

5.6.5　信息科在院内OA系统上公告授权结果。

5.7　手术医师能力定期评价与再授权

5.7.1　手术医师能力评价:手术医师能力评价周期为每两年复评一次。

5.7.2　手术医师能力评价标准。

5.7.2.1　对本院开展同级别手术未发生重大医疗事故、医疗纠纷,无越级手术者,视为手术能力评价合格,可授予同级别手术权限。

5.7.2.2　预申请高一级别手术权限的医师,除达到本院开展本级别手术种类完成80%以外,尚同时具备以下条件。

5.7.2.2.1　符合受聘卫生技术资格,对资格准入的手术,手术者必须是已获得相应专项的准入资格者。

5.7.2.2.2　在参与高一级别手术中,作为一助完成例数大于5例(手术例数可根据业务标准确定)。

5.7.2.2.3　承担本级别手术时间满2年。

5.7.2.2.4　承担本级别手术期间无医疗过错或事故主要责任。

5.7.2.3 当出现下列情况之一者,取消或降低其手术操作权限。

　　5.7.2.3.1 手术并发症发生率明显高于科室平均水平,2 年内发生非计划再次手术大于
　　　　　　 3 例者。

　　5.7.2.3.2 擅自越权手术,造成严重后果者。

　　5.7.2.3.3 严重违反诊疗规范、发生医疗过错或事故,情节严重,负主要责任者。

　　5.7.2.3.4 在本院开展本级别手术种类完成达不到50%或手术例数达不到相应数量者。

5.8 监督管理

5.8.1 各级手术医师必须严格执行此管理制度。

5.8.2 手术室及麻醉科发现不按手术医师分级授权管理制度施行手术的医师,必须向科室主
　　　任及医务处汇报,并有权拒绝配合实施手术。

5.8.3 医务处定期对手术医师授权项目进行复审并对各级医师是否在授权范围内从事诊疗工
　　　作进行督导检查。

5.8.4 一般情况下手术医师不得超权限实施手术,对违反本制度超权限手术的科室和责任人,
　　　一经查实,将追究科室负责人和责任人的责任。对由此造成医疗事故的,将严格按照本
　　　院相关规定追究相应人员责任。

6 流程:手术医师授权流程。

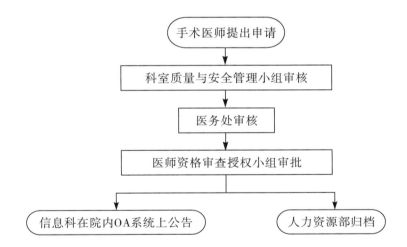

7 相关文件

7.1 《国际联合委员会(JCI)医院评审标准》(第六版)

7.2 《医师授权管理制度》

8 使用表单

《重大及疑难、危重手术审批表》

批准人:　　　　　　　　　　　　　　签署日期:

审核人:　　　　　　　　　　　　　　发布日期:

附件

重大及疑难、危重手术审批表

文件编号:BL – BD – YW – ×××　版本号:1.0

姓名		性别		出生年月日	
科室		病案号		床号	
拟手术日期					
入院诊断					
诊断依据					
拟行手术名称					
术前准备					
术中、术后意外及并发症预防					
患者家属/患者法定监护人/授权委托人意见	患者家属签名: 患者法定监护人/授权委托人签名: 关系: 　　　年　月　日　时　分		科室意见	科室主任签名: 　　　年　月　日　时　分	
医务处意见	医务处主任签名: 　　　年　月　日　时　分		主管院领导意见	主管院领导签名: 　　　年　月　日　时　分	

注:此表一式两份,一份保存在病历中,一份交由医务处备案

第十九节 麻醉医师分级授权管理制度

文件名称	麻醉医师分级授权管理制度	文件编号	YY-RL-××
制定部门	×××	版本号	1.0
生效日期	20××-××-××	页数/总页数	×/××
修订日期	20××-××-××	有效期至	20××-××-××

1 **目的**:保障麻醉安全和麻醉质量,加强麻醉医师管理,确保为患者提供服务的麻醉医师具备合格的资质及相应的工作能力。

2 **范围**:实施麻醉操作的医师。

3 **定义**:无。

4 **权责**

4.1 **麻醉医师**:提出申请,获批后,严格在授权范围内从事诊疗工作。

4.2 **麻醉科质量与安全管理小组**:负责本科室麻醉医师分级授权管理制度的落实与执行,对本科室麻醉医师的授权进行初次审核,并负责将结果上报医务处。

4.3 **医务处**:制定《麻醉医师分级授权管理制度》,定期更新麻醉医师资质权限目录,组织麻醉医师授权与再授权,对麻醉医师授权项目进行复审及是否在授权范围内从事诊疗工作进行监管。

4.4 **人力资源部**:负责对麻醉医师授权材料进行审核,并将授权结果归档至员工信息档案。

4.5 **信息科**:在院内OA系统上公告授权结果。

4.6 **医师资格审查授权小组**:由主管院领导、医务处主任、质量控制科主任、教学科主任及研究生与继续教育科主任组成,负责审核麻醉医师资质,决定授权,对资质有效性和时效性进行管理。

4.7 **医疗质量与安全管理委员会**:审核麻醉医师分级授权管理制度,监管授权制度的实施情况。

5 **内容**

5.1 **麻醉与镇痛患者的分类**:参照美国麻醉医师协会(ASA)。

5.1.1 病情分级标准:Ⅰ～Ⅵ级ASA分级标准。

5.1.1.1 第Ⅰ级:患者心、肺、肝、肾、脑、内分泌等重要器官无器质性病变。

5.1.1.2 第Ⅱ级:有轻度系统性疾病,但处于功能代偿阶段。

5.1.1.3 第Ⅲ级:有明显系统性疾病,功能处于早期失代偿阶段。

5.1.1.4 第Ⅳ级:有严重系统性疾病,功能处于失代偿阶段。

5.1.1.5 第Ⅴ级:无论手术与否,均难以挽救患者的生命。

5.1.1.6 第Ⅵ级:确诊为脑死亡,其器官拟用于器官移植手术。

5.1.2 特殊手术麻醉及操作技术:心脏、大血管手术麻醉,颅内动脉瘤手术麻醉,巨大脑膜瘤手术麻醉,脑干手术麻醉,肾上腺手术麻醉,多发严重创伤手术麻醉,休克患者麻醉,高位颈髓手术麻醉,器官移植手术麻醉,高龄患者麻醉,新生儿麻醉,控制性降压,低温麻醉,有创血管穿刺术,心肺脑复苏等。

5.2 麻醉与镇痛医师分级

5.2.1 住院医师。

5.2.1.1 低年资住院医师:从事住院医师岗位工作 3 年以内,或获得临床硕士学位、从事住院医师岗位工作 2 年以内者。

5.2.1.2 高年资住院医师:从事住院医师岗位工作 3 年以上,或获得临床硕士学位、从事住院医师岗位工作 2 年以上者。

5.2.2 主治医师。

5.2.2.1 低年资主治医师:从事主治医师岗位工作 3 年以内,或获得临床博士学位,从事主治医师岗位工作 2 年以内者。

5.2.2.2 高年资主治医师:从事主治医师岗位工作 3 年以上,或获得临床博士学位,从事主治医师岗位工作 2 年以上者。

5.2.3 副主任医师。

5.2.3.1 低年资副主任医师:从事副主任医师岗位工作 3 年以内,或获得临床博士学位,从事副主任医师岗位工作 2 年以内者。

5.2.3.2 高年资副主任医师:从事副主任医师岗位工作 3 年以上者,或获得临床博士学位、从事副主任医师岗位工作 2 年以上者。

5.2.4 主任医师:受聘主任医师岗位工作者。

5.3 各级医师麻醉与镇痛权限

5.3.1 低年资住院医师:在上级医师指导下可开展 ASA 分级 Ⅰ ~ Ⅱ 级患者的麻醉,如神经阻滞麻醉、低位椎管内麻醉及部分全麻,一、二级手术的麻醉,气管插管术等。

5.3.2 高年资住院医师:在上级医师指导下可开展 ASA 分级 Ⅱ ~ Ⅲ 级患者的麻醉,二、三级手术的麻醉。

5.3.3 低年资主治医师:可独立开展 ASA 分级 Ⅱ ~ Ⅲ 级患者的麻醉,二、三级手术的麻醉。

5.3.4 高年资主治医师:可独立开展 ASA 分级 Ⅲ ~ Ⅳ 级患者的麻醉,三、四级手术的麻醉。

5.3.5 低年资副主任医师:可独立开展 ASA 分级 Ⅳ ~ Ⅵ 级患者的麻醉,四级手术的麻醉。

5.3.6 高年资副主任医师:指导下级医师操作疑难患者的麻醉及处置下级医师麻醉操作意外。

5.3.7 主任医师:指导各级医师操作疑难患者的麻醉及处置各级医师麻醉操作意外,开展极高风险手术的麻醉等。

5.4 麻醉与镇痛审批程序

5.4.1 科室主任按医师级别确定每例手术的麻醉医师名单。需要全科会诊的,至少提前 1 日交科室主任组织全科会诊并审批。

5.4.2 科室主任审批全科每例手术的主麻、副麻医师名单,确保医师级别与手术分类相对应,签字生效。原则上,不同意越级麻醉,特殊状况经科室主任同意后可获得单次授权,且必须保证有上级医师在场指导,术毕 24 小时内提出书面报告,完善授权程序。

5.5 麻醉与镇痛审批权限

5.5.1 择期手术由科室主任审批。

5.5.2 急诊手术由二线医师审批。

5.5.3 夜班及节假日手术由二线医师审批。

5.6 特殊麻醉与镇痛审批权限

5.6.1 资格准入麻醉与镇痛是指按卫生行政主管部门的规定,需要专项资格认证或授权的麻醉与镇痛。由卫生行政主管部门或其认可的专业学术机构向医院及医师颁发专项麻醉与镇痛资格准入证书或授权证明,已取得相应类别麻醉与镇痛资格准入的麻醉医师才具有主持资格准入麻醉与镇痛的权限。

5.6.2 急诊手术、预期手术的麻醉级别在值班医师麻醉权限级别内时,可施行麻醉。若属高风险或预期麻醉超出自己麻醉权限级别时,应紧急报告上级医师,必要时上报科室主任,由科室主任委派相应麻醉级别的麻醉医师实施麻醉。

5.7 麻醉医师分级授权程序

5.7.1 麻醉医师可独立承担麻醉或麻醉医师需晋级承担高一级别麻醉时,方可填写《医疗技术准入申请表》。

5.7.2 科室主任组织科室质量与安全管理小组根据其实际操作能力,有无严重并发症、医疗纠纷及年度考核结果等情况进行综合评价,并负责将考核结果上报医务处。

5.7.3 医务处、人力资源部复核认定后,提交医师资格审查授权小组审批。

5.7.4 人力资源部将授权结果归档至员工信息档案。

5.7.5 信息科在院内 OA 系统上公告授权结果。

5.8 麻醉医师能力评价与再授权

5.8.1 麻醉医师能力评价:麻醉医师能力评价周期为每两年度复评一次。

5.8.2 麻醉医师能力评价标准。

5.8.2.1 对同级别麻醉未发生重大医疗事故、医疗纠纷,无越级麻醉者,视为麻醉能力评价合格,可授予同级别麻醉权限。

5.8.2.2 预申请高一级别麻醉权限的医师,尚同时具备以下条件。

5.8.2.2.1 符合受聘卫生技术资格,对资格准入的手术,麻醉者必须是已获得相应专项麻醉的准入资格者。

5.8.2.2.2 在参与高一级别麻醉中,依次从辅助麻醉到主要麻醉做起,完成该级别麻醉 5 例者(特殊情况可放宽至 3 例)。

5.8.2.2.3 承担本级别麻醉时间满 2 年。

5.8.2.2.4 承担本级别麻醉期间无医疗过错或事故主要责任。

5.8.2.3 当出现下列情况之一者,取消或降低其麻醉权限。

5.8.2.3.1 对麻醉医师的实际完成质量评价后,经证明其麻醉后并发症的发生率超过标准规定范围者。

5.8.2.3.2 在麻醉过程中明显或屡次违反规程者。

5.8.2.3.3 发生医疗过错或事故,情节严重,负主要责任者。

5.9 监督管理

5.9.1 各级麻醉医师必须严格执行此管理制度。

5.9.2 医务处定期对麻醉医师授权项目进行复审并对各级医师是否在授权范围内从事诊疗工作进行督导检查。

5.9.3 一般情况下麻醉医师不得超权限实施手术,对违反本制度超权限实施的麻醉,一经查实,将追究科室负责人和责任人的责任。对由此造成医疗事故的,将严格按照本院相关规定追究相应人员责任。

6　**流程**:麻醉医师授权流程。

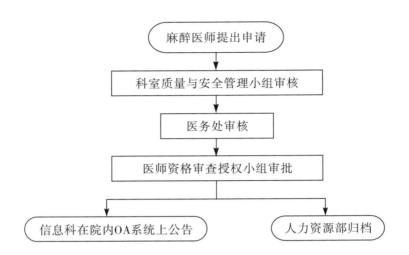

7　**相关文件**

　7.1　《国际联合委员会(JCI)医院评审标准》(第六版)

　7.2　《医师授权管理制度》

8　**使用表单**:无。

批准人:　　　　　　　　　　签署日期:

审核人:　　　　　　　　　　发布日期:

第二十节　放射工作人员职业健康管理制度

文件名称	放射工作人员职业健康管理制度	文件编号	YY－RL－××
制定部门	×××	版本号	1.0
生效日期	20××－××－××	页数/总页数	×/××
修订日期	20××－××－××	有效期至	20××－××－××

1 **目的:**保障放射工作人员的职业健康与安全,对放射工作人员的健康管理提供依据,使本单位放射工作人员职业健康的管理符合有关标准及规范的要求。

2 **范围:**从事放射工作的所有人员。

3 **定义:**放射工作人员是指在放射工作单位从事放射职业活动中受到电离辐射照射的人员。

4 **权责**

　4.1 **预防保健科:**负责对放射工作人员在职业健康监护、个人剂量检测及防护培训等方面的监督。

　4.2 **放射诊疗科室:**落实放射工作人员职业健康监护、个人剂量检测及防护培训等具体工作,负责建立和保管放射工作人员职业健康监护档案。

5 **内容**

　5.1 **放射工作人员应当具备的基本条件**

　　5.1.1 年满18周岁。

　　5.1.2 经职业健康检查,符合放射工作人员的职业健康要求。

　　5.1.3 放射防护和有关法律知识培训考核合格。

　　5.1.4 遵守放射防护法规和规章制度,接受职业健康监护和个人剂量检测管理。

　　5.1.5 持有《放射工作人员证》。

　5.2 **放射工作人员应接受放射防护法规和防护知识培训**

　　5.2.1 放射工作人员必须取得经当地卫生行政部门认可的放射防护培训合格证。

　　5.2.2 放射工作人员每两年必须接受放射防护有关法律知识培训,每次培训时间不少于2日。

　　5.2.3 防护培训的基本要求。

　　　5.2.3.1 对电离辐射医学应用的利与害有正确的认识,防止麻痹思想和恐惧心理。

　　　5.2.3.2 了解有关放射防护法规和标准的主要内容,掌握放射防护的基本原则。

　　　5.2.3.3 了解、掌握减少工作人员和受检者所受照射剂量的原理和方法,以及有关防护设施与防护用品的正确使用方法。

　　　5.2.3.4 了解可能发生的异常照射及其应急措施。

　5.3 **个人剂量检测管理**

　　5.3.1 放射工作人员应按规定正确保管放射工作人员个人剂量监测计,进入放射工作场所个人剂量监测计佩戴正确。

　　5.3.2 外照射个人剂量监测周期为3个月。

　　5.3.3 个人剂量监测应由具备资质的个人剂量监测技术的机构承担。

　　5.3.4 放射工作人员出现个人剂量监测值高于个人剂量限值的1/4时,科室告知本人,查找原因并采取相关措施,必要时暂时调整工作岗位。

5.3.5 科室新增放射工作人员及出现个人剂量监测计丢失时应及时报告科室。

5.4 放射工作人员进入放射工作场所应做好个人防护,按规定穿戴医用铅防护用品。个人剂量评价遵循以下原则。

5.4.1 年受照剂量小于 5 mSv 时,只需记录个人检测的剂量结果。

5.4.2 年照射剂量达到并超过 5 mSv 时,除记录个人检测结果外,还应进一步进行调查。

5.4.3 每季度个人有效剂量超过 1.25 mSv 时及时查明原因,同时建议及时观察血常规检查结果,特别是白细胞计数是否在正常范围。

5.4.4 年受照剂量大于年限值 20 mSv 时,除记录个人检测结果外,还应估算人员有效剂量,以进行安全评价,并查明原因,改进防护措施。

5.4.5 任何一年中的有效剂量不应超过 50 mSv。

5.5 **放射工作人员职业健康管理**

5.5.1 放射工作人员上岗前,应当进行上岗前的职业健康检查,符合放射工作人员健康标准的,方可参加相应的放射工作。

5.5.2 对于体检不合格的放射工作人员,应根据相关规定给予暂时离岗,待复查合格后方可调回。

5.5.3 上岗后的放射工作人员一年进行一次职业健康检查,必要时可增加临时性检查。

5.5.4 放射工作人员的健康检查项目及临时性检查项目均按国家相关规定设置。

5.5.5 对参加应急处理或者受到事故照射的放射工作人员,及时组织健康检查或者医疗救治,按照国家有关标准进行医学随访观察。

5.5.6 发现有可能因放射性因素导致健康损害的,应当第一时间通知放射工作人员本人及科室,联系人力资源部按规定给予临时调离岗位等处置。

5.5.7 职业性放射性疾病的诊断鉴定工作按照《职业病诊断与鉴定管理办法》和国家有关标准执行。

5.6 放射诊疗科室做好放射工作人员的职业健康管理工作,建立职业健康档案、个人剂量监测档案及放射防护培训档案,预防保健科每季度进行督查。包括以下内容:

5.6.1 职业史、既往病史和职业照射接触史。

5.6.2 历次职业健康检查结果及评价处理意见。

5.6.3 职业性放射性疾病诊疗、医学随访观察等健康资料。

5.6.4 个人剂量检测档案。

5.6.5 放射防护培训档案。

5.7 **放射工作人员有权查阅、复印本人的档案**

6 流程:无。

7 **相关文件**

7.1 《中华人民共和国职业病防治法》(2017 年修正本)(中华人民共和国主席令第 48 号)

7.2 《放射诊疗管理规定》(2016 年修正本)(中华人民共和国国家卫生和计划生育委员会令第 8 号)

7.3 《放射工作人员职业健康管理办法》(中华人民共和国卫生部令第 55 号)

7.4 《电离辐射防护与辐射源安全基本标准》(GB18871 – 2002)

8 **使用表单:无。**

批准人: 签署日期:

审核人: 发布日期:

第二十一节 员工投诉制度

文件名称	员工投诉制度	文件编号	YY – RL – ×××
制定部门	×××	版本号	1.0
生效日期	20××–××–××	页数/总页数	×/××
修订日期	20××–××–××	有效期至	20××–××–××

1 **目的**:维护医院与员工的合法权益,及时发现并处理隐患问题,保障员工与医院管理层的沟通,提高员工工作的积极性,从而建立和谐的劳动关系,增强凝聚力,提高员工幸福指数。

2 **范围**:医院全体员工。

3 **定义**:无。

4 **权责**

4.1 **工会**:负责员工生活、福利、薪酬等方面的投诉。

4.2 **教学科**:负责规培生、进修和实习生在工作、学习、生活方面的投诉。

5 **内容**

5.1 **投诉范围应在医院的职能范围内,包括但不仅限于下列情形**

5.1.1 对绩效考核及奖惩有异议。

5.1.2 对岗位、职称的调整有异议。

5.1.3 对薪酬、福利等方面有异议。

5.1.4 对劳动合同的签订、续签、变更、解除、终止等方面有异议。

5.1.5 认为受到上级或同事不平对待。

5.1.6 发现有损医院利益或形象的事项。

5.1.7 投诉人有证据证明自己权益受到侵犯的其他事项。

5.2 **投诉渠道及方式**

5.2.1 投诉人将问题归纳总结后向工会投诉,工会根据投诉问题,通知所在科室的职能部门,在权限范围内对投诉事项进行解答。如果投诉人接受答复可终止投诉;如果职能部门负责人无法对投诉作出解答,可提交工会上报分管副院长;如果副院长无法解答,可提交院长办公会。

5.2.2 投诉时效为3日(法定节假日顺延),即投诉人应在投诉事项发生之日起3日内投诉。因不可抗力而致逾期者,应向处理部门申明理由,申请延长投诉期限,但延长期限不得超过10日。

5.2.3 投诉人投诉需填写《员工投诉表》,描述相关事项。

5.2.4 相关部门应记录好《员工投诉表》,记录完成后应要求投诉人签字确认。

5.2.5 待投诉事件处理期间,应严格遵守医院相关规章制度,保证正常上班。

5.3 **投诉处理程序**

5.3.1 投诉人应在投诉事项发生之日起3日内将填写好的《员工投诉表》送至工会。投诉人不可代理投诉,且不得越流程作业。

5.3.2 工会应在接收《员工投诉表》后详细分析投诉事项是否符合本制度投诉范围要求,如不符合要求,应当场告知投诉人终止投诉并在《员工投诉表》上注明。如果投诉事项符合要求,工会根据投诉问题,联系投诉受理部门,受理部门应立即告知投诉人能否对投诉事项作出解答;如果不能作出解答则应明确告知投诉人,并在《员工投诉表》上写明理由,投诉处理程序向上一级进行解答。

5.3.3 投诉人所在科室的职能部门可直接对投诉事项进行调查、处理,如果投诉人对处理结果满意的即可终止投诉;如果投诉人对处理结果不满意可继续向分管院长提出投诉。

5.3.4 分管院长应协调好相关人员沟通解决,并在 3 日内对投诉事项做好调查、取证等工作并得出最终结论。如果投诉人对分管院长给出的结论不满意,可以在得知投诉结论之日起 3 日内向院长办公会提出再投诉,3 日内不提出再投诉即表示投诉人接受该结论。再投诉时院长办公会将负责主导工作,以最终结果为投诉事项的最终结论,投诉人应无条件遵守,不得再投诉。

5.4 投诉答复、投诉处理结果应记录为一式两份的《员工投诉表》,一份交投诉人保存,一份由相关职能部门汇总并保存。

6 **流程:** 员工投诉流程。

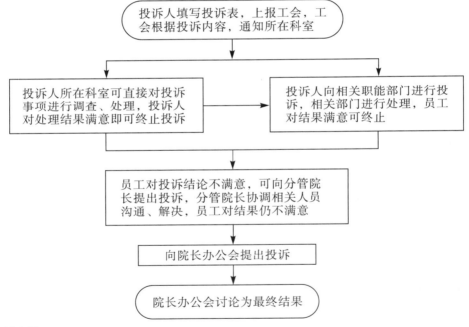

7 **相关文件**

《国际联合委员会(JCI)医院评审标准》(第六版)

8 **使用表单**

《员工投诉表》

批准人: 签署日期:

审核人: 发布日期:

附件

员工投诉表

文件编号:BD – GH – ×××　　版本号:1.0

姓名		性别		出生日期		科室	
员工投诉时间							
事件经过							
接收投诉时间							
投诉过程记录							
签名							

第二十二节　员工关怀制度

文件名称	员工关怀制度	文件编号	YY－RL－××
制定部门	×××	版本号	1.0
生效日期	20××－××－××	页数/总页数	×/××
修订日期	20××－××－××	有效期至	20××－××－××

1　**目的**:体现医院对员工的人性化管理和关怀,并以此增进员工对医院的认同感、归属感及忠诚度,进而达到让员工保持更好的工作心态,与医院共同成长和发展。

2　**范围**:医院全体员工。

3　**定义**:无。

4　**权责**

4.1　**工会**:了解员工思想动态,维护职工民主权利、合法权益,办好职工福利,组织开展丰富多彩的文化生活。

4.2　**人力资源部**:负责新员工入职培训及员工薪酬待遇。

5　**内容**

5.1　**了解员工思想动态,关怀员工生活,维护员工民主权利、合法权益**

5.1.1　新员工关怀:从员工应聘之时起,严禁任何工作人员对应聘人员或新进人员有冷漠对待、苛刻责备、嘲讽讥笑,甚至孤立等行为。

5.1.2　新入职员工:人力资源部负责岗前培训,让入职新员工了解医院各部门概况,从而促使其在最短的时间内适应新环境,并融入新集体。

5.1.3　关心职工切身利益,贴近职工心声:工会每年组织召开职工代表大会一次,定时召开职工代表座谈会,与职工沟通,了解职工所求所需。每季度做职工满意度调查,对职工建议整理归纳,上交领导,为领导决策提供可靠依据。

5.1.4　对员工的婚、孕、病、丧给予关怀,对员工进行劳动保护。

5.1.4.1　员工法定年龄结婚,人力资源部送去新婚祝福并批复婚假。

5.1.4.2　员工因病住院,主管科室或医保办第一时间内告知工会,由工会组织探望慰问,并提供慰问品。员工发生工伤,直属主管在第一时间内安排受伤员工就医,同时告知工会,由工会致电了解详情并慰问。伤重住院者,由工会组织探望并提供慰问品。探望人员至少包含工会代表、员工本部门直属主管。

5.1.4.3　女员工在子女出生后,工会将为其发放礼品致以祝贺。员工带出生证明或住院证明到人力资源部获批产假。

5.1.4.4　员工直系亲属(父母、配偶、子女)去世,工会将为员工发放慰问金以示关怀。员工在领取慰问金时,应向医院提供直系亲属死亡证明原件。

5.1.4.5　为员工办理互助险。每年办理女性重大疾病医疗险及住院医疗险、意外险等。

5.2　**办好员工福利工作**

5.2.1　医院在中秋、国庆、元旦、春节等重大节日里,向员工发放福利以示慰问。

5.2.2　"3·8妇女节"时,工会举办妇女节庆祝活动,为女员工送去节日祝福及关怀。

5.2.3　院领导、总值班和工会工作人员除夕夜看望、慰问坚守工作岗位的一线员工,为他们送去节日祝福及礼品。

5.2.4　工会每年夏季在高温天气为员工发放饮料。

5.2.5　员工生日时,工会送蛋糕卡,送去生日的祝福及慰问。

5.3　开展丰富多彩的文体活动,丰富员工业余文化生活,增加员工凝聚力和向心力

5.3.1　每年举办迎新年文艺演出,参加组织的各项演出及比赛活动。

5.3.2　庆祝"3·8妇女节"系列活动。

5.3.3　组织各协会:乒乓球、羽毛球、足球、篮球、摄影书画、瑜伽等协会会员训练并参加相关比赛。

5.3.4　组织本院员工参加春季运动会和学校教职工运动会,组织参加学校及上级的重大庆祝活动。

5.4　将送温暖活动落到实处

5.4.1　春节前对困难员工(重大疾病、家里突发事件及特殊原因造成困难)进行摸底、考察,最后通过工会委员会讨论提交院长办公室审议决定后,给予一定的生活补助。

5.4.2　员工患有重大疾病或家庭特别困难者,工会上报省工会,申请困难补助。

5.5　特殊情况下员工受委屈关怀

5.5.1　员工在工作期间,受到患者或家属辱骂或者暴力等人身攻击,造成员工身体、心理伤害,科室主管领导第一时间了解情况。若受伤害较轻,科室领导及时给予员工心理安慰和疏导;若受伤较重需要住院观察治疗,科室负责人及时安排办理住院,主管科室领导将情况上报相关职能部门领导处理。

5.5.2　员工受伤害住院期间,工会及相关部门领导带慰问品看望员工,对员工进行心理疏导。

5.5.3　必要时人力资源部安排受伤员工休假。

6　流程:无。

7　相关文件

7.1　《国际联合委员会(JCI)医院评审标准》(第六版)

7.2　《××省基层工会经费收支管理办法实施细则》

8　使用表单:无。

批准人:　　　　　　　　　　　签署日期:

审核人:　　　　　　　　　　　发布日期:

第三章　科研教学管理

第一节　人体研究保护计划

文件名称	人体研究保护计划	文件编号	YY－KJ－×××
制定部门	×××	版本号	1.0
生效日期	20××－××－××	页数/总页数	×/××
修订日期	20××－××－××	有效期至	20××－××－××

1　**目的**:人体研究保护计划旨在通过保护受试者的权利、安全和获益,保障及促进人体受试者的安全和权益,同时对人体研究方案的实施和执行进行质量控制和监督管理,促进人体研究的顺利进行。

2　**范围**:全院。

3　**定义**

　3.1　**人体研究**:在医疗卫生机构内开展的所有涉及人体的研究,包括各期药物临床试验、医疗器械临床试验、对人体有侵入性的临床研究项目。

　3.2　**人体受试者**:在活的人体开展研究,通过对其执行进行干预来收集数据或个人信息,这些活的个体就是人体受试者。

　3.3　**主要研究者(PI)**:参加临床试验各中心(医疗机构)的项目负责人。

　3.4　**研究者**:临床试验实施者。临床试验的实施可以由各级不同专业研究者组成的团队完成。

　3.5　**研究团队**:主要研究者、研究者、质控员和参与研究设计、实施,分析及解释可识别数据以及撰写研究结果等工作的人。

　3.6　**人体研究保护计划**:为多层次计划,负责监督在医院进行的人体研究的审查及实施。

4　**权责**

　4.1　**研究者**:严格按照《药物临床试验质量管理规范(GCP)》要求进行相关的人体研究,充分保障受试者的权益及安全。

　4.2　**科研科**:负责促进、监督和管理医院人体研究临床科研项目的申报、立项、过程管理及结题。

　4.3　**药学部**:负责对药物临床试验机构中心药房进行监管。

　4.4　**药物临床试验机构**:负责各期药物临床试验以及医疗器械临床试验等人体研究项目的实施管理,制定相关制度规范,并严格执行。

　4.5　**人体研究伦理委员会**:负责审查和监督在本院开展的各类涉及人体研究的项目。

　4.6　**人体研究保护委员会**:负责临床研究受试者保护体系的运行管理与协调,负责受试者保护体系构建与总体方针的确定,审核受试者保护相关制度规范,协调沟通受试者保护体系各部门之间的工作,接待有关受试者保护的咨询与建议,促进人体研究的运行与持续质量改进。

5　**内容**

　5.1　**医院概况**

　　5.1.1　本院是一所集医疗、教学、科研、预防保健、康复与急救为一体的具有较强救治能力、较高科研水平和国际交流能力的综合性三级甲等教学医院。

5.1.2　根据相关法律法规要求,结合本院实际,成立人体研究保护委员会。委员会致力于规范临床研究过程,提高研究者的临床研究意识,加强本院人体研究的执行质量,保护受试者的权益,积极推进医院临床研究健康有序发展。

5.2　**医院权限:**医院人体研究保护计划在人体研究保护委员会(ACHRP)上通过,并获得医院授权批准。人体研究相关制度和标准操作规程可在院内 OA 系统或医院官网上查询,并提供给所有研究者。

5.3　**伦理准则:**为保护人类生命和健康,维护人类尊严,尊重和保护受试者的合法权益,遵守《赫尔辛基宣言》《涉及人的生物医学研究伦理审查办法》《药物临床试验伦理审查工作指导原则》等国内外法律法规及指南。人体研究的伦理准则包含以下原则:

5.3.1　科学性原则,涉及人的生物医学研究必须符合普遍可接受的科学性原则。

5.3.2　尊重原则,包括知情同意书的取得、个人隐私的保护、保密性及对弱势族群参与者的额外保护措施等方面。

5.3.3　公正原则,公平选择受试者。

5.3.4　安全性原则,即不伤害原则,通过使可能利益最大化及可能风险最小化来保障人体受试者的利益。

5.4　**法规依据**

5.4.1　人体研究保护计划负责确保人体研究实施过程中,遵守中华人民共和国发布的相关法律、法规、指导原则和方针,如《中华人民共和国药品管理法》《药品注册管理办法》《执业医师法》《药物临床试验伦理审查工作指导原则》《涉及人的生物医学研究伦理审查办法》及《药物临床试验质量管理规范(GCP)》等。

5.4.2　使用研究性试验用品的法律及规范要求:在进行涉及药品、体外诊断试剂、医疗器械或生物标本的人体研究前,依据相关法律法规及相关管理部门的要求申请,经批准后方可开展。

5.4.3　主要研究者负责研究方案的实施,监督参与研究的所有成员。在适当情况下,某些研究责任及工作可授权给特定人员,但不能授权实施研究的全责。所有研究者应遵循研究方案,遵守医院制度和标准操作规程及人体研究伦理委员会的要求或决定。

5.5　**人体研究范围**

5.5.1　各期药物临床试验、人体生物利用度或生物等效性试验。

5.5.2　医疗器械临床试验、体外诊断试剂临床试验等。

5.5.3　对人体有侵入性的临床研究项目。

5.6　**制度和标准操作规程:**人体研究的制度和标准操作规程(SOP)由药物临床试验机构组织制定,人体研究保护委员会讨论通过。制度和 SOP 旨在灵活且易于实施,以便根据需要进行修改和更新,但每年至少由药物临床试验机构及人体研究保护委员会审核一次。

5.7　**人体研究保护计划机构**

5.7.1　人体研究保护委员会:由多学科专家组成,负责临床研究受试者保护体系的运行管理与协调;负责受试者保护体系构建与总体方针的确定;审核受试者保护相关制度规范;协调沟通受试者保护体系各部门之间的工作;接待有关受试者保护的咨询与建议;促进人体研究的运行与质量的持续改进。

5.7.2　人体研究伦理委员会:旨在保护在医院实施研究活动的人体受试者的权益。委员必须接受《药物临床试验质量管理规范(GCP)》及《国内外医学研究伦理指导原则》等相关人体研究的知识培训,以确保人体研究项目实施、审查质量等符合法律法规。

5.7.2.1 职责范围。

5.7.2.1.1 人体研究伦理委员会有权审查、批准、要求修改或不批准在医院进行的人体研究活动。

5.7.2.1.2 在审查时,人体研究伦理委员会委员将遵循《纽伦堡法典》《赫尔辛基宣言》《贝尔蒙特报告》以及我国法律规范,如《药物临床试验质量管理规范》《涉及人的生物医学研究伦理审查办法》等规定的原则。

5.7.2.1.3 人体研究伦理委员会确保有适当的保护措施可维护研究受试者的权益。委员审查试验方案、研究者手册、知情同意书及招募文件等。

5.7.2.1.4 在受试者参与研究之前,人体研究伦理委员会将考虑以下几点:主要研究者(PI)的资格和专长,研究的科学设计与实施(研究依据、研究设计、研究实施),研究的风险与收益(研究的风险、研究的受益、风险与受益的合理性),受试者的招募(招募对象的选择、招募方式、报酬与补偿),知情同意(知情同意书告知的信息、知情同意的过程),受试者的医疗和保护(医疗保障、研究相关损害的补偿/赔偿和医疗),隐私和保密,弱势群体的特殊保护(选择的理由、特殊的保护措施),跟踪审查频率。

5.7.2.1.5 人体研究伦理委员会有权暂停或终止未根据人体研究伦理委员会要求进行,认为试验存在安全问题或对受试者产生严重意外伤害的有关研究活动。

5.7.2.1.6 若主要研究者修改研究方案,须通过人体研究伦理委员会审查。

5.7.2.2 独立性/协调性。

5.7.2.2.1 人体研究伦理委员会为独立运作单位,其职能也包含与药物临床试验机构和人体研究保护委员会协调相关工作。人体研究伦理委员会根据人体受试者是否受到充分保护,独立决定是否批准研究方案。药物临床试验机构、主要研究者及申办方皆禁止试图以不当方式影响或干扰人体研究伦理委员会根据法律法规及指导原则做出的决策。

5.7.2.2.2 在合作试验或研究项目实施时,人体研究伦理委员会确认每个机构能够保护人体受试者的权益及遵守相关的法律法规。当签署合作协议后,人体研究伦理委员会可以安排联合审查做出决定或依据合作机构伦理委员会的决定做出类似决定,以避免重复审查。

5.7.3 药物临床试验机构:由院长办公会通过并成立,国家认证通过并颁发证书,负责管理在医院实施开展的人体研究,并监督和保障医院人体研究保护计划的实施。其职责如下:

5.7.3.1 制订工作计划、各项管理制度、设计规范和标准操作规程。

5.7.3.2 监督和管理临床试验。

5.7.3.3 协调各部门间工作、合同的管理、审核研究人员资格等。

5.7.3.4 项目管理:Ⅱ-Ⅳ期药物/医疗器械研究/其他临床研究。

5.7.3.5 组织《药物临床试验质量管理规范(GCP)》《临床试验管理规范指导原则(ICH-GCP)》等相关法律法规的培训。

5.7.3.6 协调专业科室与辅助科室的协作。

5.7.3.7 负责临床试验过程中的质量保证。

5.7.3.8 监督人体研究保护计划的实施。

5.7.3.9　确保有足够的资源支持人体研究保护计划的运作。

5.7.3.10　协调和促进人体研究保护计划参与科室与人体研究保护计划的人员之间的有效沟通。

5.7.3.11　解决与人体研究相关的法律、规范与道德准则之间的冲突。

5.7.3.12　解决来自受试者或人体研究伦理委员会的投诉。

5.8　**资源保障**:医院在人力资源和财务方面充分支持和保障人体研究保护计划良好、高效的运作。有充足的人员配置、技术支援、办公空间、材料和设施,足够的经费以提供人体研究伦理委员会成员、行政人员及研究人员等的培训。

5.9　**利益冲突(COI)**:指个人的利益与其研究职责之间的冲突,即存在可能影响个人履行其研究职责的经济或其他的利益。

5.9.1　常见利益冲突。

5.9.1.1　人体研究伦理委员会根据保密协议和利益冲突声明的制度审查委员、研究人员及其研究团队与相关人员的利益冲突,并就如何管理、减轻或消除个人和机构的利益冲突(COI)提出建议。每年审核一次,如果角色改变须重新进行审查。所有的审查文件、决定文件、会议记录保存在人体研究伦理委员会办公室。

5.9.1.2　人体研究相关人员(主要包括研究人员、机构管理人员、人体研究伦理委员会委员)遵守利益冲突政策和保密原则,签署利益冲突声明和保密承诺。利益冲突声明和保密承诺每年签署一次,于签订之日起 12 个月内,如有利益冲突,向伦理委员会声明;如角色改变需要重新签署冲突利益声明和保密承诺。人体研究伦理委员会委员的利益冲突声明保存于人体研究伦理委员会办公室,研究人员及机构管理人员的利益冲突声明保存于药物临床试验机构办公室。

5.9.1.3　弱势人群的利益冲突。

5.9.1.3.1　弱势人群包括儿童、囚犯、孕妇、精神病患者、经济或教育上处于弱势的人群以及几乎没有或完全没有能力在知情或自愿的基础上决定是否参与研究项目的其他人员。受试者选择时,医院应实施保护措施以保证可能面临强迫或不正当压力下参与研究项目的弱势人群,以保护此群体的安全、权利与健康。

5.9.1.3.2　等级群体中处于下级或从属地位的成员,如医学生和护理专业学生、实验室的工作人员、制药公司的雇员、部队的士兵等。受试者选择时,需要签署利益冲突声明。

5.9.2　试验项目的利益冲突。

5.9.2.1　人体研究伦理委员会询问与试验项目相关的委员和研究人员的利益冲突问题。作为审查内容的一部分,人体研究伦理委员会将确定利益冲突是否对受试者的保护产生不利影响。

5.9.2.2　利益冲突的审查情况记录在人体研究伦理委员会会议记录中以供全体委员审查。如果主要研究者和研究成员的利益冲突状况在研究过程中发生变化,需要在变动后 30 日内上报人体研究伦理委员会办公室,人体研究伦理委员会将审查这些变动。

5.9.3　机构间利益冲突:人体研究伦理委员会对机构间利益冲突的政策及要求与个人利益冲突相仿。机构间利益冲突可能源自于研究对象的技术相关版权或专利权等,人体研究伦理委员会在试验方案基础上将此类潜在的机构间利益冲突延伸至个人利益冲突。

5.10 **质量控制与改进:**药物临床试验机构制定质量控制管理制度,以评估和改善人体研究保护计划实施的质量。

5.10.1 **程序审查:**由人体研究伦理委员会审查项目进展报告和结题报告,药物临床试验机构质控员负责定期核查研究实施过程的质量。核查结果反馈至主要研究者,要求进行整改,并向药物临床试验机构提交整改报告。核查结果同时提交机构备案,机构根据核查结果有权做出最终决定,并采取措施来暂停或终止试验。

5.10.2 **人体研究保护计划质量控制与改进:**人体研究保护计划以多种方式进行质控。药物临床试验机构对人体研究进行质量评估,保护受试者的合法权益。通过核查项目的整个实施过程及相关文件,确保其符合相关法律法规的要求。

5.10.3 人体研究计划质量控制要求。

5.10.3.1 核查所有项目实施过程,评估、分析不良事件。

5.10.3.2 审核、追踪专业科室的改进报告,提高临床试验质量。

5.10.3.3 核查试验项目资料文件的质量,以确保文件的完整性并符合制度和标准操作规程。

5.10.3.4 由机构组织的其他监测或核查。

5.11 **培训与宣教**

5.11.1 **培训要求:**人体研究保护委员会委员、人体研究伦理委员会委员、药物临床试验机构管理人员以及参与人体研究的相关人员均应接受专业培训。

5.11.1.1 **研究人员:**当人体研究项目提交人体研究伦理委员会审查时,需要提供该项目所有研究人员 GCP、研究伦理等相关知识培训证明,培训内容包括国内外相关法律法规、利益冲突、临床研究管理、伦理相关知识等。如果试验内容涉及人体细胞或基因治疗,则需要相关的专业知识培训。若研究者无法达到上述要求,试验方案将被驳回。

5.11.1.2 **人体研究伦理委员会成员:**培训内容包括《药物临床试验管理规范(GCP)》、医院人体研究相关制度及 SOP、人体研究伦理委员会相关制度及 SOP、国内外法律法规及相关内容。

5.11.1.3 **人体研究保护委员会委员及相关行政人员:**培训 GCP、医院人体研究相关制度及 SOP、人体研究伦理委员会相关制度及 SOP 等相关内容。

5.11.1.4 **药物临床试验机构相关行政人员:**药物临床试验机构制订年度培训计划。药物临床试验机构公布相关的院内外培训计划,提供全院相关人员参加。考核通过后,颁发培训证书。机构相关行政人员每年至少应有人体研究相关知识的培训。

5.11.2 **宣传教育:**药物临床试验机构为受试者和研究者提供"受试者宣传册",向患者及家属告知如何参加与治疗相关的临床研究、临床调查或临床试验。内容包括受试者的权利和义务、试验方案、信息保密、联系人等。研究人员可以通过宣传教育招募受试者。

5.12 **疑虑的报告与管理**

5.12.1 关于人体研究保护计划的不足之处、疑虑或者抱怨,员工可以通过口头或书面形式向药物临床试验机构、人体研究伦理委员会或人体研究保护委员会匿名报告,为受试者建立一个安全、保密、可靠的沟通渠道。

5.12.2 除了人体研究伦理委员会可以暂停或终止人体研究外,药物临床试验机构或主要研究者根据对于受试者的风险评估或其他原因暂停或终止人体研究,以保障受试者的安全和获益,药物临床试验机构参与人体研究整个质控过程。

5.12.3 对违反医疗、药事等相关法律法规的研究,相关人员应立即向药物临床试验机构报告,经调查核实,停止该研究并根据相关法律法规采取必要的行动。

5.13 **赞助**:所有来自外部赞助者的人体研究方案均须经过人体研究伦理委员会及药物临床试验机构审查批准后方可实施。赞助协议包含以下内容:

5.13.1 如果受试者在研究期间受到伤害,且与研究药物直接相关或依照试验方案进行研究步骤的结果,赞助者须支付合理且必须的医疗费用。

5.13.2 有赞助者监控的研究,赞助者应向药物临床试验机构提交一份书面计划,说明如何报告研究结果,由于这些结果可能影响受试者的安全或者继续参与的意愿,影响研究的实施等,该书面计划必须说明如何将这些结果告知受试者。

5.13.3 赞助者需要明确定义研究者与赞助者在结果发表或公开时扮演的角色。

5.13.4 由赞助者转移给研究机构的责任及功能仅限协议里说明的项目。

6 **流程**:无。

7 **相关文件**

7.1 《赫尔辛基宣言》

7.2 《涉及人的生物医学研究伦理审查办法》

7.3 《药物临床试验伦理审查工作指导原则》

7.4 《中华人民共和国药品管理法》

7.5 《药品注册管理办法》

7.6 《执业医师法》

7.7 《药物临床试验质量管理规范(GCP)》

7.8 《纽伦堡法典》

7.9 《贝尔蒙特报告》

8 **使用表单**:无。

批准人: 签署日期:

审核人: 发布日期:

第二节 受试者权益保护制度

文件名称	受试者权益保护制度	文件编号	YY－KJ－×× ×
制定部门	×× ×	版本号	1.0
生效日期	20×× －×× －××	页数/总页数	×/××
修订日期	20×× －×× －××	有效期至	20×× －×× －××

1 **目的**:促进临床试验科学、规范地发展,增强公众对本院开展临床试验的信任和支持,确保临床试验中受试者的权益保护。

2 **范围**:药物临床试验、医疗器械临床试验、医学新技术临床应用观察以及其他涉及人体研究的科研项目。

3 **定义**:无。

4 **权责**

4.1 **人体研究伦理委员会(以下简称"伦理委员会")**:负责对临床试验项目的科学性和伦理合理性进行独立、称职和及时的审查,工作不受任何行政职能部门及专业的影响。所有临床试验必须获得伦理委员会审查批准后方可开展,过程中进行跟踪审查监管。

4.2 **人体研究保护委员会**:负责规范、督导及推动全院各项人体研究保护政策与执行方案;处理因人体研究保护质量缺失所引发的问题,建立受试者安全通报及检讨改善机制;人体研究保护相关事项咨询与建议及其他相关事项的讨论工作。

5 **内容**

5.1 为保护受试者,伦理委员会有权批准或不批准任意一项临床研究,对批准的临床研究进行跟踪审查,终止或暂停已批准的临床研究。

5.2 开展临床试验必须按照伦理委员会要求提交伦理审查,并接受伦理委员会的监管,在研究过程中做好受试者保护。

5.3 伦理委员会委员和研究者应遵守利益冲突管理规定,保证临床试验的客观公正性,具体依据《研究利益冲突政策》《人体研究保密和利益冲突管理制度》执行,并签署利益冲突声明。

5.4 伦理委员会和研究者应保护申办者的商业机密、受试者的隐私信息。

5.5 研究者、伦理委员会委员和相关管理人员均应参加 GCP 培训课程,确保在各自的工作中能胜任受试者的保护职责。

5.6 在临床试验设计和开展过程中,研究者应把受试者安全和权益保护放在首位。

5.7 药物临床试验机构和专业组应制定标准操作规程,解答受试者的问题和担心,介绍临床试验知识和他们的权利,解答他们的疑问,如有抱怨,可以向伦理委员会申诉。具体依据《受理受试者抱怨的 SOP》执行。

5.8 临床试验中研究者对受试者的医疗责任不容忽视,临床试验过程中应严密观察不良事件,特别是严重不良事件。研究过程中发生严重不良事件,应根据医院《医疗安全(不良)事件管理制度》进行上报。同时,研究者应积极采取救治措施,及时报告伦理委员会,并做好不良事件的跟踪随访。

5.9 双盲试验因救治受试者需要,研究者可决定紧急破盲;异常实验室检查值应加以处理和随访;出于对受试者安全的考虑,研究者有权不按照试验方案实施或终止该例受试者继续参加临床试验。

5.10 出现严重或持续违背受试者保护要求的,药物临床试验机构可以限制受试者参加临床试验。

6 流程:无。

7 相关文件

7.1 《研究利益冲突政策》

7.2 《人体研究保密和利益冲突管理制度》

7.3 《受理受试者抱怨的 SOP》

7.4 《医疗安全(不良)事件管理制度》

8 使用表单:无。

批准人: 　　　　　　　　签署日期:

审核人: 　　　　　　　　发布日期:

第三节 受试者保护管理办法

文件名称	受试者保护管理办法	文件编号	YY－KJ－×××
制定部门	×××	版本号	1.0
生效日期	20××－××－××	页数/总页数	×/××
修订日期	20××－××－××	有效期至	20××－××－××

1 **目的**:规范医院涉及临床研究项目的管理,促进医院科学研究与临床试验规范有序进行,尊重与保护受试者。

2 **范围**:所有符合"涉及人体的研究"的临床项目,包括各期药物临床试验、医疗器械临床试验、对人体有侵入性的临床研究项目等。

3 **定义**:人体受试者指在活的人体开展研究,通过对其执行进行干预或互动来收集数据或个人信息,这些活的个体就是人体受试者。

4 **权责**

4.1 **药物临床试验机构(以下简称"机构")**:负责各期药物临床试验以及医疗器械临床试验的管理,并严格按照本办法执行。

4.2 **科研科**:负责管理涉及人体的临床科研项目。

4.3 **医务处**:负责开展的临床新技术、新项目的管理。

4.4 **人体研究伦理委员会(以下简称"伦理委员会")**:负责审查和监督在医院开展的各类涉及人体的研究项目。

5 **内容**

5.1 开展涉及人体的临床研究,必须遵守国家卫生和健康委员会《涉及人体的生物医学研究伦理审查办法》、国家食品药品监督管理总局《药物临床试验质量管理规范》《医疗器械临床试验质量管理规范》等相关法律法规及《赫尔辛基宣言》等伦理规范,按照"尊重、受益、公平"的伦理准则开展研究,保护受试者的尊严、权益与安全。

5.2 涉及人体的纵向/横向项目在申报前须得到伦理委员会的批准,立项后应提交研究方案与知情同意书等材料供伦理委员会审查,获得批准后方可开展研究;研究过程中应按照伦理委员会的要求做好受试者保护,并接受伦理委员会的跟踪审查和监管,直到研究结束。

5.3 研究过程中发生严重不良事件时,研究者应积极采取救治措施,及时报告伦理委员会,并做好严重不良事件的记录和跟踪随访。

5.4 涉及人体的纵向/横向项目进行结题验收时,项目负责人应出具伦理委员会审查批准的证明,否则不通过验收结题。

5.5 机构办公室负责组织安排有关临床研究的GCP培训。参加临床研究的所有研究者与研究护士等相关人员必须参加机构办公室组织的GCP培训,获得培训证书,熟悉研究中受试者的要求,否则不得参加临床研究。

5.6 研究者应遵守伦理委员会利益冲突管理的规定,报告研究中存在的与科学研究相关的利益冲突,并接受伦理委员会的管理。

5.7 任何人员均有权利和义务向伦理委员会举报临床研究中存在的违规或者违背受试者保护要

求的行为。

5.8　研究人员发生违反受试者保护要求的行为或存在利益冲突不报告,视违规行为,情节严重或者反复发生,一经查实,监察审计部门将给予相应的处罚,并进行公开批评。必要时将限制申报新项目或将终止项目,并及时报告省级和国家相关主管部门。触犯国家法律的,移交司法机关处理。

6　流程:无。

7　相关文件

7.1　《涉及人体的生物医学研究伦理审查办法》

7.2　《药物临床试验质量管理规范》

7.3　《医疗器械临床试验质量管理规范》

7.4　《赫尔辛基宣言》

8　使用表单:无。

批准人:　　　　　　　　　　　　签署日期:

审核人:　　　　　　　　　　　　发布日期:

第四节　药物临床试验质量控制管理制度

文件名称	药物临床试验质量控制管理制度	文件编号	YY－KJ－×× ×
制定部门	×× ×	版本号	1.0
生效日期	20×× －×× －××	页数/总页数	×/××
修订日期	20×× －×× －××	有效期至	20×× －×× －××

1 **目的:**规范药物临床试验过程,保障受试者的合法权益和生命安全,确保试验记录和报告数据准确、完整可信。

2 **范围:**药物临床试验机构办公室及项目相关人员。

3 **定义:**质量控制(Quality Control, QC),在已建立的临床试验实施质量保证系统中,完成临床试验所有相关的技术工作和数据的处理,并需要有相关的执行确保质量控制的措施。

4 **权责**

　4.1 **药物临床试验机构:**设立质控员对临床试验全过程进行质量控制。

　4.2 **专业组质控员:**主要研究者指定质控员对药物临床试验的全过程实施质量控制与监督。

　4.3 **研究者:**负责临床试验的实施及受试者安全和权益。

5 **内容**

　5.1 本机构采取专业组、机构二级质量保证体系确保临床试验的质量及受试者的安全。

　5.2 药物临床试验机构为二级质量控制的负责部门,由机构安排相关人员负责,对承担的药物临床试验的重要环节,包括试验方案、知情同意、药物管理、原始记录、患者权益保障等实施进行核查。

　5.3 药物临床试验专业组为一级质量控制的负责单位,药物临床试验的主要研究者指定质控员,并对药物临床试验的全过程实施质量控制与监督。

　5.4 机构和专业组应有合格的研究人员、良好的试验设施、相应的管理制度和SOP确保临床试验顺利开展。

　5.5 **专业组质控:**专业组质控员应严格执行GCP及遵守国家有关法律法规,严格按试验方案进行质控,并保证有充分时间对临床试验全过程进行质控。

　　5.5.1 对临床试验全过程进行质控,掌握临床试验的进度和试验过程中发现的问题,及时向主要研究者和机构办公室报告,以便及时改进。

　　5.5.2 严格按照试验方案的要求对每一个病例的纳入标准、临床检验检查、临床用药等记录及疗效判定进行审查和核对,对发现的问题及时与研究人员取得联系并尽快解决。

　　5.5.3 审核知情同意书是否按相应的标准操作规程签署。

　　5.5.4 核对受试者的门诊或住院病历记录以确认研究者记录的原文件是真实、准确、完整的。核对原文件与CRF的一致性,确认CRF上的数据来源于原文件并与原文件一致。

　5.6 **机构质控:**根据临床试验的特点,机构办公室实行按项目全过程管理责任制。

　　5.6.1 试验开始前协助专业组负责人对研究者培训。

　　5.6.2 临床试验进行中负责不定期巡查项目进展情况,记录存在的主要问题,报告给主要研究者并协助解决。

5.6.3　核对药物管理员的药物发放、使用、登记是否符合规程,是否按试验方案进行,是否与病例报告表记录相符,检查药物管理员是否按 GCP 规范管理试验用药。

5.6.4　检查专业组主要研究者审核病例报告表,抽查病例报告表上的数据是否可溯源,是否真实。

5.6.5　与申办者保持联系,定期接受监察员的访视。

5.6.6　试验结束后对项目资料完整性和试验操作规范性进行全面检查。

5.7　药物临床试验机构办公室对试验的全过程进行质量监督,为每一项临床试验建立质量控制档案。

5.8　一项临床试验启动时,召开启动会,对所有临床试验参加人员进行培训,并对培训情况进行记录。

5.9　一项临床试验结束后,专业组质控员及时对 CRF 中的数据资料进行复核,确保统计分析结果真实可靠,总结报告如实反映临床试验结果。

5.10　试验过程中机构和专业组认真接受和配合有关部门和人员对临床试验的监察、稽查和视察,以确保临床试验质量。

5.11　试验应由有资质的临床医师、护士来实施,并需要经过《药物临床试验质量管理规范(GCP)》和其他相应培训并获得培训证书。

6　流程:无。

7　相关文件:无。

8　使用表单:无。

批准人:　　　　　　　　　　　　签署日期:

审核人:　　　　　　　　　　　　发布日期:

第五节　人体研究管理制度

文件名称	人体研究管理制度	文件编号	YY－KJ－×× ×
制定部门	×× ×	版本号	1.0
生效日期	20× × －× × －× ×	页数/总页数	× /× ×
修订日期	20× × －× × －× ×	有效期至	20× × －× × －× ×

1 **目的**:保证人体研究项目符合国内外法律法规,充分保障受试者的权益及安全。

2 **范围**:各项人体研究项目。

3 **定义**

  3.1 **人体研究**:在医疗卫生机构内开展的所有涉及人体的药物(含试验药物)和医疗器械临床试验及新技术的临床应用观察等。

  3.2 **研究者**:实施临床试验并对临床试验的质量及受试者安全和权益负责。研究者必须经过资格审核,具有临床试验的专长特长、资格和能力。

  3.3 **申办者**:发起一项临床试验,并对该试验的启动、管理、财务和监察负责的公司、机构或组织。

  3.4 **合同研究组织**:一种学术性或商业性的科学机构。申办者可委托其执行临床试验中的某些工作和任务,此种委托必须做出书面规定。

4 **权责**

  4.1 **药物临床试验机构**:负责各期药物临床试验以及医疗器械临床试验的管理。

  4.2 **科研科**:负责管理涉及人体研究的临床科研项目。

  4.3 **研究者**:严格按照《药物临床试验质量管理规范(GCP)》要求进行相关的人体研究,充分保障受试者的权益及安全。

  4.4 **人体研究伦理委员会(以下简称"伦理委员会")**:负责审查和监督已开展的各类涉及人体研究的临床科研项目。

5 **内容**

  5.1 **总则**

    5.1.1 人体研究需要遵守相关临床研究方面的法律法规、专业标准、伦理规范及医院管理规定。接受和配合有关单位及监督管理部门的管理,确保受试者的安全和试验的质量。

    5.1.2 人体研究范围包括药物临床试验、医疗器械临床试验、医学新技术临床应用观察及其他涉及人体研究的科研项目。

    5.1.3 保护人体研究受试对象不受任何机构、组织的影响,力求使受试者最大限度受益并尽可能避免伤害。

  5.2 **组织实施**

    5.2.1 凡涉及人体试验用药、器械等研究项目均需按照GCP管理基本原则和程序实施,研究者按照医院相关制度和SOP进行资质准入和培训。所有人体研究项目必须通过医院伦理委员会审查批准后方能执行,并进行跟踪审查。人体研究保护委员会、伦理委员会及知情同意书是保护受试者安全和权益的主要措施。

    5.2.2 受试者参加研究及在研究中的个人资料应予以保密。

5.2.3 各专业组具体负责本专业人体研究的设计、实施、管理和总结,并接受人体研究保护委员会、伦理委员会、机构、申办者、CRO 及上级有关部门的监督和检查。

5.2.4 研究者按照《知情同意书签署 SOP》要求签署知情同意书。

5.2.5 研究者应确保试验数据真实可靠,保证试验质量。研究者和质控员遵照《药物临床试验质量控制管理制度》的要求开展并监控研究项目。

5.2.6 与其他研究组织合作的人体研究项目,应在合同中明确医院、申办方和协作研究组织的责任、监管、冲突解决机制和质量保证。

5.2.7 试验用药物统一管理,药物管理员按照《试验用药物管理制度》进行接收、保存、发放、回收和销毁试验用药物。

5.2.8 试验过程中受试者如发生严重不良事件,研究者严格按照《严重不良事件处理和报告 SOP》进行处理和上报。

5.2.9 研究应确保有足够的赔偿保险能补偿因研究引起不良反应的受试者的治疗康复。受试者发生与试验相关的损害或死亡,根据该试验项目合同的补偿约定,由医院负责向责任方落实相应费用和补偿。

5.2.10 人体研究项目的实施要符合医院有害物质管理、医学设备管理、药物管理、消防安全、生物安全及其他安全管理要求,在各个方面接受医院的监控和评估。

5.2.11 医院设置人体研究保护委员会,办公室设在科研科。科研科、药物临床试验机构、伦理委员会各司其职,共同监管医院内人体研究项目的实施,确保研究安全。

5.2.12 年度内审核由项目归属部门和人体研究保护委员会与伦理委员会共同完成,要求有审核结果。项目周期不足一年的,需要完成中期审核。

5.2.13 人体研究项目稽查小组每季度对临床研究项目进行抽检,根据稽查结果,制定相应的改进措施,促进各类人体研究项目的持续改进,达到受试者保护应有的效果。

6 流程:无。

7 相关文件

7.1 《药物临床试验质量控制管理制度》

7.2 《试验用药物管理制度》

7.3 《严重不良事件处理和报告 SOP》

7.4 《知情同意书签署 SOP》

8 使用表单:无。

批准人: 签署日期:

审核人: 发布日期:

第六节　人体研究保密和利益冲突管理制度

文件名称	人体研究保密和利益冲突管理制度	文件编号	YY－KJ－××××
制定部门	×××	版本号	1.0
生效日期	20××－××－××	页数/总页数	×/××
修订日期	20××－××－××	有效期至	20××－××－××

1　目的

1.1　保证各项人体研究项目伦理审查的质量,充分保障受试者的权益和安全,促进人体研究科学、规范地发展,增强公众对人体研究的信任和支持。

1.2　旨在提供保密协议或利益冲突说明的格式,并明确相关人员的权责。

2　范围:各伦理委员会委员、独立顾问与临床研究项目伦理审查或咨询相关的所有活动,以及研究人员实施研究的活动。包括从事人体研究的人员(研究者、机构管理人员、伦理委员会、独立顾问)、受试者。

3　定义

3.1　**保密:** 防止将涉及所有权的信息或个人身份信息透露给无权知晓者。

3.2　**利益冲突:** 从事人体研究的人员公职上代表的公共利益与其自身或特定关系人具有的私人利益之间的冲突。

3.3　**特定关系人:** 从事人体研究人员的近亲属、拟制血亲、近姻亲以及其他共同利益关系的人。

　　3.3.1　近亲属:包括配偶、父母、子女、兄弟姐妹、祖父母、外祖父母、孙子女、外孙子女。

　　3.3.2　拟制血亲:包括养父母、养子女、继父母、继子女。

　　3.3.3　与临床试验申办方有聘雇关系。

3.4　**私人利益:** 包括经济利益及非经济利益。经济利益包括给从事人体研究的人员支付的额外费用等,非经济利益包括专业利益、个人声誉等。

4　权责

4.1　**人体研究伦理委员会办公室:** 负责每年对人体研究相关人员进行利益冲突的内容培训,并记录存档。

4.2　**药物临床试验机构:** 负责对机构行政人员和研究者的研究利益冲突进行日常监管,对违反研究利益冲突政策者以及科研学术道德失范者进行调查与处理。

5　内容

5.1　利益冲突回避

　　5.1.1　原则:从事人体研究的人员应当独立、公平、公正和及时、正确履行职责,不得借职务权力和机会为本人或特定关系人谋利益。对可能影响人体研究的行为,应主动回避,防止可能出现的利益冲突。

　　5.1.2　形式:分为自行申请回避和强制回避。

　　　　5.1.2.1　自行申请回避程序:在具体工作中,从事人体研究的人员应当主动申请回避。机构办公室秘书初步审核,机构办公室主任最终审核并及时做出是否回避的决定。

　　　　5.1.2.2　强制回避程序:机构办公室根据相关信息,发现从事人体研究的人员存在应回避而未回避的行为,应及时采取强制回避措施。强制回避可采取暂停该人员人体研究的相关工作,或制止可能发生利益冲突的行为。

5.1.3 实施。

5.1.3.1 伦理委员会负责告知需要回避的相关事宜以及强制回避相关事宜。

5.1.3.2 开展人体研究前,研究者、机构管理人员、伦理委员、独立顾问等均需要填写《利益冲突声明》和《研究经济利益声明》,提交备案。

5.1.4 培训:医院每年对人体研究相关人员进行利益冲突有关内容的培训,并记录存档。

5.1.5 监督举报机制:药物临床试验机构负责对机构行政人员和研究者的研究利益冲突进行日常监管,对违反研究利益冲突政策者及科研学术道德失范者进行调查与处理。

5.2 保密协议或利益冲突声明

5.2.1 伦理审查前,研究者需要签署保密协议或利益冲突声明,并提交伦理委员会审查。

5.2.2 机构管理人员、伦理委员、独立顾问也需要签署保密协议或利益冲突声明。

5.2.3 阅读内容及疑问解答:详细阅读文件内容,了解个人职责。如有不清楚的部分,可直接询问委员会秘书或主任委员。

5.2.4 签署同意:本人签署姓名及日期。

5.2.5 保密协议与利益冲突声明的文件保存于各委员会档案中,并将档案储存在带锁的文件柜中,由专人管理。

6 流程:无。

7 相关文件

7.1 《利益冲突声明》

7.2 《研究经济利益声明》

8 使用表单:无。

批准人: 　　　　　　　　　　签署日期:

审核人: 　　　　　　　　　　发布日期:

第七节 药物临床试验合同管理制度

文件名称	药物临床试验合同管理制度	文件编号	YY－KJ－×××
制定部门	×××	版本号	1.0
生效日期	20××－××－××	页数/总页数	×/××
修订日期	20××－××－××	有效期至	20××－××－××

1 **目的**:使用法律程序约束药物临床试验各方人员的职责,保护受试者的权益和安全,保证药物临床试验的质量。

2 **范围**:药物临床试验机构办公室和主要研究者(PI)。

3 **定义**:药物临床试验合同是由药物临床试验机构与申办方签字并注明日期的一种文件,陈述在临床试验中的责任、责任委派、财务及其分配、使用方面的协议。

4 **权责**

4.1 **主要研究者**:负责合同的审核、签字和执行。

4.2 **申办方**:负责按照合同模板填写和签署合同,监督合同履行的情况。

4.3 **药物临床试验机构(以下简称"机构")**:负责提供药物临床试验合同模板与组织合同的审核与签订。

5 **内容**

5.1 任何药物临床试验开始前必须签订书面合同。

5.2 临床试验研究合同是试验申办方与研究方,在平等、自愿、充分协商地基础上,根据《中华人民共和国合同法》《药品注册管理办法》及《药物临床试验质量管理规范(GCP)》的相关要求达成的具有法律效力的文件。医疗机构对承担的每项药物临床试验均应与申办方和(或)合同研究组织(CRO)签订合同,并由各方共同恪守。

5.3 正式签订合同前,主要研究者及机构办公室主任应与申办方和(或)CRO 讨论经费预算(包括常规与特殊检查费、试验观察费、机构管理费、机构质控费、药物管理费、受试者交通补贴等),并取得一致意见。

5.4 根据药物临床试验合同式样,与申办方拟订合同。合同中的内容应完整、明确、具体,并严格遵循 GCP 原则。在需要书写时,应用钢笔或碳素笔,字迹应清楚、工整、无错别字。

5.5 药物临床试验合同由相关专业负责人审核后送药物临床试验机构办公室,办公室主任负责审核,修改后由机构负责人审核、签字,并加盖医院公章。

5.6 与申办方法人或法定委托人签订合同,经双方代表签名(我方须由机构主任及专业组负责人共同签署)、盖章后方生效,合同原件一式四份,分别保存于申办方、CRO 公司、研究者和机构办公室。

5.7 机构秘书将双方均已签字、盖章的合同复印件一份送医院财务科存档备查。

5.8 财务科根据存档合同复印件及医院财务管理制度相关规定报销费用。

5.9 合同一旦生效,各方应严格按照合同条款履行各自的职责和义务,同时享有合同给予各自的各项权利。

5.10 不得单方面修改、涂抹或删除其中的内容。如有错误、遗漏必须修改补充时,应采取书面形式,在原双方留存的合同上改正、补充,并签字、加盖公章方可视为有效。需要废止合同时,应由双方共同协商确定。

5.11　合同中若有违约行为,违约双方应按照合同条款承担相应责任和义务。否则,将追究违约的过失、过错及违法犯罪行为的责任。

5.12　严禁违规操作,严禁签署虚假合同,违规者将被追究法律责任。

5.13　合同中其他未尽事宜或试验中出现不可预见的情况时,由双方协商解决。协商不成,则按照有关法律规定办理。

5.14　根据药物临床试验情况,如需申办方提供特殊医疗器械及其在研究完成后的处理等,应在合同中加以说明。

5.15　变更、解除合同的协议在未达成或未批准之前,原合同仍有效,仍应履行。

5.16　研究者或申办方的其他特殊要求,如技术转让、专利申请等,可以以合同附件的形式体现出来,附件与合同正本具有同等法律效力。

5.17　合同由机构办公室和研究者分别保存、管理,未经机构办公室主任批准,不得外借。

5.18　试验结束后 1 个月内合同与其他材料一起交机构档案资料室保存。应按 GCP 要求,将合同原件作为机构文件资料保存 5 年以上。

5.19　签订合同注意事项。

　　5.19.1　必须坚持“合同双方公正、平等”的原则。

　　5.19.2　申办方必须承担我国 GCP 第六章第四十三条所列职责。

　　　5.19.2.1　应为参加临床试验的受试者提供保险。

　　　5.19.2.2　对于发生与试验相关的损害或死亡的受试者承担治疗费用及相应的经济补偿。

　　　5.19.2.3　应向研究者提供法律上与经济上的担保(医疗事故所致者除外)。

6　流程:无。

7　相关文件

7.1　《中华人民共和国合同法》

7.2　《药品注册管理办法》

7.3　《药物临床试验质量管理规范》

8　使用表单:无。

批准人:　　　　　　　　　　　　签署日期:

审核人:　　　　　　　　　　　　发布日期:

第八节 临床研究伦理审查申请/报告指南

文件名称	临床研究伦理审查申请/报告指南	文件编号	YY - KJ - ×××
制定部门	×××	版本号	1.0
生效日期	20×× - ×× - ××	页数/总页数	×/××
修订日期	20×× - ×× - ××	有效期至	20×× - ×× - ××

1 **目的**:指导开展涉及人体研究项目的主要研究者、课题负责人递交伦理审查申请,以及研究过程中的跟踪审查申请、SAE 报告、修改方案申请等。

2 **范围**:开展的所有涉及人体的研究,应依据本指南递交伦理审查申请,包括本院及外单位开展的研究项目。

  2.1 **本院所有专业科室开展的项目**

   2.1.1 各期药物临床试验。

   2.1.2 医疗器械临床试验。

   2.1.3 涉及人体的临床科研项目(包括涉及标本和病历资料的研究)。

   2.1.4 医学新技术或者医疗新产品在人体上进行临床研究的项目。

  2.2 **外单位研究者利用本院资源、数据或标本开展的研究**

3 **定义**:无。

4 **权责**

  4.1 **人体研究伦理委员会**(以下简称"伦理委员会"):负责对临床研究项目的科学性、伦理合理性进行审查,确保受试者的尊严、安全和权益得到保护。

  4.2 **申请者**:负责及时向伦理委员会递交各种申请。

5 **内容**

  5.1 **伦理审查申请/报告的类别**

   5.1.1 初始审查:首次向伦理委员会提交的审查申请。符合上述范围的研究项目,应在研究开始前提交伦理审查申请,经批准后方可实施。

   5.1.2 跟踪审查。

    5.1.2.1 修正案审查申请:研究过程中若变更主要研究者,对临床研究方案、知情同意书、招募材料等的任何修改,应向伦理委员会提交修正案审查申请,经批准后执行。为避免研究对受试者的即刻危险,研究者可在伦理委员会批准前修改研究方案,事后应将修改研究方案的情况及原因,以"修正案审查申请"的方式及时提交伦理委员会审查。

    5.1.2.2 年度或定期跟踪审查报告:应按照伦理审查批件或者意见规定的年度或定期跟踪审查频率,在截止日期前 1 个月提交研究进展报告。申办者应当向组长单位伦理委员会提交各中心研究进展的汇总报告,当出现任何可能显著影响研究进行或增加受试者危险的情况时,应以"研究进展报告"的方式及时报告伦理委员会。如果伦理审查批件有效期到期,需要申请延长批件有效期,应通过"研究进展报告"申请。

5.1.2.3　严重不良事件报告:临床研究过程中发生须住院治疗、延长住院时间、伤残、影响工作能力、危及生命或死亡、导致先天畸形等严重不良事件,应及时向伦理委员会报告。

5.1.2.4　违背方案报告:需要报告的违背方案情况包括以下几种。

5.1.2.4.1　重大违背方案:研究纳入了不符合纳入标准或不符合排除标准的受试者,符合中止试验规定而未让受试者退出研究,给予错误治疗或剂量,给予方案禁止的合并用药等没有遵从方案开展研究的情况。或可能对受试者的权益或健康以及研究的科学性造成显著影响等违背 GCP 原则的情况。

5.1.2.4.2　持续违背方案,或研究者不配合监察/稽查,或对违规事件不予以纠正。凡是发生上述研究者违背 GCP 原则,没有遵从方案开展研究,可能对受试者的权益、健康以及研究的科学性造成显著影响的情况,研究者、申办者或监察员应提交违背方案报告。

5.1.2.4.3　为避免研究对受试者的即刻危险,研究者可在伦理委员会批准前偏离研究方案,事后应以"违背方案报告"的方式,向伦理委员会报告任何偏离已批准方案之处并做解释。

5.1.2.5　暂停或终止研究报告:研究者、申办者暂停或提前终止临床研究,应及时向伦理委员提交暂停/终止研究报告。

5.1.2.6　研究结题报告:完成临床研究,应及时向伦理委员会提交结题报告。

5.1.3　复审:上述初始审查和跟踪审查后,按伦理审查意见做必要的修正后同意、修正后重审,对方案进行修改后,应以"复审申请"的方式再次送审,经伦理委员会批准后方可实施。如果对伦理审查意见有不同的看法,可以"复审申请"的方式申诉不同意见,请伦理委员会重新考虑决定。

5.2　提交伦理审查的流程

5.2.1　送审。

5.2.1.1　送审者:研究项目的送审者一般为主要研究者或课题项目负责人,新药和医疗器械临床试验的申办者一般负责准备送审材料,多中心临床试验的研究进展报告由申办者负责送审,研究生课题的送审应由其导师或指导老师共同签署。

5.2.1.2　送审时间:研究者可以在研究方案等文件定稿后随时提交申请,不同研究类别具体要求有以下几种。

5.2.1.2.1　药物临床试验、医疗器械临床试验应在药物临床试验机构同意立项后再递交伦理审查。

5.2.1.2.2　涉及人体的纵向课题应在获得科研资助部门立项批复后递交伦理审查,横向课题在科研部同意立项后递交伦理审查。

5.2.1.3　提交送审文件。

5.2.1.3.1　准备送审文件:根据临床研究伦理审查"送审文件清单"准备送审文件,方案和知情同意书注明版本号和版本日期。

5.2.1.3.2　填写申请/报告的表格:根据伦理审查申请/报告的类别,填写相应的申请(初始审查申请、修正案审查申请、复审申请等)或者报告(年度或定期跟踪审查报告、严重不良事件报告、违背方案报告、暂停或终止研究报告、结题报告等)。

5.2.1.3.3　提交:可以首先提交 1 套送审文件,通过形式审查后,准备书面送审材料 13 份以及电子文件 1 份,送至伦理委员会办公室。

5.2.2 领取通知。

5.2.2.1 受理:送审文件的完整和要素通过形式审查,秘书受理,并告知预定审查日期。

5.2.2.2 补充/修改送审材料:伦理委员会受理后,如果认为送审文件不完整,文件要素有缺陷,须告知缺陷文件、缺陷的要素,以及最近审查会议前的送审截止日期。

5.2.3 接受审查的准备。

5.2.3.1 会议时间:具体时间会前秘书电话通知主要研究者和委员。

5.2.3.2 会议地点:具体地点会前秘书电话通知主要研究者和委员。

5.2.3.3 准备向会议报告:需要到会报告者(原则上要求主要研究者),准备 PPT(时间 10 分钟),提前 15 分钟到达会场。

5.3 伦理审查的时间

5.3.1 伦理委员会根据具体项目确定会议审查时间。具体会议时间安排会提前在相关工作群公布。伦理委员会办公室受理送审文件后,一般需要 1 周时间进行处理,请在会议审查 2 周前提交送审文件。

5.3.2 研究过程中出现重大或严重问题,危及受试者安全时,或者发生其他需要伦理委员会召开会议进行紧急审查和决定的情况,伦理委员会将召开紧急会议进行审查。

5.4 审查决定的传达

5.4.1 伦理委员会办公室在做出伦理审查决定后 5 个工作日内,以"伦理审查批件"或"伦理审查意见"的书面方式传达审查决定。申请人也可进行电话查询。

5.4.2 如果审查意见为肯定性决定(同意继续研究,或不需要采取进一步的措施),并且审查类别属于严重不良事件审查,违背方案审查,暂停/终止研究审查,研究完成结题审查,以及上述审查类别审查后的复审,伦理委员会的决定可以不传达。申请人在伦理委员会受理送审材料后一个半月内没有收到伦理委员会的审查意见,视作伦理审查意见为"同意"或"不需要采取进一步措施"。

5.4.3 对伦理审查决定有不同意见,可以向伦理委员会提交复审申请,与伦理委员会委员和办公室沟通交流,还可以向医院质量管理部门申诉。

5.5 伦理审查的费用:伦理审查费归医院财务科统一管理。

5.5.1 一般药物、医疗器械临床试验项目、国际多中心药物及医疗器械临床试验项目收取会议审查费用 5500~6000 元/项(含税)。

5.5.2 各级各类科研项目审查暂不收取审查费用。

5.5.3 审查费用用于递交伦理审查时缴纳至医院财务科。包括户名、账号、开户行、备注(请务必注明款项用途)。

5.6 免除审查:研究者不能自行做出"免除伦理审查"的判断,应向医院伦理委员会提交免除审查申请。同时,伦理委员会保留对符合免除审查条件的研究项目实施审查的权利。符合以下情况的研究项目可以适用免除审查。

5.6.1 不能同时满足"研究"和"人体受试者"法规定义的最低限度的研究项目。

5.6.2 以下类型的研究项目:

5.6.2.1 在正常的教育、培训环境下开展的研究,如对常规和特殊教学方法的研究,关于教学方法、课程或课堂管理的效果研究,或对不同的教学方法、课程或课堂管理进行对比研究。

5.6.2.2　涉及教育、培训测试(认知、判断、态度、成效)、访谈调查或公共行为观察的研究。

　　5.6.2.2.1　以下情况不能免除审查:

　　　　5.6.2.2.1.1　以直接或通过标识符的方式记录受试者信息。

　　　　5.6.2.2.1.2　在研究以外公开受试者信息可能会让受试者承担刑事或民事责任的风险,或损害受试者的经济、就业或名誉。

　　　　5.6.2.2.1.3　上述不能免除审查的情况,如果受试者为政府官员或政府官员候选人,或者国家有关法规要求在研究过程中及研究后对私人信息必须保密的情况,则可以免除审查。

　　5.6.2.2.2　"涉及访谈调查、公共行为观察的研究"的免除审查一般不适用于儿童与未成年人,除非研究者不参与被观察的公共行为。

5.6.2.3　对于既往存档的数据、文件、记录、病理标本或诊断标本的收集或研究,并且这些资源是公共资源,或者是以研究者无法联系受试者的方式(直接联系或通过标识符)记录信息的。

5.6.2.4　食品口味和质量评价以及消费者接受性研究。

　　5.6.2.4.1　研究用健康食品不含添加剂。

　　5.6.2.4.2　研究用食品所含食品添加剂在安全范围,且不超过国家有关部门标准,或化学农药、环境污染物含量不超出国家有关部门的安全范围。

5.6.3　关于特殊受试人群免除审查的规定:免除审查不适用于涉及孕妇、胎儿、新生儿、试管婴儿、精神障碍人员和服刑劳教人员的研究。

5.6.4　此外,质量改进活动、病例报告、项目评估和调查等活动可以免除审查。

5.7　免除知情同意:符合以下两种情况的研究项目可以适用免除知情同意。研究者不能自行做出"免除知情同意"的判断,由本伦理委员会审查确认。

5.7.1　利用以往临床诊疗中获得的医疗记录和生物标本的研究,并且符合以下全部条件,可以申请免除知情同意。

　　5.7.1.1　研究目的是重要的。

　　5.7.1.2　研究对受试者的风险不大于最小风险。

　　5.7.1.3　免除知情同意不会对受试者的权利和健康产生不利的影响。

　　5.7.1.4　受试者的隐私和个人身份信息得到保护。

　　5.7.1.5　若规定须获取知情同意,研究将无法进行(受试者拒绝或不同意参加研究,不是研究无法实施、免除知情同意的理由)。

　　5.7.1.6　应尽可能在研究后向受试者提供适当的有关信息。若受试者事前已明确拒绝在将来的研究中使用其医疗记录和标本,则该受试者的医疗记录和标本只有在公共卫生紧急情况需要时才可被使用。

5.7.2　利用以往研究中获得的医疗记录和生物标本的研究(研究病历或生物标本的二次利用),并且符合以下全部条件,可以申请免除知情同意。

　　5.7.2.1　以往研究已获得受试者的书面同意,允许其他的研究项目使用其病历或标本。

　　5.7.2.2　本次研究符合原知情同意的许可条件。

　　5.7.2.3　受试者的隐私和身份信息的保密得到保证。

5.8　免除知情同意书签字:符合以下两种情况的研究项目可以适用免除知情同意书签字。研究者不能自行做出"免除知情同意书签字"的判断,应由本伦理委员会审查确认。

5.8.1 当签字的知情同意书会对受试者的隐私构成不正当的威胁,联系受试者真实身份和研究的唯一记录是知情同意文件,并且主要风险来自于受试者身份或个人隐私的泄露。在这种情况下,应该遵循每一位受试者本人的意愿是否签署书面知情同意文件。

5.8.2 研究对受试者的风险不大于最小风险,并且如果脱离研究背景,相同情况下的行为或程序不要求签署书面知情同意。例如,访谈研究、邮件或电话调查。对于批准免除签署书面知情同意文件的研究项目,伦理委员会可以要求研究者向受试者提供书面告知信息。

5.9 研究人员的培训要求

5.9.1 所有临床研究者与研究护士均应参加 GCP 培训,并取得合格证书(每 3 年更新),否则不得参加涉及人体研究的临床试验。

5.9.2 所有临床研究者与研究协助人员除了需要 GCP 培训外,还得接受受试者保护的培训、利益冲突政策的培训,以及临床研究方案与实施操作的培训。

5.9.3 所有临床研究者与研究护士均应熟悉并遵守科研科、伦理委员会、机构制定的相关管理办法及指南。

5.10 研究者符合伦理地开展临床研究的主要措施:在开展涉及人体研究的过程中受试者的安全与权益是不容忽视的,受试者的安全与权益超过科学与社会利益的考虑。

5.10.1 研究方案的设计应符合科学性与伦理合理性。研究方案应满足科学原则以及临床公认的诊疗原则,并符合受试者保护的相关要求;研究者应对研究涉及风险进行评估,并采取措施将试验风险降到最低化;研究者还应评估确定研究对受试者的风险相对于研究对受试者和社会的预期是否合理。

5.10.2 新药以及新医疗器械临床试验方案应根据试验风险大小、试验规模、目标疾病的危险程度等制订数据安全监察计划。主要研究者应定期回顾安全性数据,接受监察员的数据安全监察,必要时要求申办方成立独立的数据安全监察委员会对试验实施过程中的累积安全性与有效性数据进行监察。

5.10.3 临床研究的开展必须首先获得受试者的知情同意方能开展,如果涉及儿童、精神或认知障碍、孕妇等弱势群体,研究者应评估研究对受试者可能造成的影响和风险,并根据相关法规指南提供相应的保护措施。如获得法定代理人的同意,必要时同时获得受试者本人的认可,免除知情同意签字应该获得伦理委员会的事先批准。

5.10.4 以公平公正的方式招募受试者,向受试者告知研究信息让受试者自愿选择是否参加研究,不得对受试者施加各种强制或不正当影响。研究过程中受试者可自主选择退出研究。

5.10.5 研究过程中应注意保护好受试者的隐私信息以及可识别受试者身份的数据。针对不同信息类型,采取不同的保密措施,如限制接触研究原始文件的人员,不在公开场合谈论受试者信息,发表论文、学术交流应隐去能识别身份的信息。

5.10.6 临床研究过程中对受试者的医疗责任不容忽视,严密观察与处理不良事件与严重不良事件;双盲试验因救治受试者需要,应紧急破盲;异常实验室检查应加以处理和随访;研究过程中发现的其他需要治疗的疾病应告知受试者;向受试者告知出于对受试者安全的考虑,研究者有权不按照试验方案实施或终止该例受试者继续参加临床试验。

5.10.7 遵守利益冲突政策,对于存在利益冲突的研究项目,应主动向伦理委员会声明,并接受相关限制和管理。

5.10.7.1 在新项目申请伦理审查时,应评估参与研究设计、实施以研究结果分析的研究人员是否与研究项目存在利益冲突,并主动向伦理委员会声明。

5.10.7.2 研究过程中出现新的显著利益冲突(原来不存在利益冲突,研究过程中新出现的明显利益冲突,或变更研究人员存在的利益冲突等),应在获知后 30 日内报告伦理委员会。

5.10.7.3 研究过程中提交《跟踪审查申请表》时定期向伦理委员会报告利益冲突,至少一年一次。

5.10.8 研究者应耐心解答受试者有关研究的问题和担心,介绍临床试验知识以及他们的权利。

5.10.9 所有涉及人体研究项目(含科研项目及论文发表)必须在项目实施前向医院伦理委员会提交伦理审查申请,经伦理委员会批准后方可进行项目研究。研究项目开展后提交伦理审查申请的,伦理委员会将不予受理。

6 流程:无。

7 相关文件

7.1 《药物临床试验质量管理规范》

7.2 《医疗器械临床试验质量管理规范》

7.3 《药物临床试验伦理审查工作指导原则》

7.4 《涉及人体的生物医学研究伦理审查办法》

7.5 《中医药临床研究伦理审查管理规范》

7.6 《赫尔辛基宣言》

8 使用表单:无。

批准人: 签署日期:

审核人: 发布日期:

第九节　临床试验保密制度

文件名称	临床试验保密制度	文件编号	YY – KJ – ×××
制定部门	×××	版本号	1.0
生效日期	20××–××–××	页数/总页数	×/××
修订日期	20××–××–××	有效期至	20××–××–××

1　**目的**:建立临床试验保密制度,确保临床试验的保密性。

2　**范围**:所有临床试验。

3　**定义**:无。

4　**权责**

 4.1　**主要研究者**:负责监督及管理研究组内成员对于保密信息范畴内的资料、数据及其他信息的保密情况。

 4.2　**研究者**:负责保密受试者所有信息,接受主要研究者管理。

 4.3　**资料管理员**:负责管理储存纸质数据的资料柜,管理及操作储存电子数据的计算机,协助借阅者填写借阅登记表并向申办方和机构办公室提出借阅申请。

 4.4　**药物临床试验机构办公室**:负责项目档案管理,参照《文件管理制度》执行资料借阅、查阅等。

5　**内容**

 5.1　申办方或CRO向研究者提供的全部研究信息,包括研究者手册、试验方案、病例报告表、受试者个人资料、知情同意书,以及在本临床试验中生成的任何研究数据、记录或其他信息,统称保密信息。保密信息为申办方的专有财产,参加临床试验研究者、机构工作人员、监察员以及临床研究协调员等均有责任和义务对全部药物研究信息保密。

 5.2　研究者必须保证维护临床试验受试者的隐私。在所有提交申办方的文件资料中,只能以受试者代码及姓名缩写来确定临床试验受试者的身份,而不能注明受试者的全名。研究者必须妥善保管有关临床试验受试者的姓名、地址和相对应的入组表,这些入组表由研究者严格保密保存。如公开发表试验结果,应对受试者的身份保密。

 5.3　研究者应对申办方或者CRO提供的全部药物研究信息严格保密,同时也要求其他试验参与人员和人体研究伦理委员会采取同样的保密措施,未经申办方书面许可不得泄露给任何第三方或自用。

 5.4　主要研究者应对有可能接触的药物、技术信息和(或)试验数据及结果的人员加强安全及信息保密管理,不得泄露任何资料或信息,更不得自用。

 5.5　研究者为本试验之目的交付的药物及信息均为申办方的财产,研究者必须在研究协议结束(包括提前终止)后一周内向申办方返还有关药物及全部资料信息。

 5.6　**数据的保密管理**

  5.6.1　数据包括临床试验的所有数据。

  5.6.2　临床试验数据按项目管理。

  5.6.3　数据包括书面和电子版两种形式。

5.6.4　电子版数据必须由专用计算机储存,设定开机密码。专用计算机由资料管理员专人操作和管理。

5.6.5　书面数据必须专柜保存,并加锁。钥匙由资料管理员保管。

5.6.6　需要调阅电子版资料或查阅书面资料的人员,要得到申办方和机构办公室主任的批准。

6　流程:无。

7　相关文件

7.1　《药物临床试验质量管理规范》

7.2　《文件管理制度》

8　使用表单:无。

批准人:　　　　　　　　　　　签署日期:

审核人:　　　　　　　　　　　发布日期:

第十节　临床试验知情同意管理制度

文件名称	临床试验知情同意管理制度	文件编号	YY－KJ－××
制定部门	×××	版本号	1.0
生效日期	20××－××－××	页数/总页数	×/××
修订日期	20××－××－××	有效期至	20××－××－××

1　**目的:**规范临床试验知情同意内容和签署流程,保护受试者的权益并保障其安全。

2　**范围:**批准开展的临床试验项目知情同意的管理。

3　**定义**

　3.1　**知情同意:**向受试者告知一项试验的各方面情况后,受试者自愿确认并同意参加该项临床试验的过程,必须以签名和注明日期的知情同意书作为文件证明。

　3.2　**知情同意书:**每位受试者表示自愿参加某一试验的文件证明。研究者必须向受试者说明试验性质、试验目的、可能的受益和风险、可供选用的其他治疗方法,以及符合《赫尔辛基宣言》规定的受试者权利和义务等,使受试者充分了解后表达其同意。

4　**权责**

　4.1　**质量控制员:**按照质量控制管理制度对知情同意书的签署情况进行质量控制。

　4.2　**研究者:**必须向受试者说明试验性质、试验目的、可能的受益和风险,使受试者充分了解后自愿确认其同意参加该项临床试验,并以签名和注明日期的知情同意书作为文件证明。

　4.3　**受试者:**在充分了解该试验性质、试验目的、可能的受益和风险后,有充足的时间考虑,自愿确认其同意参加该项临床试验,并以签名和注明日期的知情同意书作为文件证明。

　4.4　**人体研究伦理委员会(以下简称"伦理委员会"):**研究开始前,伦理委员会将对知情同意书与研究方案等一起进行审查、指导和批准。在研究过程中,如果有任何针对受试者的书面资料和知情同意书进行的修改,必须征得伦理委员会的批准,并再次取得受试者的知情同意。

5　**内容**

　5.1　**知情同意书内容**

　　5.1.1　知情同意书由"知情告知"和"同意签字"两部分构成。

　　5.1.2　"知情告知"部分包含以下内容:

　　5.1.2.1　研究背景和目的。

　　5.1.2.2　具体程序和流程。

　　5.1.2.3　如果参加本研究,受试者需要被告知具体事项,包括可能被分配到试验的不同组别,预期参加研究的持续时间、随访次数、给予的治疗方案、检查操作及需要受试者配合的事项。

　　5.1.2.4　参加本研究可能让产生的益处,包括药物免费、检查项目免费、发放交通补偿费等。

　　5.1.2.5　参加本研究可能发生的不良反应及风险。

　　5.1.2.6　替代方案。

　　5.1.2.7　出现研究相关损害时,提供的赔偿或医学救治。

　　5.1.2.8　个人资料保密问题。

5.1.2.9 自愿参与研究的原则,在试验的任何阶段均有随时退出研究并且不会受到歧视或报复,其医疗待遇与权益不受影响的权利。研究方案和知情同意书已经通过本院伦理委员会审查并获得批准。

5.1.2.10 开展本临床研究的项目组联系人及联系方式、伦理咨询和投诉的联系方式等,以确保随时回答受试者提出的疑问或响应受试者的要求。

5.1.3 "同意签字"部分需要包括以下内容:

5.1.3.1 受试者声明已经阅读了有关研究资料,所有疑问都得到满意的答复,完全理解有关医学研究的资料以及该研究可能产生的风险和受益。

5.1.3.2 确认已有充足的时间进行考虑。

5.1.3.3 知晓参加研究是自愿的,有权在任何时候退出本研究,而不会受到歧视或报复,医疗待遇与权益不会受到影响。

5.1.3.4 同意伦理委员会或申办者查阅研究资料,表示自愿参加研究。

5.2 知情同意书批准

5.2.1 研究开始前,知情同意书应与研究方案等一起提交给伦理委员会进行审查、指导和批准。

5.2.2 在研究过程中,任何针对受试者的书面资料和知情同意书进行的修改,都必须征得伦理委员会的批准,并再次取得受试者的知情同意。

5.3 知情同意书严格按照《受试者知情同意书签署 SOP》进行签署。

5.4 **知情同意书保存:**知情同意书应一式两份,一份提供给受试者或其法定代理人保留,一份放入研究病历保存。

5.5 **知情同意书监管:**质量控制员按照质量控制管理制度对知情同意书的签署情况进行质量控制。

6 **流程:**无。

7 **相关文件**

7.1 《赫尔辛基宣言》

7.2 《受试者知情同意书签署 SOP》

8 **使用表单:**无。

批准人: 签署日期:

审核人: 发布日期:

第十一节　受试者招募指导制度

文件名称	受试者招募指导制度	文件编号	YY－KJ－××××
制定部门	×××	版本号	1.0
生效日期	20××－××－××	页数/总页数	×/××
修订日期	20××－××－××	有效期至	20××－××－××

1　**目的:**进一步规范人体研究伦理委员会的伦理审查工作,保证受试者尊严、安全和权益,促进临床试验科学、健康地发展,增强公众对临床试验的信任和支持。

2　**范围:**所有临床试验受试者、研究人员、药物临床试验机构、人体研究伦理委员会。

3　**定义:**无。

4　**权责**

4.1　**人体研究伦理委员会(以下简称"伦理委员会"):**负责审查提供给受试者的所有报酬、补偿和医疗服务。

4.2　**研究医师:**负责临床医疗过程中确定受试者是否符合研究纳入标准,告知受试者试验方案等相关内容,答疑受试者的相关疑问,征求受试者意见(是否参加研究),签署知情同意书。

5　**内容**

5.1　**受试人群的选择:**参加研究在有些情况下对受试者而言是风险和负担,有些情况下可能是受益,无论是哪种情况,均应该在目标疾病人群公平分配。选择受试人群应考虑公平和代表性两大原则。

5.1.1　**公平:**对所有受试者、部分群体和等级,其负担均不应超过其参加研究公平承担的负担。同样,任何人群都不应被剥夺其公平地获得研究利益,包括参加研究的直接受益,以及受益于研究所产生的新知识。受试者选择是否公平需要考虑以下几点:

5.1.1.1　研究目的是否能证明研究目标人群选择的正当性。

5.1.1.2　开展研究的环境是否构成不公平因素。

5.1.1.3　研究的受益和负担是否在目标疾病人群中公平分配。

5.1.1.4　纳入或排除标准是否合适。

5.1.1.5　招募和纳入受试者的程序是否合适。

5.1.1.6　目标人群是否易于受到强制或不正当影响。

5.1.1.7　补偿费用是否构成劝诱。避免贫苦人群更容易受到小额报酬的引诱而参加研究。

5.1.2　**代表性:**研究人群应该包括男性、女性、少数民族和各年龄人群,使其与目标疾病的人群分布比例保持一致。

5.2　**招募方式:**包括从临床医疗过程中直接招募、公开招募等。招募方式必须考虑"尊重隐私与自愿参加"的原则,不可夸大研究的潜在受益,也不可低估研究的预期风险,避免强迫和不正当影响,不得向招募受试者支付"受试者招募费"以及各种形式的招募奖金。

5.2.1　**从临床医疗过程中直接招募:**通常有两种情况,一种是患者的主治医师同时又是研究者,当他确定患者符合研究纳入标准,征求患者意见是否参加研究。另一种是患者的主治医师不是研究者,当他确定患者符合研究纳入标准,征求患者意见(是否与研究者联系),再由研究者开展后续的研究程序。应特别关注研究的风险受益以及强制和不正当影响的因素,特别是患有终末期疾病的住院患者。

5.2.2 公开招募:一般而言,以公开的方式邀请受试者参加临床研究(如广告、海报、传单、视听材料等),可以将强迫性或不正当影响的可能性降到最低,并遵守《中华人民共和国广告法》的相关要求,招募受试者的材料(如广告、海报、传单、视听材料等)须提交伦理委员会审查。

5.2.2.1 招募材料提供的信息应该限于受试者确定其适应性及参加研究所必须了解的信息。包括研究机构名称、研究者姓名、研究地点、研究目的、研究概况、主要纳入标准和排除标准、参加研究的预期受益、占用受试者的时间、受试者的配合事项、联系人和联系电话。

5.2.2.2 招募材料应当避免不正当影响或强制性的措辞,包括如下:

5.2.2.2.1 宣称或暗示试验药品安全、有效或可治愈疾病。

5.2.2.2.2 宣称或暗示试验药品优于或等于目前上市药品的治疗效果。

5.2.2.2.3 宣称或暗示受试者将接受新治疗,而未提及该研究的试验性质。

5.2.2.2.4 强调受试者可获得免费医疗或费用补助,用黑体字等方式说明补偿费用。

5.2.2.2.5 强调临床试验已经获得药监局、主管部门或人体研究伦理委员会批准。

5.2.2.2.6 使用"名额有限""即将截止"或"立即联系"等文字。

5.2.2.2.7 使用包含强制、引诱或鼓励性质的图表、图片或符号。

5.3 对受试者的激励补偿:对受试者参加研究的激励补偿应该考虑合理补偿、避免过度劝诱。提供给受试者的所有报酬、补偿和医疗服务都必须得到人体研究伦理委员会的审查批准。

5.3.1 可接受的补偿:向参加研究的受试者提供适当的激励和补偿,有利于招募受试者。

5.3.1.1 与参加研究有关的交通和其他开支,包括收入损失。

5.3.1.2 没有从研究直接受益的受试者,由于参加研究带来的不便和花费的时间可被付报酬或得到其他补偿。

5.3.1.3 出于研究目的,而非常规医疗所必需的理化检查和治疗,一般被认为是免费的。

5.3.2 不可接受的补偿:给受试者的报酬金额、提供的医疗服务等均会诱导使受试者不根据自己的理性判断是否参加研究。评估是否构成利诱,应考虑受试者的经济状况、医疗条件、文化背景、价值观等,以确定是否构成不正当影响。

5.3.2.1 补偿或实物的报酬过大,提供的医疗服务过多,诱导其承担过度的风险,或不是根据自己的理性判断而自愿参加。

5.3.2.2 削弱一个人自由选择能力的报酬或奖励。

5.3.2.3 不提供直接受益前景的研究,应该谨慎地避免过度的物质利诱。

5.3.3 对无行为能力者的监护人:无行为能力的人容易被其监护人为经济获利而利用。代表无行为能力者的监护人被要求给予其参加研究的许可,监护人除了陪同参加研究的交通费用和有关开支外不应得到其他补偿。

5.3.4 补偿数量与支付方式。

5.3.4.1 补偿数量、补偿方式与时间对受试者不构成强制和不正当影响。

5.3.4.2 补偿费用的支付按照参加研究时间以及完成的研究任务进行支付,不将完成研究与支付补偿进行挂钩。

5.3.4.2.1 受试者因与研究有关的原因(如药品不良反应、健康原因)退出研究,可作为完成全部研究而获得报酬或补偿。

5.3.4.2.2 受试者因其他理由退出研究,应按参加研究工作量的比例而获得报酬。

5.3.4.2.3 因受试者故意不依从而必须从研究中淘汰,研究者有权扣除其部分或全部报酬。

5.3.4.3 一定数量完成研究的激励费用是合理的,但不得过多,以致影响受试者退出研究的意愿。

5.3.4.4 补偿费用与支付补偿的方式应在知情同意书中告知。

6 流程:无。

7 相关文件

《中华人民共和国广告法》

8 使用表单:无。

批准人: 签署日期:

审核人: 发布日期:

第十二节 人体研究受试者保护体系规定

文件名称	人体研究受试者保护体系规定	文件编号	YY－KJ－×××
制定部门	×××	版本号	1.0
生效日期	20××－××－××	页数/总页数	×/××
修订日期	20××－××－××	有效期至	20××－××－××

1 **目的**:保护人体研究受试者,促进科学研究健康有序发展。

2 **范围**:所有涉及人体的研究。如各期药物临床试验、医疗器械临床试验、对人体有侵入性的临床研究项目等。

3 **定义**:无。

4 **权责**

4.1 **主管院长**:负责人体研究受试者保护体系工作,内容包括负责管理医院受试者保护体系,提供必要的资源、协调与支持;负责审核批准伦理相关的制度规范;定期监督评价受试者保护体系的执行情况、质量、效果和效率,促进受试者保护体系质量的持续改进。

4.2 **人体研究保护委员会**:负责临床研究受试者保护体系的运行管理与协调。负责受试者保护体系的构建与总体方针的确定,审核受试者保护相关制度规范,协调沟通受试者保护体系各部门之间的工作,接待有关受试者保护的咨询、抱怨与建议,促进受试者保护体系的运行与持续质量改进。

4.3 **人体研究伦理委员会(以下简称"伦理委员会")**:负责对所有"涉及人体的研究"进行独立的伦理审查与监管,伦理审查包括科学性与伦理性两个方面。

4.4 **药物临床试验机构**:负责涉及人体的纵向/横向课题、药物和医疗器械临床试验的职能管理部门。负责确保所有涉及人体的研究接受伦理委员会的全过程审查;负责建立相应的机制保障参加研究受试者的安全,保证研究安全;负责组织针对研究者的受试者保护培训;定期开展受试者及社区教育,介绍临床试验相关信息,促进受试者及社区对研究的理解与支持。

5 **内容**

5.1 **本院开展生物医学研究的使命**:达到科学和伦理的最高标准,对受试者的尊严、权利、安全和福利提供保证。

5.2 没有获得伦理委员会的批准不得开展研究。对批准的研究进行过程跟踪审查,直至研究结束,包括但不限于:修改方案应获得伦理委员会批准;发生严重不良事件应及时报告伦理委员会;发生违背方案与违反受试者保护的行为,应及时报告伦理委员会;对研究过程实施现场访视,观察知情同意过程;对于不符合受试者保护要求的研究,可以终止或暂停已经批准的研究;负责确定哪些项目可以免除审查;负责对研究者和伦理委员会的利益冲突进行管理。伦理委员会有权不批准不科学或不道德的研究。

5.3 医院国家药物临床试验机构负责对研究中涉及机构或机构管理人员的利益冲突进行监督管理,并对临床研究中涉及个人及机构的利益冲突进行审查与管理。伦理委员会、药物临床试验机构协同对临床研究利益冲突进行管理与监督,确保利益冲突不影响受试者的权益和科学研究的客观性、公正性。

5.4 对于高风险的临床研究项目,药物临床试验机构可要求建立相应的数据安全监察,包括必要时对各项目进行实地稽查,对研究中的安全性与有效性数据进行评估,保障受试者安全与权益。

5.5 人体研究保护委员会每季度召开一次会议,定期对临床研究受试者保护体系涉及相关部门的工作进行检查,提出改进建议,促进受试者保护体系质量持续改进,保证受试者保护体系的质量管理符合受试者保护的相关标准与要求。

5.6 临床各专业组负责人负责对本专业开展的研究项目进行管理,保障本专业组开展研究中受试者的保护;研究者应遵守相关法规和指南开展研究,保护好研究中受试者的权益和安全;研究生应在导师的指导和监督下开展研究。

5.7 法律顾问负责为涉及人体的研究中的相关法律法规提供咨询,并协助处理研究过程中出现的法律纠纷等。

5.8 各相关部门与人员均应熟悉本规定以及各部门制定的制度文件,不得干涉伦理委员会对研究项目的独立审查;相关制度文件更新应及时传达有关人员。

5.9 对于研究中发生违背受试者保护要求以及不报告利益冲突的情况,任何人均有权报告伦理委员会或职能管理部门,均可以向有关职能部门提出有关改进受试者保护的建议。任何影响伦理委员会独立审查以及影响实施受试者保护职责的行为,可以向主管院长报告,以采取相应措施。

6 流程:无。

7 相关文件

7.1 《受试者权益保护制度》

7.2 《受试者招募指导制度》

7.3 《受试者保护管理办法》

7.4 《人体研究管理制度》

7.5 《人体研究保密和利益冲突管理制度》

8 使用表单:无。

批准人:　　　　　　　　　　　签署日期:

审核人:　　　　　　　　　　　发布日期:

第十三节　医学学员医疗行为管理制度

文件名称	医学学员医疗行为管理制度	文件编号	YY－KJ－×××
制定部门	×××	版本号	1.0
生效日期	20××－××－××	页数/总页数	×/××
修订日期	20××－××－××	有效期至	20××－××－××

1　**目的**:规范本院医学学员的医疗行为,保障患者安全。

2　**范围**:医学学员。

3　**定义**:医学学员指所有在本院学习的规培医师、研究生、进修医师、实习生、见习生。

4　**权责**

　4.1　**研究生与继续教育管理科**:负责管理规培医师、研究生、进修医师的医疗行为。

　4.2　**教学科**:负责管理实习生、见习生的医疗行为。

　4.3　**带教老师**:负责指导并监督其带教医学学员的医疗行为,确保其在权限范围内执行医疗行为。

5　**内容**

　5.1　本制度规定医学学员全院通用性的临床行为项目,详见附件1。层级说明如下:

　　5.1.1　层级一(用×表示):模拟指导,指医学学员观摩带教老师的临床技能操作,或在模型上进行模拟操作。

　　5.1.2　层级二(用※表示):现场指导,指带教老师现场指导、监督医学学员进行临床技能操作。

　　5.1.3　层级三(用△表示):巡视指导,指医学学员独立进行临床技能操作,带教老师在病区内或附近诊室随时提供支援。

　5.2　本制度规定医学学员全院通用性医疗文书项目,详见附件2。层级说明如下:

　　5.2.1　层级一(用×表示):不得书写全院实际执行的医疗文书,只能书写教学病历。

　　5.2.2　层级二(用※表示):在带教老师指导下执行医疗文书的书写,需要带教老师协同署名。

　5.3　能力评估方式说明,详见附件3。全院通用性的临床行为和医疗文书项目,需经能力评估通过后,方可授予该层级的相应权限。

　5.4　在紧急情况下,可在带教老师指导下完成必要的医疗行为。

6　**流程**:无。

7　**相关文件**

《医师授权管理制度》

8　**使用表单**

　8.1　《医学学员临床行为权限清单》

　8.2　《医学学员医疗文书权限清单》

　8.3　《医学学员能力评估说明清单》

批准人:　　　　　　　　　　　　　　　签署日期:

审核人:　　　　　　　　　　　　　　　发布日期:

附件1

医学学员临床行为权限清单

文件编号:BD - YJ - ×××   版本号:1.0

医疗行为		有资格证的规培医师、研究生、进修医师	无资格证的规培医师、研究生、进修医师	实习生	见习生
基础生命支持		△	※	※	×
病史采集及体格检查		△	※	※	×
拆线、换药、导尿		△	※	※	×
动静脉采血、静脉注射		△	※	※	×
局部麻醉、伤口缝合		△	※	※	×
胸、腹、骨、腰穿刺		△	※	※	×
手术	一级	※	※	※	×
	二级(助手)	※	※	※	×
	三、四级(助手)	※	×	×	×
邀请会诊		※	×	×	×
执行会诊		×	×	×	×
门诊		※	×	×	×
急诊		×	×	×	×
普通处方权		△	×	×	×
抗菌药物处方权		※	×	×	×
毒、麻、精一类药品处方权		×	×	×	×
住院/出院决定权		×	×	×	×
培训计划之外的医疗服务		×	×	×	×
医技类检查操作(限医技学员)		△	※	×	×

注:1.“×”表示层级一,即模拟指导,医学学员观摩带教老师技能操作或在模型上进行操作

2.“※”表示层级二,即现场指导,带教老师现场指导,监督学员进行临床技能操作

3.“△”表示层级三,即巡视指导,医学学员独立进行临床技能操作,带教老师在病区内或附近诊室随时提供支持

附件2

医学学员医疗文书权限清单

文件编号：BD－YJ－×××　版本号：1.0

项目	有资格证的规培医师、研究生、进修医师	无资格证的规培医师、研究生、进修医师	实习生	见习生
入院记录	※	※	×	×
首次病程记录	※	※	×	×
开具医嘱	※	×	×	×
病程记录	※	※	×	×
上级医师查房记录	※	※	×	×
交接班记录	※	※	×	×
医学证明	×	×	×	×
非手术（操作）操作记录	※	※	×	×
出院小结记录	※	※	×	×
术前讨论/小结记录	×	×	×	×
术后病程录/小结	×	×	×	×
手术记录	×	×	×	×
门诊病历记录	※	×	×	×
急诊病历记录	×	×	×	×
转诊记录	※	※	×	×
转科（入、出）记录	※	※	×	×
有创操作知情同意书	※	×	×	×
术前麻醉评估（限麻醉专业）	×	×	×	×
术后麻醉访视记录（限麻醉专业）	×	×	×	×
麻醉记录（限麻醉专业）	×	×	×	×
各类检查报告单（医技相关专业）	※	※	×	×

注：1. "×"表示层级一，即不得书写全院实际执行的医疗文书，只能书写教学病历

2. "※"表示层级二，即在带教老师指导下执行医疗文书的书写，需要带教老师协同署名

附件3

医学学员能力评估说明清单

文件编号:BD - YJ - ×××　　版本号:1.0

各层级学员	能力评估
有资格证的规培医师	参加住院医师规范化培训招录,进入××医院培训,且取得《执业医师资格证书》,在本院注册,医务处依据《医师授权管理制度》授权
无资格证的规培医师	参加住院医师规范化培训招录,进入××医院培训,无论是否取得《执业医师资格证书》或在本院注册,医务处依据《医师授权管理制度》未授权
有资格证的研究生	参加国家研究生招录考试通过,并进入本院培训。取得《医师资格证书》,在本院注册,医务处依据《医师授权管理制度》授权
无资格证的研究生	参加国家研究生招录考试通过,并进入本院培训。无论是否取得《执业医师资格证书》或在本院注册,医务处依据《医师授权管理制度》未授权
有资格证的进修医师	经医院相关部门审核通过,进入本院培训。取得《执业医师资格证书》,在本院注册,医务处依据《医师授权管理制度》授权
无资格证的进修医师	经医院相关部门审核通过,进入本院培训。无论是否取得《执业医师资格证书》或在本院注册,医务处依据《医师授权管理制度》未授权
实习生	实习生必须完成大学要求的理论及实验课程才可进入医院实习
见习生	见习生必须完成大学要求的理论及实验课程才可进入医院见习

第十四节 教学查房制度

文件名称	教学查房制度	文件编号	YY－KJ－××
制定部门	×××	版本号	1.0
生效日期	20××－××－××	页数/总页数	×/××
修订日期	20××－××－××	有效期至	20××－××－××

1 **目的**:促进医学学员掌握临床工作基本规范和程序,培养医学学员临床思维能力和实践能力,提高临床指导教师的教学水平和工作能力,达到教学相长的目的。

2 **范围**:临床指导教师、医学学员。

3 **定义**:教学查房是临床教师通过典型病例诊治过程的集体示教和分析,对医学学员的临床思维方法、实践操作能力、交流沟通能力、语言表达能力等进行系统培养的重要临床教学活动。

4 **权责**

  4.1 **医学学员**:参加教学查房。

  4.2 **临床指导教师**:组织教学查房。

  4.3 **教学质量控制科**:负责制度执行情况的督导、检查及处理。

  4.4 **教学科**:负责制定制度并督促执行。

  4.5 **医学教育委员会**:负责制度的审核。

5 **内容**

  5.1 **基本要求**

    5.1.1 频率:教学查房每月安排2次。

    5.1.2 时间:每次不应少于2小时。

    5.1.3 参加人员:教学查房由临床指导教师主持,医学学员参加。

    5.1.4 资质:主持的临床指导教师必须为高年资主治及以上职称医师。科室主任、教研室(组)主任每人每学期至少主持1次。

    5.1.5 病例选择:教学查房前主持指导教师认真选择临床病例,了解掌握病情演变、发展及近期存在的问题。

  5.2 **教学准备**

    5.2.1 教学安排:教学查房前主持指导教师告知医学学员所查的病例,要求医学学员熟悉患者病史,学员准备有关理论知识,做好准备工作。所有医学学员必须参加统一安排的教学查房,无特殊原因不得缺席。科室有关护理人员须提前协助做好教学查房准备工作。

    5.2.2 主持指导教师参考相关专业知识、新进展资料,准备病历、辅助检查资料及所需器材等。对新担任教学查房的年轻教师,科室主任或教研室(组)主任应事先听取其准备情况的简短汇报,给予指导帮助,或安排有关教师进行示范性观摩教学。

    5.2.3 教学目标:医学学员了解和掌握病例存在的主要诊断和治疗问题。

  5.3 **教学查房流程**

    5.3.1 进出病房顺序:按主持查房的医师、分管床位医师、其他医师(职称由高到低)、医学学员的顺序进出病房。

5.3.2 站位:主持指导教师一般站于患者的右侧;医学学员与主持指导教师相对而立,站于患者的左侧;分管床位的医师站于患者床尾,人数较多时,住院医师也可站于医学学员一侧;其他医师则随机站位。

5.3.3 汇报病例。

5.3.3.1 学员汇报:分管床位医学学员将病例交主持指导教师后,向主持指导教师汇报病例情况,汇报包括一般情况(如姓名、年龄、性别、职业等)、入院情况及诊断、住院后病情变化、诊断效果及重要的临床检查结果内容。要求汇报的医学学员语言流利、表达精炼、重点突出。

5.3.3.2 教师引导:引导医学学员掌握正确汇报病史的要领。汇报完毕,分管病床的医师可做必要补充说明(补充医学学员汇报内容中的不足,并提出需要解决的问题)。此过程一般应在床边进行,如果对患者有不良影响,也可在示教室或办公室进行。

5.3.4 查房过程。

5.3.4.1 问候:主持指导教师向患者问候,请患者予以配合,并从中了解患者精神语言对答和反应情况。

5.3.4.2 体格检查。

5.3.4.2.1 评价指导:对患者进行重点查体,指导实习医生做相关的体检,观察医学学员是否发现阳性体征,予以评价和指导。

5.3.4.2.2 示教:纠正医学学员在问诊与查体中存在的问题,做必要的示范、示教。在临床不许可的情况下,也可以模拟方式进行。

5.3.4.2.3 人文教育:检查过程注意手法规范、动作轻柔,体现人文关怀精神,查体部位不应暴露太多,时间不宜太长。

5.3.4.2.4 健康教育:向患者做好病情解释和安慰工作,并适当进行健康教育。

5.3.5 提问与讨论。

5.3.5.1 讨论分析:回到示教室或办公室,进行讲解、分析、提问(如果对患者影响不大,或讨论时间不长,也可以在床边进行讨论分析)。

5.3.5.2 提问:主持指导教师根据查房中的实际情况提问有关的基本理论知识或基本操作问题。提问可以穿插于病历汇报、示教性查体、讨论分析等查房的整个过程中。

5.3.5.3 引导:鼓励医学学员主动提出自己对查房病例存在问题的看法和需要解决的问题。

5.3.6 病情分析:主持指导教师根据查房过程中医学学员存在的问题,结合患者实际情况,对病情进行较系统的分析。分析的重点内容放在结合患者特点,运用国内外新进展、新观点,分析患者的发病原因、发病机制、诊断与鉴别诊断,制订具体的治疗措施。特别要解释该患者所出现的异常症状和体征。

5.3.6.1 讨论:分析时也可以围绕几个问题进行提问,由医学学员、分管医师讨论回答,以活跃查房气氛。

5.3.6.2 启发引导:紧密围绕本次教学查房目的,以问题为中心,结合"三基"进行启发式教学,注意临床思维培养。

5.3.6.3 理论联系实际:突出重点难点、条理清晰,结合病例,适当介绍学科新进展。

5.3.6.4 调动气氛:注意教学查房有别于小讲课、见习带教、病例讨论,应调动医学学员主动参与查房,活跃教学气氛。

5.3.7 归纳总结。

5.3.7.1　总结:本次教学查房是否达到预期的目标。

5.3.7.2　点评:医学学员在教学查房中的表现,提出改进意见。

5.3.7.3　布置任务:根据需要,提出问题和布置下一次查房内容,需要医学学员做好准备。

5.3.7.4　记录:教学查房应做详细记录并存档,记录内容包括时间、床位、指导老师、参加人签名、教学内容及讨论等。

6　流程:无。

7　相关文件:无。

8　使用表单

《教学查房记录表》

批准人:　　　　　　　　　　　签署日期:

审核人:　　　　　　　　　　　发布日期:

附件

教学查房记录表

文件编号:BD – JX – ×××　　版本号:1.0

日期		主持指导教师	
患者姓名		出生年月日	
主要诊断			
参加人员	临床医师		
	规培医师		
	研究生		
	实习生		
	其他		
询问病史 了解病情变化 主查学员姓名 （　　　）			
体格检查 主查学员姓名 （　　　）			
辅助检查等 必须资料 主查学员姓名 （　　　）			
内容及讨论 （请注明讨论者 的姓名）			记录人签名:

科室主任审核:　　　　　　　　　年　　月　　日

第十五节　教学病例讨论制度

文件名称	教学病例讨论制度	文件编号	YY－KJ－××
制定部门	×××	版本号	1.0
生效日期	20××－××－××	页数/总页数	×/××
修订日期	20××－××－××	有效期至	20××－××－××

1　**目的**:培养学生综合分析、思考解决临床问题的能力。

2　**范围**:临床指导教师、医学学员。

3　**定义**:教学病例讨论是临床带教教师带领实习生及其他各层次青年医师对临床真实病例进行讨论,以学生为主体,教师为主导,学生的发言为讨论的重点,通过教师的引导、启发、提炼、总结,达成向教学对象传授知识的目的,培养学生的临床思维的临床实践教学活动。

4　**权责**

　4.1　**医学学员**:参加教学病例讨论。

　4.2　**临床指导教师**:组织教学病例讨论。

　4.3　**教学质量控制科**:负责制度执行情况的督导、检查及处理。

　4.4　**教学科**:负责制定制度并督促执行。

　4.5　**医学教育委员会**:负责制度的审核与监管。

5　**内容**

　5.1　**要求**

　　5.1.1　频率:临床科室的教学病例讨论每两周一次。

　　5.1.2　时间:一般为40~60分钟。

　　5.1.3　指导老师。

　　　5.1.3.1　教师资质:指导教师为高年资主治医生及以上职称者,具有较丰富的临床和教学经验。

　　　5.1.3.2　指导教师应提前准备案例,引导、组织实习医生就病史的完整性、必要的辅助检查、诊断和鉴别诊断及其依据、治疗方案的选择等展开充分讨论。

　　　5.1.3.3　讨论结束时由指导老师做归纳、总结。

　　　5.1.3.4　科室主任主持教学病例讨论至少一学期一次,教研室(组)主任主持教学病例讨论至少一个科室一学期一次。

　　5.1.4　医学学员:提前熟悉病例,查阅教材和参考书,提出问题,列出讨论提纲,做好发言准备(书写发言提纲),在讨论中积极主动地发表意见。

　5.2　**讨论前准备**

　　5.2.1　通知准备:讨论通知应提前发出,包括讨论地点、病例资料、影像病理资料、应参加的人员等。

　　5.2.2　病例准备:根据教学目标,以医学学员为主体,选择典型、常见、多发或有助于掌握基础理论、基本知识的病例,确定需要解决的主要问题(诊断－治疗－辅助检查－新进展),根据不同病种的疾病特点设计讨论方式,突出重点、难点,时间分配得当。专题讨论的病例可以是轮转计划要求的现在住院病例或已收集在教学病例资料中的典型病例。如同时存在多种疾病,不要只写其中的一种主要疾病,每种疾病的临床症状均应描述,以增加病情的复杂性和讨论的难度。

5.2.3　病种:符合教学目标或大纲,选择常见病、多发病。

5.2.4　病情:难度适中,符合医学学员知识水平;有鉴别诊断意义的病例,病情逻辑性强,能体现临床思维的过程;病情适当曲折,讨论时有悬念,激发学生的兴趣;必须是可以确诊的病例。

5.2.5　临床资料准备:患者从门诊到入院前的主诉、病史、体格检查及辅助检查的结果。

5.2.6　病历摘要准备:要求既简明扼要,又能说明问题。内容要系统充实,文字要简洁明快,使医学学员看后能对患者的病情有一个清晰完整的印象。

5.2.7　讨论提纲准备:讨论前须提前写好讨论提纲,简明扼要,切合教学目标。

5.3　病例讨论的实施

5.3.1　汇报病例:实习生汇报病例要简明扼要,脱稿汇报。主持医师进行补充、提问,导入讨论环节。

5.3.2　讨论环节。

5.3.2.1　围绕具体的病例进行讨论,采用多种方式推动讨论的开展(推荐启发式),如设问、反问、讨论、一问一答、一问多答等。

5.3.2.2　要以学生为主体,引导学生积极参与、踊跃发言,运用已学知识发现、提出、分析及解决问题,考察学生的语言组织能力。

5.3.3　归纳总结:主持医师就讨论的过程进行点评,回顾本次病例讨论的重点,指导下一步学习。

5.3.4　记录:教学病例讨论要按照医学学员培训计划中的教学病例记录模板认真记录并存档,内容包括时间、地点、主持人、参加人员签名、讨论内容等。

6　流程:无。

7　相关文件:无。

8　使用表单

《教学病例讨论记录表》

批准人:　　　　　　　　　　　　签署日期:

审核人:　　　　　　　　　　　　发布日期:

附件

教学病例讨论记录表

文件编号:BD－JX－×××　版本号:1.0

日期			地点	
主持指导医师			科室主任签名	
病例讨论主题				
参加人员	临床医师			
	规培医师			
	研究生			
	实习生			
	其他学员			
病历资料汇报 汇报学员姓名 （　　　）				
内容及讨论 （请注明讨论者 的姓名）				记录人签名:

第十六节　临床小讲课制度

文件名称	临床小讲课制度	文件编号	YY－KJ－×××
制定部门	×××	版本号	1.0
生效日期	20××－××－××	页数/总页数	×/××
修订日期	20××－××－××	有效期至	20××－××－××

1　**目的**:巩固、丰富医学学员的专业理论知识,规范指导教师授课,教学相长。

2　**范围**:临床指导教师、医学学员。

3　**定义**:临床小讲课是临床医师根据临床教学实际需要开展的理论联系实际的一种教学方式。

4　**权责**

4.1　**医学学员**:参加临床小讲课。

4.2　**临床指导教师**:组织临床小讲课。

4.3　**教学质量控制科**:负责制度执行情况的督导、检查及处理。

4.4　**教学科**:负责制定制度并督促执行。

4.5　**医学教育委员会**:负责制度的审核与监管。

5　**内容**

5.1　**频率**:临床教学小讲课以科室为单位组织,每两周一次。

5.2　**时间**:一般为30~50分钟。

5.3　**教师资质**:讲课教师以主治医师及以上职称者担任。

5.4　**要求**

5.4.1　备课:科室应依据教学大纲和培训计划要求确定讲课内容,并将讲稿或课件存档。

5.4.2　内容:临床教学小讲课应从临床实际工作的角度对理论知识进行综合归纳,以求融会贯通,特别要突出知识的横向联系。以常见病、多发病为主,以症状或症候群为题目,把相关疾病的知识串联起来,开阔学生思维,培养学生临床分析能力。

5.4.3　教学方式:在讲座中,讲课教师应启发学生积极思考,鼓励提问,培养主动探索精神,改善教学效果。

5.4.4　教学效果:主讲人应积极准备,保证教学效果,同时还应根据他人提出的意见及时整改,争取达到较好的讲课效果。

5.4.5　记录:讲课应做好记录,内容包括时间、地点、主讲人、参加人员签名、讨论内容等。

6　**流程**:无。

7　**相关文件**:无。

8　**使用表单**

《临床小讲课记录表》

批准人:　　　　　　　　　　　　　签署日期:

审核人:　　　　　　　　　　　　　发布日期:

附件

临床小讲课记录表

文件编号：BD－JX－×××　　版本号：1.0

日期		地点		
主讲教师		科室主任签名		
讲课主题				
参加人员	临床医师			
	规培医师			
	研究生			
	实习生			
	其他学员			
主讲内容				
				记录人签名：

第十七节　集体备课制度

文件名称	集体备课制度	文件编号	YY－KJ－××
制定部门	×××	版本号	1.0
生效日期	20××－××－××	页数/总页数	×/××
修订日期	20××－××－××	有效期至	20××－××－××

1　**目的:**将集体的智慧与个人的特长有机地结合起来,取长补短,共同提高。

2　**范围:**教研室(组)主任或该门课程的负责人。

3　**定义:**集体备课是教师在课堂讲授之前,通过对教案的集体研究、讨论,发挥集体的智慧,提高教学的整体水平。

4　**权责**

　4.1　**教研室(组)主任:**组织集体备课教学活动。

　4.2　**教学质量控制科:**负责制度执行情况的督导、检查及处理。

　4.3　**教学科:**负责制定制度并督促执行。

　4.4　**医学教育委员会:**负责制度的审核及监管。

5　**内容**

　5.1　在实施理论教学期间,教研室(组)要进行集体备课,原则上每月一次。

　5.2　**要求**

　　5.2.1　任课教师要深入钻研教学大纲、教材和相关参考资料,规范地编写教案和备课笔记。教研室应坚持集体备课制度,共同探讨教学内容与方法,解决疑难问题,总结教学经验,集思广益,并做好记录。

　　5.2.2　主讲教师对课程的设计。根据教学目的、教学内容、教学对象的具体情况,选择科学的教学方法,进行课堂设计,编写教案。教案必须体现教学计划、教学大纲、教学内容和教学方法的要求,在此基础上完成备课笔记(文字稿或电子文本)及多媒体课件等。

　　5.2.3　按照教学大纲和课程教学基本要求的规定,确定章节在授课时的深度、广度及讲授范围,突出重点、难点。

　5.3　**实施**

　　5.3.1　教研室(组)主任或该门课程的负责人,组织和主持集体备课这一教学活动。

　　5.3.2　授课教师介绍教案、展示课件,进行课堂全程或部分讲授。

　　5.3.3　参加集体备课的教师听课后集体讨论,并发表意见(包括主要的教学目的与要求,授课内容的提纲,本单元需要学生掌握的主要外语词汇,需要介绍的有关本课程的新进展,必要的复习思考、课堂测试题等)。

　　5.3.4　最后,主持人根据集体讨论意见进行总结,并对主讲教师提出要求,改进意见。

　5.4　集体备课的全过程应有记录人,记录各位教师的意见和主持人的总结及改进要求,签字存档。

6　**流程:**无。

7　**相关文件:**无。

8　**使用表单**

《集体备课记录表》

批准人:　　　　　　　　　　　　　签署日期:

审核人:　　　　　　　　　　　　　发布日期:

附件

集体备课记录表

文件编号：BD－JX－×××　版本号：1.0

日期		地点	
主讲教师		科室主任签名	
课程名称		教研室（组）主任签名	
参加教师			
备课内容及讨论			
		记录人签名：	

第十八节 教学督导工作制度

文件名称	教学督导工作制度	文件编号	YY－KJ－×× ×
制定部门	× × ×	版本号	1.0
生效日期	20× × － × × － × ×	页数/总页数	× / × ×
修订日期	20× × － × × － × ×	有效期至	20× × － × × － × ×

1 **目的:**进一步强化教学管理,加强教学质量监控,深化教学改革,优化教学质量保障体系,促进专业、课程、教材建设,不断提高办学水平和教学质量。

2 **范围:**教学督导组成员开展教学督导相关工作时。

3 **定义:**无。

4 **权责**

  4.1 **医学教育委员会:**负责本制度的审核。

  4.2 **教学质量控制科:**负责本制度的制定。

  4.3 **教学督导组:**负责本制度的具体执行。

5 **内容**

  5.1 **组织结构**

    5.1.1 督导组成员任期3年,可以连任。

    5.1.2 设组长1名,由主管院领导担任。

    5.1.3 设副组长2名,由相关院领导担任。

    5.1.4 督导组成员由教学质量控制科、党政办公室、教学科、研究生与继续教育管理科、学生科、临床实验教学中心、内科学教研室(组)、外科学教研室(组)、妇产科学教研室(组)、儿科学教研室(组)、全科医学教研室(组)、五官科教研室(组)、中医学教研室(组)及神经病学教研室(组)部门负责人等担任。

    5.1.5 教学督导组办公室设在教学质量控制科,办公室主任由教学质量控制科科长兼任。

  5.2 **教学督导组成员的职责、义务**

    5.2.1 审议全院各专业、层次培养方案和教学大纲,检查各教学环节的执行情况。

    5.2.2 参与全院的教学研究活动,为全院的教学发展规划、教学改革和重大决策提出建议或方案。

    5.2.3 参与评审各类"教学质量工程"项目申报、教改课题立(结)项、教学竞赛及教学评比等教学活动。

    5.2.4 督促检查各教学单元执行教学计划和教学规章制度的情况,推广有关课程教学的先进经验和教学研究成果。

    5.2.5 参加单位组织的新教师试讲等活动,审核青年教师的任教资格。

    5.2.6 随机抽查理论及实践教学环节,深入教学一线听课、调研,督促、检查、评价任课教师的教学水平及学生的学习情况。每人每学期听评3门以上课程,每学期听查课不少于6次,做好听课记录,认真填写教学质量测评表。

    5.2.7 随机抽查教案、课件和学生作业、试卷,评价教师的敬业精神和教学态度及知识更新情况。

5.2.8　抽查学生完成毕业论文进度、质量,教师指导毕业论文及各教学单元对毕业论文答辩、评分的管理情况。

5.2.9　参与评审教学先进部门、个人及教学成果奖等奖励奖项。

5.2.10　承担与教学活动有关的专题讲座和学术报告。

5.2.11　按时参加督导组例会,及时研究、反馈教学工作中存在的问题,并提出建议和改进意见,每学期末向办公室提交督导工作总结报告。

5.2.12　认真履行单位赋予的其他职责与义务。

5.3　教学督导组成员享有以下权益

5.3.1　单位应为督导组成员提供学习与交流的机会,不断提高督导水平。

5.3.2　教学督导组成员有权在全院内进行各项教学调研活动,可按程序组织教师和学生召开座谈会。

5.3.3　教学督导组成员有权对各种教学活动进行督导,可按规定调阅各种教学文件、资料。

5.3.4　教学督导组成员在开展相关工作时,全院内的教学单元和个人应积极支持督导组工作,对督导组提出的建议和意见应当虚心接受,并采取相应的改进措施。

5.3.5　对违反国家教育方针、政策、法规的教学行为,督导组有权予以制止。任何教学单元和个人不得拒绝、干扰督导组的正常工作。

5.4　奖惩

5.4.1　被督导教学部门及个人有下列情形之一者,由单位对该教学单元或个人给予通报批评,对直接责任人可按有关规定给予相应的行政处分。

5.4.1.1　拒不执行督导组意见者。

5.4.1.2　以各种理由不配合督导组工作或阻挠、抗拒督导组行使职权者。

5.4.1.3　打击、报复督导组成员者。

5.4.2　督导组成员有下列情形之一者,单位视情节轻重,给予相应的处理,直至调离教学督导组。

5.4.2.1　利用职权谋取私利者。

5.4.2.2　利用职权包庇他人或侵害他人合法权益者。

5.4.2.3　滥用职权从事其他活动者。

6　流程:无。

7　相关文件:无。

8　使用表单:无。

批准人:　　　　　　　　　　　　　签署日期:

审核人:　　　　　　　　　　　　　发布日期:

第十九节　教师备课质量评价制度

文件名称	教师备课质量评价制度	文件编号	YY－KJ－×× ×
制定部门	× × ×	版本号	1.0
生效日期	20×× －× × －× ×	页数/总页数	× / × ×
修订日期	20×× －× × －× ×	有效期至	20×× －× × －× ×

1　**目的:** 不断完善各教学环节,并使用科学合理的质量标准进行定期评估,从而提高教学质量。

2　**范围:** 备课质量评价时。

3　**定义:** 备课是教学过程的起始环节,是教师在课堂讲授之前进行的教学设计准备工作。备课环节主要包括把握大纲、钻研教材、查询新进展、准备教学进度表、设计教案、开发课件、准备教具等工作。

4　**权责**

4.1　**医学教育委员会:** 负责本制度的审核。

4.2　**教学质量控制科:** 负责制定本制度并督促执行。

4.3　**教学督导组:** 负责对教师备课质量进行评价。

4.4　**带教老师:** 遵照备课的质量标准不断提升备课质量。

5　**内容**

5.1　**基本要求**

5.1.1　明确本课程教学大纲要求和课程计划安排。

5.1.2　制订授课计划。按教学大纲要求钻研教材及参考资料,确定教学内容、重点和难点、深度和广度,并根据学生的学习基础,将本学科的新进展、新信息不断充实于教学内容之中。克服"只重视备教材,轻视备方法"的做法,根据教材教学内容选用能增强教学效果的方式和方法。精心构思教学内容的先后次序,重点突出、条理分明、层次清楚、举例恰当、时间分配合理。

5.1.3　注意本课程与其他课程的衔接。

5.1.4　做好教学设备、教具、多媒体课件的准备,设计好规范的板书。

5.1.5　拟订思考练习、作业、自学内容、参考资料。

5.2　**评价说明**

5.2.1　教案评价组织实施以教研室(组)为单位,通过审阅任课教师的授课计划、教案和讲稿,按《备课质量评价表》中评价标准内涵和评价方法,对教师的备课质量进行公平、公正的评价。

5.2.2　评价结果按优秀、良好、合格、不合格四级评定,90分以上为优秀,80～89分为良好,60～79为合格,60分以下为不合格。

5.2.3　备课环节质量评价一般由教研室(组)组织实施,达不到标准的教案,教研室(组)主任应及时指导,提高教案质量。

6　**流程:** 无。

7　相关文件:无。

8　使用表单

　8.1　《备课质量标准》

　8.2　《备课质量评价表》

批准人:　　　　　　　　　签署日期:

审核人:　　　　　　　　　发布日期:

附件1

备课质量标准

文件编号:BD – JK – ×××   版本号:1.0

教学环节	观测点	质量标准
备课内容	钻研教学大纲	掌握所授课程在本专业人才培养过程中的地位和作用,本门课程与其他课程的相互关系。钻研透彻教学大纲,明确本课程的教学目的、任务和"三基"内容与要求
	钻研教材	钻研本教材的知识结构,掌握教材各章节的重点、难点,根据教学对象,适当拓展本学科前沿知识。做好教材、临床及前沿之间的渗透
	教学辅助资料	能够广泛阅读有关教学参考资料,并能给学生推荐学习参考书,收集典型案例并融入教学内容之中
备课方法	讲授次序	备课时能够根据学生的认知特点,根据"由浅入深、循序渐进"的教学原则来编写教案,对导入新课、讲授、复习巩固、小结等过程设计合理
	重点难点	能够针对课程特点,在备课中注意突出重点,化解难点
	教学方法	对于学生在学习过程中难点、疑点或易疏忽的问题,能采取举例、案例分析、讨论等方法讲解,方法灵活多样,注重理论与实践相结合、因材施教和个性化教学,强化学生学习的主动性和创新性
	教学手段	根据学科专业特点积极采用现代化教学手段进行教学,有自制的多媒体课件或有微课视频等,不断更新教学手段
备课结构	教学步骤	对学生预习、导入新课、讲授新课、复习巩固、小结等有精心的构思,做到有条不紊、环环相扣、严谨有序
	时间分配	科学划分教学时数,结合讲授内容合理安排时间进程,做到内容紧凑,时间分配科学合理
	教学组织	精心设计教学环节,师生互动安排适当,计划周密科学,注重理论联系实际

附件2

备课质量评价表

文件编号:BD-JK-××× 版本号:1.0

被评价人:＿＿＿＿＿＿＿＿＿＿＿＿＿＿ 所属教研室(组):＿＿＿＿＿＿＿＿＿＿＿＿

项目	评价要素	评价内容	评价方法	分值	得分
备课态度	钻研大纲	对本课程在专业培养中地位作用的理解,对"三基"内容与要求的理解	查看教学大纲、教学进度表和教案	10	
	钻研教材	对教材结构、知识点的理解,对重点、难点的分析	查看教案与教材是否相符,对教材难点的处理	10	
	备课进度	教学进度表完成时间,教案完备程度,教案每学期有增减内容	学期初、学期中的教学检查	5	
备课质量	备内容	是否与教学大纲相符,对教学内容的理解与熟悉程度,能否及时更新教学内容、拓展前沿,重点、难点是否突出	查看教案和讲稿	15	
	备方法	教学过程的完整性,教学方法是否得当,是否采用先进的教学手段,课件质量	查看教案和讲稿	15	
	备学生	根据专业及层次不同,对学生知识水平、接受能力、学习态度、学习要求等方面的调查与研究情况	教师评学情况	15	
	备结构	各章节在教学步骤、时间安排、组织教学、板书设计等方面的完整情况与质量	查看教案和讲稿	10	
	备教辅	对教具、演示器材的熟悉与准备情况,教学参考资料及有关案例的收集准备情况	查看教案和讲稿	10	
备课效果	教学进度表	教学进度表的规范与执行情况	查看教学进度表	5	
	教案	教案的完成、更新情况,教案内涵的完整与规范	查看教案	5	
评价结论			评价得分		
	评价人签名		评价日期		

第二十节　教案质量评价制度

文件名称	教案质量评价制度	文件编号	YY－KJ－×× ×
制定部门	×××	版本号	1.0
生效日期	20×× － ×× － ××	页数/总页数	×/××
修订日期	20×× － ×× － ××	有效期至	20×× － ×× － ××

1　**目的:**不断完美各教学环节,并使用科学合理的质量标准进行定期评估,从而提高教学质量。

2　**范围:**教案质量评价时。

3　**定义:**无。

4　**权责**

4.1　**医学教育委员会:**负责本制度的审核。

4.2　**教学质量控制科:**负责制定本制度并督促执行。

4.3　**教学督导组:**负责对教案质量进行评价。

4.4　**带教老师:**遵照教案的质量标准不断提高教案质量。

5　**内容**

5.1　**基本要求**

5.1.1　教案编写要求:按《教案书写规范要求》执行。

5.1.2　教案管理要求:教师上课要带教案,教案有教研室(组)主任签字,对新教师的教案要有针对性地指导。教案保存完好,在教研室(组)教学工作评估等相关的教学评价时,教案将作为评价条件之一。

5.1.3　教案修改:教材未更换时,每学期教案可进行适当修改,如知识的更新、时间的调整,更换新教材后,教案必修按新教材编写。注意本课程与其他课程的衔接。

5.1.4　教案具有针对性:针对不同专业或层次的学生讲授相同课程时,教案应根据相关专业或层次学生的特点以及教学大纲编写具有针对性的教案。

5.1.5　青年教师第一轮授课须手写教案一套。

5.2　**评价说明**

5.2.1　组织形式:以《教案书写规范要求》为依据,以教研室(组)为单位,由教研室(组)负责人对每位教师的授课进度表、电子教案,按《教案质量评价表》中评价内容和评价方法进行公平、公正的评价。

5.2.2　评价结果:按优秀、良好、合格、不合格四级评定,90 分以上为优秀,80 ~ 89 分为良好,60 ~ 79 为合格,60 分以下为不合格。

5.2.3　教研室(组)评价频次:每学年组织一次教案评价,教案书写认真、质量高的教师,被作为示范,供大家学习。

5.2.4　单位评价:将每学年组织一次教案检查,对教案编写优秀者,给予表彰与奖励,也可作为学校教学质量优秀奖的评选条件之一。

6　**流程:**无。

7 相关文件:无。

8 使用表单

8.1 《教案质量评价表》

8.2 《教案标准(电子版)》

批准人: 签署日期:

审核人: 发布日期:

附件1

教案质量评价表

文件编号:BD－JK－×××　版本号:1.0

被评价人:_____　　　　　　　所属教研室(组):_____

项目	评价标准	分值	实际得分
教案首页	保存完好,规范、整洁、无破损涂抹等	5	
教学目标	教学目标明确、课时分配合理,符合教学大纲的要求,在知识、能力、技能等方面的培养得到了较好的体现	5	
教学重点、难点设计	教学重难点突出、把握准确,体现课程知识体系结构和内在的逻辑关系,有一定的深度和广度	10	
教案内容设计	符合教学大纲(参考执业医师考试大纲)和教学目标,概念准确、内容充实,重点、难点解析清楚,层次分明、举例恰当,实用性强,能反映本学科和相关学科的新成果、新进展。语言简练,文字、图表规范	30	
教学环节设计	复习提问、引入新课、讲授新课、归纳小结、布置作业等各环节符合教学大纲要求	15	
教学方法设计	根据教学内容和教学对象选用恰当的教学方法,符合学科特点,重视学生学习能力培养,体现探究性教学方式,体现课程教学改革的基本理念	10	
现代教育技术手段选用	根据讲课内容和教学实际需要,恰当、合理地选择使用现代教育技术手段,新颖、直观、实用。板书规范、布局合理	10	
教学时间安排	每个教学环节时间分配合理,和教学进度与课堂进程相对应,突出重点	5	
作业设计	按照教学大纲规定精心设计、合理选择作业、实验、辅导答疑等课后延伸内容	5	
教学反思(教后记)	包括授课任务完成情况,教学目标是否明确,教学安排是否合理,教学效果是否满意,教学体会及改进措施等。填写认真、及时、详实、有深度,对改进教学有指导作用	5	
总体评价			
总分	评价人签名		评价日期

附件2

教案标准(电子版)

文件编号:BD－JK－×××　版本号:1.0

课程名称		班级		专业/层次			
教师		专业技术职务		授课方式 (大班/小班/ 实习)		学时	
授课题目(章/节)							
基本教材或主要参考书							
教学目的:							
教学内容:							
教学方法:							
教具:							
教学重点、难点:							
教研室(组)审阅意见: 教研室(组)负责人＿＿＿＿＿＿ 　年　　月　　日							

续表

教学内容	辅助手段 时间分配
小结	
复习思考题、 作业题	
教学后记	

第二十一节　课堂教学质量评价制度

文件名称	课堂教学质量评价制度	文件编号	YY－KJ－×××
制定部门	×××	版本号	1.0
生效日期	20××－××－××	页数/总页数	×/××
修订日期	20××－××－××	有效期至	20××－××－××

1　**目的**:不断完善各教学环节,并使用科学合理的质量标准进行定期评估,从而提高教学质量。

2　**范围**:适用于课堂教学质量评价时。

3　**定义**:无。

4　**权责**

　4.1　**医学教育委员会**:负责本制度的审核。

　4.2　**教学质量控制科**:负责制定本制度并督促执行。

　4.3　**教学督导组**:负责对课堂教学质量进行评价。

　4.4　**相关评教人员**:专家、同行及学生遵照课堂教学的质量标准对教师进行评价。

5　**内容**

　5.1　**基本要求**

　　5.1.1　教师应执教严谨、认真负责、教态自然大方、和蔼可亲、着装整洁、朴素,言谈举止端庄,为人师表形象好。

　　5.1.2　教师教案、讲稿或课件齐备,授课认真,严格按教学进度表开展教学活动,按时上、下课。

　　5.1.3　授课符合教学大纲要求,组织合理,内容正确、充实、系统;准确把握重点、难点、深度、广度适宜,主次分明,详略得当;重视理论联系实际,注意与其他课程的衔接。

　　5.1.4　教学方法应灵活多样,注重学生能力培养和素质教育,能激发学生的求知欲,活跃课堂气氛,达到教学目标的要求。

　　5.1.5　教师讲课要求语言准确、简洁、流畅,使用普通话,语速适中。

　　5.1.6　板书书写精炼、规范,布局合理,条理清楚,层次分明,图表准确、清楚。

　5.2　**评价方法**

　　5.2.1　专家评价:单位领导、督导组专家使用《教学质量评价表(理论课)》,进行平时听课和期中教学检查听课,课后认真评议,形成书面意见和评议成绩,并向被评价教师进行反馈。

　　5.2.2　同行评价:由各教研室(组)组织本教研室(组)同行教师进行评价,形成书面意见和评议成绩,并向被评价教师进行反馈。

　　5.2.3　学生评价:由教学质量控制科组织学生评教。

　5.3　**评价结果**

　　5.3.1　汇总:单位领导、督导组专家听课表由教学质量控制科收集,同行、专家听课表由各教研室(组)汇总后上交教学质量控制科。

　　5.3.2　结果反馈:每学期期中教学检查情况由教学质量控制科统一汇总后,召开教学质量工作反馈会,对教学检查情况进行总结、通报。

6　**流程**:无。

7　相关文件:无。

8　使用表单

　8.1　《理论教学质量标准》

　8.2　《教学质量评价表(理论课)》

　8.3　《理论教学质量评价表(学生用表)》

批准人:　　　　　　　　　　签署日期:

审核人:　　　　　　　　　　发布日期:

附件1

理论教学质量标准

文件编号:BD-JK-×××　版本号:1.0

教学环节	观测点	质量标准
教学态度	事业心	热爱教育事业,为人师表,具有积极进取精神,能以学生为本,尊重学生,对学生的学习体现人文关怀
	责任心	对学生能严格要求,勇于管理;备课认真,讲课娴熟、精神饱满;教案讲稿规范、有特色、质量高
教学组织	复习巩固	课前复习安排合理、重点突出,复习方式新颖,形式多样
	导入新课	导入新课自然、贴切,目的性强,能够温故知新,对本节课的理论阐述有提示作用,具有新颖性,能激发学生学习兴趣
教学目标	教学对象	熟悉授课对象,体现本学科和本专业的教学特点
	知识目标	科学地把握知识目标和讲授内容,强调基本理论和基本知识,让学生主动参与知识获取过程
	能力目标	注重能力培养,理论和实践能紧密结合
教学内容	思想性	能结合教学内容,注重学生综合素质的培养,能贯穿职业道德和专业思想教育
	科学性	教学内容正确、科学,符合教学大纲要求,理论阐述条理清晰,概念准确,论证严密,逻辑性强,重点、难点突出
	前沿性	注意知识更新,能反映当代科技成果与水平
	有效性	理论联系实际,信息量大,注重学生能力培养,提高学生分析、解决问题的能力
教学方法	多样性	教学方法灵活多样,课堂气氛活跃,师生互动好,有效促进教学目标的实现
	针对性	能够根据课程特点、教学内容和教学对象因材施教,选择合适的教学方法
	教学手段	体现现代教育思想、教育理念,运用现代化的教学手段,自制多媒体课件,效果良好

续表

教学环节	观测点	质量标准
教学技能	语言	使用普通话,声音洪亮、生动、清晰,语言准确、简洁、流畅,语速适中,借助适当的肢体语言,表达生动有趣,以情感人,并富有启发性、形象性和逻辑性
	板书	规范、工整、清晰,条理清楚,版面设计合理,图表清晰、准确、美观
	课堂管理	善于管理,教学组织紧凑,教学活动生动有趣,能体现学生的主体地位
教学特色	艺术性	课堂教学中注意采用教学艺术,应用自然得体,形成了个人的教学风格
	创新性	教学形式新颖,具有鲜明的个性化特征,使人耳目一新
	归纳总结	归纳小结清晰、准确,能突出重点,富有启发性

附件2

教学质量评价表(理论课)

文件编号:BD－JK－×××　版本号:1.0

□督导　　□专家　　□同行

被评教师			职称		所属科室		
讲授课程			授课班级		授课时间		
授课题目			评价人		合计总分		
评估项目						分值	得分
教学态度 20分	教态端庄大方,言行文明,对学生一视同仁					5	
	教案书写认真规范,教具准备充分					5	
	严格要求,善于管理					5	
	不随便调停课,按时上、下课					5	
教学内容 40分	概念准确,重点突出,难点明了,条理清楚					15	
	教学内容充实,深度、广度适宜					10	
	内容娴熟,能脱稿讲解					10	
	教学组织合理,恰当应用双语教学					5	
教学方法 20分	普通话教学,语言生动流畅,富有激情					5	
	板书工整、规范,合理应用多媒体课件					5	
	因材施教,教学方法灵活多样					5	
	注重师生互动,善于理论联系实际					5	
教学效果 20分	课堂纪律好,气氛活跃,学生注意力集中					7	
	能激发学生求知欲,学生课堂收获大					13	
总分						100	

对授课教师的总体评价:

意见和建议:

听课内容:

附件3

理论教学质量评价表(学生用表)

文件编号:BD – JK – ×××   版本号:1.0

教师姓名:　　　　课程名称:　　　　班级:　　　　填表时间:

	评估项目	分值	得分
教学态度 18 分	教态端庄大方,言行文明,对学生一视同仁	6	
	严格要求,善于管理,耐心辅导答疑	6	
	不随便调停课,按时上、下课	6	
教学内容 30 分	突出教学重点、难点	10	
	教学内容充实,深度、广度适宜	10	
	教学组织合理,内容娴熟,条理清楚,恰当应用双语教学	10	
教学方法 30 分	语言生动流畅,富有激情	10	
	板书工整、规范,合理应用多媒体课件	10	
	注重师生互动,教学方法灵活多样,理论联系实际	10	
教学效果 22 分	课堂纪律好,气氛活跃,学生注意力集中	10	
	能激发学生求知欲,学生当堂收获大,接受内容较多	12	
总 分		100	

建议:

第二十二节 实践教学质量评价制度

文件名称	实践教学质量评价制度	文件编号	YY－KJ－×× ×
制定部门	× × ×	版本号	1.0
生效日期	20× ×－× ×－× ×	页数/总页数	×/× ×
修订日期	20× ×－× ×－× ×	有效期至	20× ×－× ×－× ×

1 **目的**:为进一步强化教学管理,加强教学质量监控,优化教学质量保障体系,促进实践教学环节质量工程建设,不断提高办学水平和教学质量。

2 **范围**:带教科室、医学学员。

3 **定义**:无。

4 **权责**

4.1 **医学教育委员会**:负责本制度的审核。

4.2 **教学质量控制科**:负责组织实践教学质量评价,分析及持续改进。

4.3 **教学督导组**:负责对实践教学质量进行督导及评价。

4.4 **带教科室**:遵照实践教学环节质量标准开展教学活动。

4.5 **医学学员**:遵照实践教学环节质量标准配合教学活动并对教师进行评价。

5 **内容**

5.1 **入科教育执行情况监督**

5.1.1 检查频次:每学年进行教学检查≥1 次。

5.1.2 检查形式:由教学质量控制科牵头组织督导组进行全面且细致的全院教学检查,检查形式为查阅既往入科教育记录并使用《科室带教工作考核评分表》给予评分。

5.1.3 检查内容:针对各带教科室入科教育培养目标、培养内容、科内培训安排等方面进行评价。

5.1.4 检查结果:教学质量控制科对相关评分表及时进行统计、分析,结果予以反馈并督促整改落实。

5.2 **教学查房执行情况监督**

5.2.1 检查频次:每学年进行教学检查≥1 次。

5.2.2 检查形式:由教学质量控制科牵头组织督导组进行全面且细致的全院教学检查,检查形式为查阅既往教学查房记录和现场检查教学查房并给予评分,既往教学查房记录使用《科室带教工作考核评分表》评价,现场教学查房使用《教学查房评分表》评价。

5.2.3 检查内容:针对各带教科室教学查房执行频率、主持教师资质、查房准备、查房指导、查房方法、查房效果等方面进行评价。

5.2.4 检查结果:教学质量控制科对相关评分表及时进行统计、分析,结果予以反馈并督促整改落实。

5.3 **病例讨论执行情况监督**

5.3.1 检查频次:每学年进行教学检查≥1 次。

5.3.2 检查形式:由教学质量控制科牵头组织督导组进行全面且细致的全院教学检查,检查形式为查阅既往病例讨论记录并使用《科室带教工作考核评分表》进行评价。

5.3.3 检查内容:针对各带教科室病例讨论执行频率、主持教师资质、病例准备、讨论流程、讨论效果等方面进行评价。

5.3.4 检查结果:教学质量控制科对相关评分表及时进行统计、分析,结果予以反馈并督促整改落实

5.4 小讲课执行情况监督

5.4.1 检查频次:每学年进行教学检查≥1次。

5.4.2 检查形式:由教学质量控制科牵头组织督导组进行全面且细致的全院教学检查,检查形式为查阅既往小讲课记录并使用《科室带教工作考核评分表》给予评分。

5.4.3 检查内容:针对各带教科室小讲课执行频率、教师资质、备课、授课内容、教学方式等方面进行评价。

5.4.4 检查结果:教学质量控制科对相关评分表及时进行统计、分析,结果予以反馈并督促整改落实。

5.5 学术讲座执行情况监督

5.5.1 检查频次:每学年进行教学检查≥1次。

5.5.2 检查形式:由教学质量控制科牵头组织督导组进行全面且细致的全院教学检查,检查形式为查阅既往学术讲座记录并使用《科室带教工作考核评分表》给予评分。

5.5.3 检查内容:针对各带教科室学术讲座执行频率、教师资质、备课、内容等方面进行评价。

5.5.4 检查结果:教学质量控制科对相关评分表及时进行统计、分析,结果予以反馈并督促整改落实。

5.6 教学病历执行情况监督

5.6.1 检查频次:每学年进行教学检查≥1次。

5.6.2 检查形式:由教学质量控制科牵头组织督导组进行全面且细致的全院教学检查,检查形式为抽查运行教学病历和手写教学大病历并给予评分,运行教学病历使用《教学病历评分表(运行病历)》评价,手写教学大病历使用《教学病历评分表(手写病历)》评价。

5.6.3 检查内容:针对各带教科室教学病历执行情况、病例选择、指导病历书写等方面进行评价。

5.6.4 检查结果:教学质量控制科对相关评分表及时进行统计、分析,结果予以反馈并督促整改落实。

5.7 带教教师教学情况评价

5.7.1 检查频次:每学年进行教学检查≥1次。

5.7.2 检查形式:由教学质量控制科牵头组织督导组进行全面且细致的全院教学检查,检查形式为现场抽查带教教师教学情况并使用《指导教师临床教学评分表》给予评分。

5.7.3 检查内容:查阅相关带教资料结合指导教师现场带教情况,即教学态度、教学内容与方法、教学效果、综合印象等方面进行评价。

5.7.4 检查结果:教学质量控制科对相关评分表及时进行统计、分析,结果予以反馈并督促整改落实。

5.8 出科考核执行情况监督

5.8.1 检查频次:每学年进行教学检查≥1次。

5.8.2 检查形式:由教学质量控制科牵头组织督导组进行全面且细致的全院教学检查,检查形式为查阅既往出科理论考核记录和出科实践考核记录并使用《科室带教工作考核评分表》

给予评分。

5.8.3 检查内容:针对各带教科室出科考核执行情况、出题教师资质、试卷评阅、试卷分析等方面进行评价。

5.8.4 检查结果:教学质量控制科对相关评分表及时进行统计、分析,结果予以反馈并督促整改落实。

5.9 学生评教

5.9.1 检查频次:每学年进行教学检查≥1次。

5.9.2 检查形式:由教学质量控制科牵头组织督导组进行全面且细致的全院教学检查,检查形式为在岗学员使用《临床教学质量评分表》对带教教师进行评分。

5.9.3 检查内容:学员针对各带教教师带教情况,即教学态度、教学内容与方法、教学效果、综合印象等方面进行评价。

5.9.4 检查结果:教学质量控制科对相关评分表及时进行统计、分析,结果予以反馈并督促整改落实。

5.10 教师评学

5.10.1 检查频次:每学年进行教学检查≥1次。

5.10.2 检查形式:由教学质量控制科牵头组织督导组进行全面且细致的全院教学检查,检查形式为指导带教教师使用《临床带教教师评学表》给予评分。

5.10.3 检查内容:针对医学学员学习情况,即学习态度、学习纪律、学习效果等方面进行评价。

5.10.4 检查结果:教学质量控制科对相关评分表及时进行统计、分析,结果予以反馈并督促整改落实。

5.11 **注意事项**:每学年进行教学检查≥1次,每次进行系统性教学检查时应提前通知带教科室,检查时间尽量安排在不影响正常医疗秩序的时间范畴。带教科室应以教学查房作为重点向督导组展示带教情况,入科教育、病例讨论、小讲课、学术讲座等教学活动在检查期间正常进行不能刻意避开检查。检查应有学生座谈会、教师座谈会,检查结束应有现场反馈会。

6 流程:无。

7 相关文件:无。

8 使用表单

8.1 《科室带教工作考核评分表》

8.2 《教学查房评分表》

8.3 《教学病历评分表(运行病历)》

8.4 《教学病历评分表(手写病历)》

8.5 《指导教师临床教学评分表》

8.6 《临床教学质量评分表》

8.7 《临床带教教师评学表》

8.8 《医学学员座谈会会议记录》

8.9 《带教教师座谈会会议记录》

8.10 《带教科室教学工作检查反馈会议记录》

批准人: 签署日期:

审核人: 发布日期:

附件 1

科室带教工作考核评分表

文件编号:BD-JK-×××　版本号:1.0

□住院医师规范化培训带教　　□本科带教

带教科室（病区）：

序号	项目	考核内容	考核标准	不适用	分值	得分	备注
1	入科教育	学员和带教老师互选登记表，并有入科岗前教育记录，其包括科室情况、纪律、培养计划与要求，医德医风、医患沟通等方面	由科室（病区）教学秘书负责，在学员入科当日进行培训，及时完成登记并完成登记并完成登记培训内容		10		
2	考勤	学员考勤有专人负责并严格执行	由科室（病区）专人负责考勤并有记录存档，有切实可查的原始资料		10		
3	小讲课	按规范开展科室内小讲课，1~2周1次	检查原始资料，访谈带教老师及学员，明确落实情况		10		
4	学术讲座	按医院规范开展科室小讲座，2~4周1次	检查原始资料，访谈带教老师及学员，明确落实情况		10		
5	病历书写	学员大病历（手写，门诊可以SOAP病历代替），每人每周1份	访谈带教老师及学员，明确落实情况。检查原始资料，查看病历修改痕迹		10		
6	病例讨论	按规范开展病例讨论，1~2周1次	检查原始资料，访谈带教老师及学员，明确落实情况		10		
7	教学查房	按规范开展教学查房，1~2周1次	检查原始资料，访谈带教老师及学员，明确落实情况		10		
8	管理床位	管理床位≥5张（带教老师指导学员独立管床）	检查轮转计划，根据培训手册所填内容核查管床情况，访谈带教老师及学员，明确落实情况		10		
9	出科考核	出科理论考试	由（副）主任医师负责出题并填写评分表，有理论分析题		10		
		出科实践技能考核	应有技能操作考评分表。访谈带教老师及学员，明确落实情况		10		

督导组人员签名：　　　　　　　日期：　　　　　年　　月　　日

附件2

教学查房评分表

文件编号:BD－JK－×××　版本号:1.0

参加学员:□住培学员　□研究生　□本科生

病例汇报学员:□住培学员　□研究生　□本科生

带教科室(病区):　　　指导教师姓名:　　　专业技术职称:

患者姓名:　　　病案号:　　　疾病名称:

考核项目	考核内容	标准分	得分	扣分原因
查房准备 (10分)	1.准备工作充分,认真组织教学查房	3		
	2.病例选择合适	4		
	3.熟悉患者病情,全面掌握近期病情演变	3		
查房指导 (50分)	1.有教书育人意识,尊重和关心患者,注意医德、医风教育和爱伤观念教育,体现严肃、严谨、严格的医疗作风	5		
	2.与患者核实、补充病历,指导培训对象认真询问病史,强调全科医生关注重点内容(如生活方式、心理、家庭环境等)	5		
	3.查体示范准确标准,及时纠正培训对象不正确的手法,并指导其规范查体	5		
	4.指导培训对象正确判读心电图、影像学资料等,分析各种辅助检查报告单,并提出个人见解	5		
	5.点评培训对象病历书写并指出不足,指导规范书写病历及总结病例特点	5		
	6.指导培训对象做出正确的诊断、鉴别诊断,并提出相应依据,特别注重如何运用病史查体及基本辅助检查做出初步诊断	5		
	7.指导培训对象提出正确的诊疗计划			
	(1)进一步诊查计划	4		
	(2)药物治疗及相关问题(如药品不良反应、药物相互作用等)	5		

续表

考核项目	考核内容	标准分	得分	扣分原因
查房指导 (50分)	(3)非药物治疗原则	3		
	(4)转诊指征及转诊前处理、注意事项等	5		
	8.结合病例,联系理论基础,注重横向拓展,适度讲解疑难问题思维方法,介绍医学新进展,并指导培训对象阅读有关书籍、文献、参考资料等	3		
查房方法 (25分)	1.结合病例有层次的设疑提问,启发培训对象独立思考问题,训练独立诊疗疾病的思维能力	5		
	2.鼓励培训对象主动提问,并耐心解答各种问题	5		
	3.合理使用病例资源,鼓励培训对象临床实践,提高动手能力	5		
	4.用语专业、规范,合理教授专业英语词汇	5		
	5.及时归纳查房内容,指导培训对象小结学习内容	5		
查房效果 (10分)	1.通过查房训练培训对象医患沟通、采集病史技巧,体格检查手法,临床思维	3		
	2.查房内容及形式充实,重点突出,时间安排合理,培训对象能掌握或理解大部分查房内容	5		
	3.查房基本模式、过程、效果达到预期目的	2		
指导医师 总体印象 (5分)	态度严肃认真、仪表端正、行为得体、着装大方、谈吐文雅	5		
总分 (100分)			合计	

评价人签名:

评价日期:　　　　年　　　月　　　日

附件3

教学病历评分表（运行病历）

文件编号：BD－JK－×××　版本号：1.0

科室：＿＿＿＿＿＿＿　病历完成人(□住培学员　□研究生　□本科生)：＿＿＿＿＿＿＿

患者姓名：＿＿＿＿＿　出生年月日：＿＿＿＿＿　住院号：＿＿＿＿＿　主要诊断：＿＿＿＿＿

考核人员签名：＿＿＿＿＿＿＿　日期：＿＿＿＿＿＿＿　得分：＿＿＿＿＿＿＿

检查项目		病历内容要求	标准分	得分
住院病历	完成时间	24小时内	3	
	一般项目	姓名、性别、年龄、职业等	1	
	主诉	简明、扼要、完整	2	
	现病史	发病时间、诱因、症状、缓解因素、治疗经过、具有鉴别诊断意义的阴性病史、发病后一般情况	8	
	既往史等	既往史、个人史、家族史等（大病历应包括系统回顾）	2	
	体格检查	各大系统无遗漏、阳性体征准确，有鉴别诊断意义的阴性体征无遗漏，专科检查无遗漏	10	
	辅助检查	有诊断意义的辅助检查	2	
	诊断	主要诊断、次要诊断完整且规范	3	
	签字	字迹清楚	1	
	病例摘要	简单、明了、重点突出	2	
首次病程记录	完成时间	8小时内	3	
	病历特点	归纳简单明了、重点突出	3	
	诊断依据	各项诊断均有病史、查体、辅助检查的支持	10	
	鉴别诊断	结合患者分析有条理，思路清晰	10	
	诊疗计划	简明合理、具体	8	
病程记录	时间	病危＞1次/日，病重＞1次/2日，病情稳定1次/3日	3	
	内容	准确反映病情变化及诊治过程、有病情分析；辅助检查结果有记录及分析；重要医嘱更改（抗菌药物及专科用药）记录及时、理由充分；交接班记录、转科记录、阶段小结按时完成，格式符合要求；重要操作、抢救记录及时完整；病历讨论记录翔实、层次清楚、重点突出	12	

续表

检查项目		病历内容要求	标准分	得分
病程记录	上级医师查房记录	在规定时间内完成,记录真实、层次清楚、重点突出	5	
其他医疗文书		会诊单填写完整、会诊目的明确	2	
		危重通知书填写及时、完整	2	
		特殊诊疗、手术知情同意书填写准确,有委托书和家属签字	2	
		院内感染、传染病报告准确及时,无漏报	2	
病历规格		无错别字,无模仿他人签名	4	
合计			100	

附件4

教学病历评分表（手写病历）

文件编号:BD – JK – ××× 版本号:1.0

科室:＿＿＿＿＿＿＿ 病历完成人(□住培学员 □研究生 □本科生):＿＿＿＿＿＿＿

患者姓名:＿＿＿＿＿ 出生年月日:＿＿＿＿＿＿ 住院号:＿＿＿＿＿＿ 主要诊断:＿＿＿＿＿

考核人员签名:＿＿＿＿＿＿ 日期:＿＿＿＿＿＿＿ 得分:＿＿＿＿＿＿＿

项目	标准分值	基本要求	缺陷内容	扣分标准	评分
一般项目	10 分	一般项目填写完整(20 项)	项目内容有缺项	0.5 分/项	
主诉	10 分	主诉简单明了(20 字以内),且体现症状或体征及持续时间	主诉描述有欠缺	3 分	
			有症状或体征而以诊断代替	3 分	
			表达烦琐(超过 20 个字)	2 分	
现病史	20 分	现病史必须与主诉相关、相符,能反映本次疾病起始、演变、诊疗过程及一般情况变化。重点突出、概念清楚,专业术语运用得当,有鉴别诊断意义	现病史描述主要症状不明确	5 分	
			发病诱因、疾病发展变化过程、诊治情况描述不清,专业术语使用有误	1 分/项	
			叙述混乱、颠倒、层次不清	1 分/项	
			缺少必要的鉴别诊断相关资料	1 分/项	
其他病史	10 分	既往史、个人史、月经婚育史、家族史、过敏史	缺项或叙述不全	1 分/项	
体格检查	24 分	项目齐全,要求全面、系统地进行记录,有专科或重点检查。特别对诊断有关的阳性体征和阴性体征要有记录	体格检查一般项目遗漏	2 分/项	
			查体记录不准确或有漏项,或者表格病历漏填项、错填项	2 分/项	
			无体格检查或查体遗漏主要阳性体征或有鉴别诊断意义的阴性体征	乙级	
			无专科检查或专科检查记录内容有缺欠	乙级	
辅助检查	6 分	辅助检查(入院前和入院时获得的)	必要的辅助检查空缺	2 分/项	
			辅助检查结果抄录时出错	1 分/项	

续表

项目	标准分值	基本要求	缺陷内容	扣分标准	评分
诊断	15分	诊断确切,证据充分,主次排列得当	诊断不明确,证据不充分	3分/项	
			诊断主次颠倒	2~5分	
			主要疾病遗漏	丙级	
基本要求	5分	无错别字,可以有带教老师批改,必须有带教老师审核并签字	带教老师无签名	乙级	
			错别字	1分/字	
			批改超过5处	乙级	

注:1.适用于学员手写大病历质量评价

2.各项扣分以扣完该项目标准分为止,不实行倒扣分

3.该评分标准总分100分,根据所得总分划分教学病历等级

4.≥90分为甲级病历,75~89.9分为乙级病历,<75分为丙级病历

附件5

指导教师临床教学评分表

文件编号:BD - JK - ××× 版本号:1.0

评价人员:□督导 □专家 □同行

学员:□住培学员 □研究生 □本科生

带教科室(病区): 被评教师:

评价项目	评价内容	标准分	实际得分
教学态度	带教意识强,有责任感,注重言传身教,展示教师自身的医疗技术水平,以身作则	10	
	熟悉所在带教科室针对该类别学员的培训计划,并严格按照培训计划的要求进行全面带教指导	10	
	对医学学员严格管理、考核,正确、公正、及时对医学学员做出评价	10	
教学内容与教学方法	指导医学学员接收新患者,认真指导采集病史,进行查体,并对其诊断分析及时指导修改。指导医学学员正确书写病历及各种记录,并对其及时指导,修改、签字	10	
	指导医学学员技能操作,严格操作规范,及时纠正错误。创造教学条件,完成教学任务(病种及操作)	15	
	带教中注意启发式、诱导式教学,结合临床实例,加强对医学学员临床思维能力的培养	10	
	注意对医学学员医德的培养,并对其工作态度及思想表现做到认真考核	10	
	认真要求医学学员遵守医院劳动纪律及各项规章制度	5	
教学效果	医学学员经过培训,各方面均有所提高,达到培训细则大纲要求	10	
综合印象	对带教老师的总体印象(态度、意识、查房等)	10	
总分		100	

评估人:

评估日期: 年 月 日

附件6

临床教学质量评分表

文件编号：BD-JK-×××　版本号：1.0

（本表由医学学员不记名填写，请勾选学员类别：□研究生 □住培学员 □本科生）

学员年级：　　　　所在科室：　　　　填表日期：　年　月　日

序号	带教老师	教学态度		教学内容						教学效果				总分
		治学严谨，教态端庄大方，言行注意言身教文明	能按培训计划要求进行全面指导	能够认真指导医学学员采集病史，体格检查，并对其诊断分析处理进行指导	指导学员正确书写病历及各种记录，并对其及时指导修改	能够认真负责各种技术操作，严格操作规程	讲课目的明确，思路清晰，逻辑性强，内容精练，能结合实际效果良好	运用启发式教学，发现学生的差异，培养学生的学习兴趣，提高学生分析解决问题的能力	了解学生的差异，因材施教，临床教学方法多样，教学效果良好	注意对医学学员学习医德的培养，守医院的工作纪律	认真要求学员遵守医院工作态度及思想制度，表现公正，及时对学员做出评价	基础理论水平较高，具有良好的带教能力，能胜任带教工作	综合印象（态度，意识，查房等）	
		5分	5分	10分	10分	10分	5分	10分	5分	5分	10分	10分	10分	100分
1														
2														
3														
4														

续表

序号	带教老师	教学态度			教学内容			教学效果							总分
		治学严谨,教态端庄大方,言行注意言传身教,以身做则	带教意识强,有责任感,注意言行	能按培训计划要求全面指导	能够认真指导医学员采集病史,体格检查,并对其诊断分析处理进行指导	指导学员正确书写各种病历记录,并对其及时修改指导	能够认真负责指导各种技术操作,严格操作规程	讲课目的明确,思路清晰,逻辑性强,内容精练,能结合实际,效果好	运用启发式教学,方法多样,注意思维,提高学生分析,解决问题的能力	了解学生学习的差异性,因材施教,临床教学效果良好	注意对医学员医德的培养,对其工作态度及思想表现做认真考核	认真要求医学员遵守医院各项规章制度,正确,公正,及时对医学员做出评价	基础理论的水平较高,具有良好的带教能力,能胜任带教工作	综合印象(态度,意识,查房等)	
		5分	5分	5分	10分	10分	10分	5分	10分	5分	5分	10分	10分	10分	100分
5															
6															
7															
8															

存在的问题及建议:

注:填写带教老师时应在后面注明科室,如张××(××科)

附件7

临床带教教师评学表

文件编号:BD－JK－×××　版本号:1.0

学员类别:□住培学员　□研究生　□本科生

填表日期:　　年　　月　　日

带教教师姓名:　　　　　所在科室:

序号	带教教师姓名	学员	学习态度		工作纪律			学习效果					成绩	备注
			工作热情,认真负责,善始善终,虚心好学,勤奋善思,踏实敬业的职业道德和协作精神,服务态度良好	工作积极主动,踏实肯干,不怕脏活,重活,不怕苦,不怕累	学习期间遵守院内的有关规章制度,服从带教老师及小组的领导和指挥	按培训要求及时书写病历及各种记录,并按要求及时修改	节省水电,不损坏,丢失仪器设备,公物,保持学习地点的清洁卫生	在带教老师允许下独立完成任务,有主见和创新精神	按大纲和计划的要求完成任务,按时完成单位及带教老师交给的任务	完成学习记录,努力完成培训计划指定任务	能运用课本知识,解决工作中的业务问题	有较好的实际操作能力和水平,做到"正规,准确,熟练"	总分	本院医学学员与同类其他学员,基地学员,医院整体素质相比情况:1.较好 2.差不多 3.较差
			10分	5分	10分	10分	5分	10分	10分	10分	10分	10分	100分	
1														
2														

续表

序号	带教教学员	学习态度			工作纪律				学习效果				成绩	备注
		工作热情，认真负责，善始善终，有良好的职业道德和协作精神，服务态度良好	接受指导教师的指导，虚心好学，踏实勤奋	工作积极主动，踏实肯干，不怕脏活、重活，不怕苦，不怕累	学习期间遵守院内的有关规章制度，服从带教老师小组的领导和科指挥	按培训要求及时书写病历及各种记录，并及时按教带老师指导修改	节省水电，不损坏、丢失仪器设备等公物，保持学习地点的清洁卫生	在带教老师允许下独立完成任务，有主见和创新精神	按大纲和计划的要求规定和完成任务，按时完成单位及带教老师交给的任务	完成学习记录，努力完成培训计划指定任务	能较好运用课本知识，解决工作中的业务问题	有较好的实际操作能力和水平，做到"正规、准确、熟练"	总分	本院医学学员与同类其他医学基地学医学员整体素质比较情况：1. 较好 2. 差不多 3. 较差
		10分	10分	5分	10分	10分	5分	10分	10分	10分	10分	10分	100分	
3														
4														
5														

存在的问题：

意见和建议：(写不下时可将意见填写到此表背面)

注：评价学员以年级为单位，如2017级规培学员

附件8

医学学员座谈会会议记录

文件编号:BD－JK－×××　版本号:1.0

主持人:　　　　　记录人:　　　　　科室:　　　　　时间: 督导检查人员:
规培学员: 研究生: 本科生:
会议内容:
对教学管理方面的意见与建议:
对科室带教方面的意见与建议:

附件9

带教教师座谈会会议记录

文件编号:BD-JK-×××   版本号:1.0

主持人:	记录人:	科室:	时间:
督导检查人员:			
参加教师:			
会议内容:			
对教学管理方面的意见与建议:			
对学生管理方面的意见与建议:			

附件 10

带教科室教学工作检查反馈会议记录

文件编号:BD – JK – ×××　版本号:1.0

主持人:	记录人:	科室:	时间:
督导检查人员:			

参加教师:

会议内容:

第二十三节 听 课 制 度

文件名称	听课制度	文件编号	YY－KJ－×××
制定部门	×××	版本号	1.0
生效日期	20××－××－××	页数/总页数	×/××
修订日期	20××－××－××	有效期至	20××－××－××

1 **目的**:有利于各级领导和教师及时、准确地了解并掌握课堂教学情况,使听课制度化、经常化、有序化,切实加强对课堂教学的监督管理,促进课堂教学质量地不断提高。

2 **范围**:教职工开展听课工作时。

3 **定义**:无。

4 **权责**

  4.1 **医学教育委员会**:负责本制度的审核。

  4.2 **教学质量控制科**:负责本制度的制定并督促执行。

  4.3 **听课人员**:党、政领导及教学行政职能部门负责人,教研室(组)主任,任课教师,接受导师制培养的青年教师。

5 **内容**

  5.1 **听课次数**

    5.1.1 医院党、政领导每学期听课次数不少于 2 次,学院党、政领导每学期听课次数不少于 6 次,教学行政职能部门负责人每学期听课次数不少于 6 次。

    5.1.2 教研室(组)主任每学期对本教研室(组)每位教师至少听课 1 次,并及时将听课意见反馈给教师。

    5.1.3 专职教师每学期除参加教研室(组)组织的观摩教学外,至少听课 2 次。

    5.1.4 接受导师制培养的青年教师在培养期内至少系统性听课 1 门次。

  5.2 **听课要求**

    5.2.1 听课人员根据教学科排定的课程表,有计划地选择听课的班级及任课教师,每次听课不少于 1 学时。

    5.2.2 听课人员每次听课须详细、完整地填写听课记录——《教学质量评价表(理论课)》中所规定内容。对任课教师在课堂教学中存在的问题和薄弱环节,及时反馈给任课教师和有关部门,督促帮助有关教师尽快提高教学水平和教学质量。

    5.2.3 每学期课堂教学结束前一周,医院和学院党、政领导及教学行政职能部门负责人将听课记录表交至教学质量控制科;教研室(组)主任将听课记录表交教学质量控制科审阅;专职教师将听课记录表交所属教研室(组)主任审阅。教学质量控制科每学期将听课情况做出总结报主管院长及单位负责人。

6 **流程**:无。

7 **相关文件**:无。

8 **使用表单**:无。

批准人:　　　　　　　　　　　　　　签署日期:

审核人:　　　　　　　　　　　　　　发布日期:

第二十四节　教师试讲制度

文件名称	教师试讲制度	文件编号	YY - KJ - ×××
制定部门	×××	版本号	1.0
生效日期	20×× - ×× - ××	页数/总页数	×/××
修订日期	20×× - ×× - ××	有效期至	20×× - ×× - ××

1 **目的:**保证课堂教学效果和教学质量,全面提高教师教学的组织能力和水平,进一步规范试讲考核程序。

2 **范围:**拟进行理论授课的教师。

3 **定义:**无。

4 **权责**

　4.1 **医学教育委员会:**负责制度的审核。

　4.2 **教学质量控制科:**负责本制度的制定并督促执行。

　4.3 **教研室(组):**审核试讲教师申请及教案,组织试讲评价。

　4.4 **试讲教师:**按要求进行试讲申请、教案准备及试讲。

5 **内容**

　5.1 本制度适用于初次开课的教师,第一次担任新课程(含选修课)的教师及因各种原因较长时间脱离教学岗位又重新承担教学任务的教师。对于讲师以上的教师,初次开新学科、边缘学科和选修课,也可采用试讲与讨论相结合的方法。

　5.2 **试讲流程**

　　5.2.1 组织:由各教研室(组)组织进行,指定三名以上教学水平和学术水平较高、教学经验丰富的教师组成评议小组,并有相关学科的教师参加。

　　5.2.2 申请:青年教师备好所讲授课程内容时,即可通过提交《教师试讲申请表》及授课教案,向教研室(组)提出试讲申请。

　　5.2.3 审核:试讲评议小组审查试讲教师提供的教案,并听取试讲教师备课情况汇报,考查其对教学大纲、教学内容理解的准确性、深度及广度等,视其准备情况决定试讲与否。确定试讲后,由所在教研室(组)负责人拟订并通知相关教师试讲的内容及时间。

　　5.2.4 评价:试讲时间不少于20分钟,评议小组根据《教师试讲考核评分表》对试讲教师进行测评,可针对授课内容、教学方法等提出问题,与试讲教师进行交流,综合形成评议意见。试讲结束后由评议组汇总填写《教师试讲评定表》。

　　5.2.5 指导:试讲评议结束后由所在教研室(组)负责人将评议结果及意见反馈给试讲教师,并帮助其分析试讲过程中存在的问题,总结经验,以利于其改进。

　　5.2.6 备案:教研室(组)将《教师试讲评定表》报教学质量控制科备案。

　5.3 **试讲人员要求**

　　5.3.1 携带教材、教案及有关教具,提前到达试讲地点。

　　5.3.2 应穿着得体,仪表端庄,举止文明。

5.4 试讲要求

5.4.1 按既定的教案进行试讲,整个课程的教学目的要明确。

5.4.2 使用普通话。

5.4.3 讲授要保证科学性,做到理论阐述准确、概念清晰、条理分明、逻辑性强。

5.4.4 讲授要有系统性,做到重点突出、循序渐进、深入浅出。讲授要理论联系实际,引导学生应用理论去解决实际问题。

5.4.5 讲授应能达到教书育人的教学目的。

5.4.6 讲授要有一定的艺术性。

5.4.7 板书、板图、多媒体课件设计合理,标题突出,书写工整,制作科学。

5.4.8 能适当地利用各种教学工具和教学手段。

6 流程:无。

7 相关文件:无。

8 使用表单

8.1 《教师试讲申请表》

8.2 《教师试讲考核评分表》

8.3 《教师试讲评定表》

批准人: 签署日期:

审核人: 发布日期:

附件1

教师试讲申请表

文件编号:BD-JK-×××　版本号:1.0

所属教研室(组):　　　　　　　　　　　　　　　　　　所属科室:

试讲教师		职称	
学历学位		所学专业	
教师资格证书	□有　　□无	试讲次数	本次为第＿＿＿次试讲
拟申请试讲时间		拟申请试讲地点	
试讲原因	□新教师首次试讲 □试讲暂缓通过者 □课堂教学质量测评为"不合格"者 □其他＿＿＿＿＿＿＿		

试讲课程名称:

使用教材名称及出版社:

试讲内容(章、节):

评议组意见:

签名:　　　　　　年　　月　　日

附件2

教师试讲考核评分表

文件编号:BD－JK－×××　　版本号:1.0

教研室(组):　　　　科室:　　　　姓名:　　　　职称:
授课题目:　　　　　授课对象:　　　　授课时间:

序号		项目	考核标准				权重	得分
			优	良	中	差		
			1.0 ~ 0.85	0.84 ~ 0.75	0.74 ~ 0.60	0.59 以下		
授课部分	1	内容充实,熟练透彻					10	
	2	突出重点,讲透难点					10	
	3	启发思维,培养能力					10	
	4	条理清楚,逻辑性强					8	
	5	语言生动,准确精练					8	
	6	注重理论联系实际					8	
	7	多媒体表现力强、科学、有吸引力					10	
	8	演示清楚,动作自然					6	
	9	运用形象化教学手段					6	
	10	板书设计合理,字迹工整、规范,无错别字					4	
教案部分	11	教学目的,要求明确					6	
	12	格式规范,用字恰当					4	
	13	层次清晰,过程完整					6	
	14	学时分配科学、合理					4	
合计							100	

注:实际授课时间超过或不足自报时间,每差30秒,总分扣0.5分,30秒内不扣分

附件3

教师试讲评定表

文件编号:BD－JK－×××　版本号:1.0

填表日期:

试讲教师		所属教研室(组)	
所属科室		职称	
试讲课程		试讲章节	
试讲时间		试讲次数	本次为第____次试讲
评议专家			
试讲原因	□ 新教师首次讲课 □ 试讲暂缓通过者 □ 课堂教学质量测评为"不合格"者 □ 其他_____		
评议意见			
试讲结果	试讲最后成绩为_____分。建议:□通过　□暂缓通过		
管理部门意见	签名(部门公章): 　　　　　　　　　年　　月　　日		

第二十五节 教学事故认定及处理制度

文件名称	教学事故认定及处理制度	文件编号	YY－KJ－×××
制定部门	×××	版本号	1.0
生效日期	20××－××－××	页数/总页数	×/××
修订日期	20××－××－××	有效期至	20××－××－××

1 **目的:**严肃教学纪律,强化教学管理,维护正常教学秩序,提高教学质量。

2 **范围:**适用于教学管理部门认定及处理教学事故时。

3 **定义:**因教师及教学相关人员的直接、间接责任,导致影响正常教学秩序、教学进程和教学质量的事件,均视为教学事故。

4 **权责**

　4.1 **医学教育委员会:**负责制度的审核和严重教学事故的最终确认及处理。

　4.2 **教学质量控制科:**负责制定的制度,并对教学事故进行认定及处理。

　4.3 **教学科:**负责对教学事故的初步认定并呈报教学质量控制科。

5 **内容**

　5.1 **教学事故的认定及类型**

　　5.1.1 一般教学事故。

　　　5.1.1.1 事先未与教学部门沟通,授课教师上课迟到或提前下课超过5分钟(理论课、见习课等教学活动)。

　　　5.1.1.2 见习课准备未完成或准备错误,导致课程不能按时进行超过5分钟。

　　　5.1.1.3 教学中经常出现一般性错误或教学内容偏离教学大纲。

　　　5.1.1.4 教学过程中使用手机等非教学电子设备,从事非教学活动。

　　　5.1.1.5 实际授课与教学进度表安排相差一周以上。

　　　5.1.1.6 试卷命题有错误或大量使用以往用过的试题(近三年),重复率达30%~50%。

　　　5.1.1.7 阅卷评分或成绩单填报出现疏漏,卷面或成绩单分数错误,与实际分数相差10分以下。

　　　5.1.1.8 监考过程中未能履行其职责,出现迟到、中途擅自离开岗位、考场秩序不好,出现一定数量的雷同卷,监考时谈笑、阅读报刊或使用所携带电子通信设备等。

　　　5.1.1.9 本单位及学校要求上报的各种教学相关材料,按规定时间拖延一周以上,经催报仍不上交。

　　5.1.2 严重教学事故。

　　　5.1.2.1 教学过程中散布不健康思想或影响教学稳定的言论。

　　　5.1.2.2 事先未与教学科沟通,旷教、上课迟到或提前下课超过15分钟(理论课、见习课等教学活动)等情况。

　　　5.1.2.3 见习课准备未完成或准备错误导致课程无法进行,或不能按时进行超过15分钟。

　　　5.1.2.4 未经教学科批准,擅自调课、停课、委托他人代课。

　　　5.1.2.5 未经教学科批准擅自变动或不执行教学计划。

5.1.2.6　教学中经常出现原则性错误或教学内容严重偏离教学大纲。

5.1.2.7　授课内容与教学进度严重不符。

5.1.2.8　试卷命题有原则性错误(试题缺漏、卷面出现多处错误),以致需要重新考试或重大调整;使用以往用过的试题,重复率大于50%。

5.1.2.9　考试前泄露试题。

5.1.2.10　阅卷评分或成绩单填报出现明显疏漏,卷面或成绩单分数错误与实际分数相差10分以上,或造成及格与不及格级别颠倒。

5.1.2.11　对学生考试试卷、考试成绩擅自更改或进行所谓的技术处理。

5.1.2.12　监考无故不到,监考过程中未能履行其职责,发生考场秩序混乱、试卷丢失,出现较大数量的雷同卷等。

5.1.2.13　不按规定选用教材,教材内容与教学目标偏差较大;擅自向学生销售教材、参考书或习题集等辅导材料。

5.1.2.14　教学管理人员在教学运行管理、考试管理、学生管理、教室管理等工作中失职,严重影响正常教学秩序。

5.1.2.15　教学设备、器材、用品供应不能按期到位,教学设施故障维修拖延,严重影响教学正常进行。

5.2　教学事故的报告

5.2.1　任何个人和教学单元有权举报其他个人和教学单元的教学事故。

5.2.2　教学督导、考试巡视人员、教学检查人员,对教学事故的举报具有权威性。

5.2.3　教学事故出现应立即报告,有关部门及领导应及时核实和认定。

5.3　教学事故的认定

5.3.1　教学事故首先经教学科审查,并给出初步认定结果后报教学质量控制科。

5.3.2　教学质量控制科须组织教学事故评议小组进行进一步审查,并召开教学事故评议会议后给出最终认定结果。

5.4　教学事故的处理

5.4.1　教学事故责任者在发生教学事故后一个工作日内写出书面检查交教学科。

5.4.2　已认定的教学事故,教学事故责任者须填写《教学事故登记表》。教学事故登记表一式三份,一份交教研室(组)或科室自留存档,一份交教学科存档,一份交教学质量控制科存档。

5.4.3　对于教学事故责任者,不得参加本年度及学年单位评优评先。

5.4.4　一年内发生两次以上一般教学事故,或一次严重教学事故的教研室(组)、一次以上教学事故的教学职能部门,不得参加本年度或学年先进集体评选。

5.4.5　对一学年发生两次(含两次)严重教学事故者,两年内不允许申报评审高一级教师系列技术职称。

5.4.6　对一般教学事故责任者,给予全院通报批评,每次扣罚300~500元。

5.4.7　对严重教学事故责任者,给予全院通报批评,每次扣罚500~2000元,给予相应的行政处分(警告、严重警告、记过)并记入个人档案,停教一学期、一学年直至调离教师岗位。

5.4.8　教师或工作人员造成一般性教学事故,每次扣所属部门负责人绩效工资200元;造成严重教学事故,每次扣所属部门负责人绩效工资500元。

5.4.9　未涵盖在本条例的特殊事件,如使教学活动受到不良影响或造成损失,将参照相近条例认定和处理。

5.4.10 任何教学单元和个人不得缓报或瞒报教学事故,否则将追究其责任人相关责任。

5.4.11 本条例所述教师上课迟到、旷课等,如因不可抗拒原因(交通意外、突发疾病或其他特殊原因)所致,将具体审查情况汇报单位分管教学院长,经数学院长认定后,可酌情从轻处理或免于处分。

6 流程:无。

7 相关文件:无。

8 使用表单

《教学事故登记表》

批准人: 签署日期:

审核人: 发布日期:

附件

教学事故登记表

文件编号:BD－JK－×××　版本号:1.0

姓名		所属教研室(组)或科室	
事件: 　　　　　　　　　　　　　　责任人签名:　　　年　月　日			
教学科意见	教学事故认定级别	□一般教学事故	□重大教学事故
	   　　　　　　　　签名:　　　年　月　日		
教学质量控制科意见	 　　　　　　　　签名:　　　年　月　日		
单位意见	 　　　　　　　　签名:　　　年　月　日		

注:此表一式三份,一份交教研室(组)或科室自留存档,一份交教学科存档,一份交教学质量控制科存档

第二十六节　师资管理制度

文件名称	师资管理制度	文件编号	YY－KJ－×××
制定部门	×××	版本号	1.0
生效日期	20××－××－××	页数/总页数	×/××
修订日期	20××－××－××	有效期至	20××－××－××

1　**目的:**规范教师资质认定与培训考核,保障师资队伍质量,促进教育事业的健康与和谐发展。

2　**范围:**全院从事医学教育工作的人员。

3　**定义:**无。

4　**权责**

  4.1　**医学教育委员会:**负责本制度的审核,并对教师资质进行授权。

  4.2　**教学质量控制科:**负责制定制度,对教师资质进行审核并提交医学教育委员会。

  4.3　**教研室(组):**负责对师资遴选,资料提交及学年考核。

  4.4　**带教教师:**完成岗前及年度培训,积极配合学年考核。

5　**内容**

  5.1　**教师资质认定条件**

    5.1.1　基本条件。

      5.1.1.1　理论课带教教师:须取得高校教师资格证书,单位教师试讲考核合格,并具备3年以上中级及以上职称。

      5.1.1.2　见习生、实习生临床带教教师:须具备本科及以上学历,医疗系列中级及以上职称。

      5.1.1.3　规培生、研究生临床带教教师:须具备本科及以上学历,医疗系列中级及以上职称。

  5.2　**教师资质认定流程**

    5.2.1　遴选:带教教师的遴选以教研室(组)为单位,采用科室推荐的方式。按教师资质认定条件的要求,进行各类医学学员带教老师的遴选,填写《师资队伍信息统计表》,并以教研室(组)为单位报送至教学质量控制科。

    5.2.2　审核:教学质量控制科对教研室(组)推荐的师资进行审核。

  5.3　**授权:**教学质量控制科将审核合格的师资名单上报至医学教育委员会进行复审,复审通过后授予相应的带教资格(具体参见《教师资质授权书》)。

  5.4　**培训**

    5.4.1　岗前培训:带教教师须经过岗前培训并进行考核,考核合格上岗任教。

    5.4.2　年度培训:带教教师每年须接受各类临床教学培训不少于10学时。

  5.5　**考核**

    5.5.1　评价:医学学员对带教教师满意度进行评价。

    5.5.2　学年考核:单位对带教教师进行学年考核(每年8月进行)。

      5.5.2.1　考核内容:教学工作与教学业绩具体考核标准参见《教师量化考核测评表》;各类临床教学培训不少于10学时。

      5.5.2.2　结果:学习培训学分达标且量化考核测评总分大于(或等于)85分为优秀,大于(或等于)60 分为合格,小于 60 分为不合格。

5.6 资质更新与审查

5.6.1 时间:每年 8 月。

5.6.2 师资信息上报:以各教研室(组)为单位,组织带教教师更新《师资队伍信息统计表》及相应员工档案信息,并将《师资队伍信息统计表》统一上报教学质量控制科。

5.6.3 审核:教学质量控制科根据师资库及人力资源部提供的新进人员基本信息对教研室(组)上报的师资名单进行审核。

5.6.4 资格取消与再授予:如出现不符合条件的带教教师,应立即取消其带教资格,满一年后需重新申请审批通过,方可再授予资格。

5.6.4.1 考核测评总分小于 60 分为不合格,应取消其带教资格,下一年需重新申请,经过医学教育委员会审批通过,方可再授予带教资格。

5.6.4.2 年度培训学时不达标者,由教学质量控制科督促带教教师进行改进;连续两年不达标者,取消其带教资格。满一年后需重新申请,经医学教育委员会审批通过,方可再授予带教资格。

6 流程:无。

7 相关文件:无。

8 使用表单

8.1 《教师资质授权书》

8.2 《教师量化考核测评表》

批准人: 　　　　　　　　　　签署日期:

审核人: 　　　　　　　　　　发布日期:

附件1

教师资质授权书

文件编号:BD－JX－×××　版本号:1.0

_____教师,根据《师资管理制度》,综合您在教学工作中的实际能力水平,特授予您以下资格,年限为两年。

教师可执行医学教育项目授权清单

权限名称	申请注记（请打"√"或"×"）	授权依据	科审意见	教研室（组）审查意见	教学质量控制科审查意见	委员会审查意见	备注
理论课带教权限		取得高校教师资格证书,单位教师试讲考核合格,并具备3年以上中级及以上职称者均可授予	□同意 □不同意	□同意 □不同意	□同意 □不同意	□同意 □不同意	
临床实践带教权限		具备本科及以上学历,医疗系列中级及以上职称者均可授予	□同意 □不同意	□同意 □不同意	□同意 □不同意	□同意 □不同意	
签名/（盖章）							

批准人:　　　　　　　　　　　　×× 医院

签署日期:　　　　　　　　　　医学教育委员会

　　　　　　　　　　　　　　　　　　　年　　月　　日

承诺书

　　本人已了解自己作为教师的权限,并承诺将忠实履行教师应尽的义务,依法执教、爱岗敬业、为人师表、关爱学生、严于律己、教书育人。

承诺人:_____

年　　月　　日

附件2

教师量化考核测评表

（教学工作与教学业绩）

文件编号：BD－JK－×××　　版本号：1.0

姓名：　　科室：　　教研室（组）：　　考评时间：　　年　　月　　日　　总分：

项目	考核内容	考核办法	评分细则	得分
教学工作量	年度工作量	教学工作量（理论课、实践课合计）	每学年 100 课时以上 25 分；每学年 50～100 课时 20 分；每学年 30～50 课时 15 分	
		教学查房	7 次以上 10 分；4～6 次 8 分；1～3 次 5 分	
		科室内小讲课	7 次以上 10 分；4～6 次 8 分；1～3 次 5 分	
		病例讨论	7 次以上 10 分；4～6 次 8 分；1～3 次 5 分	
		学术讲座	7 次以上 10 分；4～6 次 8 分；1～3 次 5 分	
教学质量及效果	教案	按教学日历提供教案	平均分×0.1（满分 10 分）	
	学生评价	学生对教师的评价	≥90 分得 15 分 ≥80 分得 10 分 ≥70 分得 5 分	
	督导组评价	督导组评分	≥90 分得 15 分 ≥80 分得 10 分 ≥70 分得 5 分	
	*荣誉奖励	医院、校、省、国家级优秀教师（近一年）	院级/校级 8 分；省级 10 分；国家级 20 分	
		竞赛获奖（近一年）	一等奖 8 分；二等奖 5 分；三等奖 3 分	
	教学优秀	所在科室或教研室（组）教学获奖（近一年）	每一项得 2 分	
	教学兼职	担任教学秘书或青年教师导师（近一年）	一年以上且考核合格 5 分	
课题成果论文	*教学论文	公开发表的教学论文（近一年）	第一作者每篇 2 分，满分 10 分	
	*教改课题	获批校级以上教改课题（近两年）	主持人 5 分；参与前 3 人依次为 3 分、2 分、1 分；满分 10 分	
	*院内教辅材料	主编、副主编、参编（近两年）	主编每册 5 分；副主编每册 3 分；参编人员每册 1 分；满分 10 分	
总分				

注：带＊项目需提供所需材料的复印件

第二十七节 医学教育满意度调查管理制度

文件名称	医学教育满意度调查管理制度	文件编号	YY－KJ－××
制定部门	×××	版本号	1.0
生效日期	20××－××－××	页数/总页数	×/××
修订日期	20××－××－××	有效期至	20××－××－××

1 **目的**：调查患者及家属，临床医师、护士等医院员工对医学学员的满意度，以及医学学员对带教科室及带教老师的满意度，旨为提高本院临床教学水平及医学学员的整体受训水平。

2 **范围**：带教科室及医学学员。

3 **定义**：无。

4 **权责**

4.1 **医学教育委员会**：负责本制度的审核。

4.2 **教学质量控制科**：负责制定制度，对医学教育满意度评价分析，解决系统存在的问题。

4.3 **带教科室**：负责进行满意度调查并对存在的问题进行整改。

4.4 **医学学员**：参加带教科室满意度调查，配合带教老师整改存在问题。

5 **内容**

5.1 **医学学员对带教科室满意度调查**

5.1.1 调查内容：针对带教科室对医学学员培训计划的内容安排、科室工作量、实践教学活动的落实，出科考核等方面进行调查。

5.1.2 调查主体：由各带教科室教学秘书组织全体医学学员填写《医学学员对带教科室满意度调查表》，并以科室为单位统一上报教学质量控制科。

5.1.3 调查频次：每季度的最后1个工作日统一组织调查。

5.1.4 调查结果：教学质量控制科对满意度调查表及时进行统计、分析，结果予以反馈并督促整改落实。

5.2 **医学学员对带教老师满意度调查**

5.2.1 调查内容：针对带教老师职业素养、教学效果、医疗安全意识等方面进行调查。

5.2.2 调查主体：由各带教科室教学秘书组织全体医学学员填写《医学学员对带教老师满意度调查表》，并以科室为单位统一上报教学质量控制科。

5.2.3 调查频次：每季度的最后1个工作日统一组织调查。

5.2.4 调查结果：教学质量控制科对满意度调查表及时进行统计、分析，结果予以反馈并督促整改落实。

5.3 **患者及家属对医学学员满意度调查**

5.3.1 调查内容：针对医学学员服务态度、是否对医疗活动产生影响、出勤情况、学习态度等方面进行调查。

5.3.2 调查主体：由各带教科室教学秘书组织出院患者或其家属填写《患者及家属对医学学员满意度调查表》，并以科室为单位统一上报教学质量控制科。

5.3.3 调查频次：于每季度内任意月份的最后5个工作日开展调查，合计各类医学学员均被评价,针对每类医学学员的调查频次为 10 人次。

5.3.4　调查结果:教学质量控制科对满意度调查表及时进行统计、分析,结果予以反馈并督促整改落实。

5.4　员工对医学学员满意度调查

5.4.1　调查内容:针对医学学员服务态度、是否对医疗活动产生影响、出勤情况、学习态度等方面进行调查。

5.4.2　调查主体:由各带教科室教学秘书组织临床医师、护士等医院员工填写《员工对医学学员满意度调查表》,并以科室为单位统一上报教学质量控制科。

5.4.3　调查频次:于季度内任意月份的最后 1 个工作日开展调查,合计各类医学学员均被评价,针对每类医学学员的调查频次为 10 人次。

5.4.4　调查结果:教学质量控制科对满意度调查表及时进行统计、分析,结果予以反馈并督促整改落实。

6　流程:无。

7　相关文件:无。

8　使用表单

8.1　《医学学员对带教科室满意度调查表》

8.2　《医学学员对带教老师满意度调查表》

8.3　《患者及家属对医学学员满意度调查表》

8.4　《员工对医学学员满意度调查表》

批准人:　　　　　　　　　　　　签署日期:

审核人:　　　　　　　　　　　　发布日期:

附件 1

医学学员对带教科室满意度调查表

文件编号:BD－JK－×××　版本号:1.0

类别:□本科生　□研究生　□规培生

科室:＿＿＿＿＿＿＿　　轮转时间:＿＿＿＿＿＿＿　　填表日期:＿＿＿＿＿＿＿

序号	评价指标	非常满意 （5分）	满意 （4分）	基本满意 （3分）	不满意 （2分）	很不满意 （1分）	不适用（不 参与评分）
1	您对科科室给您安排的带教老师是否满意						
2	您对科室所安排的入科宣教是否满意 报到后多久完成（□1日内 □3日内 □一周内 □无安排）						
3	您对科室所安排的培训计划是否满意 是否满足培训大纲的要求（□满足 □不满足）						
4	您对科室所安排的临床工作是否满意						
5	您对科室给您安排管理的床位是否满意 管理多少张床位（□1 □2 □3 □4 □5 □6 □7 □8 □9 □≥10）						
6	您对科室所安排的教学查房内容和方式是否满意 是否安排标准化教学查房（□是 □否） 多久一次（□每周多次 □每周一次 □每两周一次 □每月一次）						
7	您对科室所安排的教学小讲座的内容和方式是否满意 是否安排教学小讲座（□是 □否） 多久一次（□每周多次 □每周一次 □每两周一次 □每月一次）						

续表

8	您对科室所安排的病例讨论的内容和方式是否满意 是否安排病例讨论（□是 □否） 多久一次（□每周多次 □每周一次 □每两周一次 □每月一次）							
9	您对科室所安排的出科理论考核是否满意 是否能在出科前完成（□是 □否）							
10	您对科室的整体满意度如何							

您对医院教学有何建议：

注：1. 带教科室是指医学学员在接受培训时相对应的科室

2. 为真实了解各带教科室的带教情况，更好地提升本院临床教学水平，请将您的意见如实填写

附件2

医学学员对带教教师满意度调查表

文件编号：BD－JK－×××　版本号：1.0

轮转时间：＿＿＿＿　填表日期：＿＿＿＿

学员类别：□本科生　□研究生　□规培生　　带教老师姓名：＿＿＿＿　科室：＿＿＿＿

编号	一级评价指标	序号	二级评价指标	非常满意（5分）	满意（4分）	基本满意（3分）	不满意（2分）	很不满意（1分）	不适用（不参与评分）
1	职业素养	(1)	您对带教老师的医德医风、敬业精神、带教意识、教学态度及言行等方面是否满意						
		(2)	您对带教老师的医学理论知识水平及临床思维能力是否满意						
		(3)	您对带教老师的临床专业技能操作能力是否满意						
		(4)	您对带教老师的医患沟通能力及人文素养是否满意						
2	教学效果	(5)	您对带教老师的示范教学（查体、操作、沟通、人文关怀等方面）效果是否满意						
		(6)	您对带教老师对医学学员临床思维能力的培养是否满意						
		(7)	您对带教老师对医学学员的教学安排（教学查房、病例讨论、小讲课等）及出科考核（理论考核、实践考核）的方式及内容是否满意						
		(8)	您对带教老师指导医学学员进行病历书写情况与修改的及时性是否满意						

续表

3	医疗安全	(9)	您对带教老师指导学员遵从医疗质量和患者安全项目(手卫生、手术安全,以及带教老师以身作则遵从以上等项目,正确识别患者身份信息)的情况是否满意				
		(10)	您对带教老师对医学学员医疗行为权限的监管是否满意				

您对医院教学有何建议:

注:1. 带教老师是指医学学员在相应科室接受培训时指定的带教老师,以及本科生教育教学、研究生教育教学、住院医师规范化培训指定的带教老师

2. 为真实了解住院医师规范化培训、研究生教育教学,以及本科生教育教学的临床教学效果,为临床培训计划改善作参考,更好地提升本院临床教学水平,请将您的意见如实填写

附件3

患者及家属对医学学员满意度调查表

文件编号:BD－JK－×××　版本号:1.0

尊敬的患者/家属:

　　您好!

　　非常感谢您对本院的信任!本院除了承担常规的临床工作,还承担各类医学学员的培训工作。医学学员作为医疗团队的一员,与上级主管医师共同参与管理患者。为了提高本院医学教育的质量,使医学学员在学业上更加精进,并更贴近您的需求,我们正在开展患者及家属对医学学员的满意度调查,现需要向您和您的家属了解一些有关本院医学学员的情况,恳请您参与此次调查,并提出您的宝贵意见。谢谢!祝您早日康复!

调查日期:＿＿年＿月＿日　　　　学生类别:　□本科生　□研究生　□规培生

患者姓名:＿＿＿＿＿＿＿＿＿　　　　住院号:＿＿＿＿＿＿＿＿＿

1.性别(　　)

　A.男　　　B.女

2.年龄(　　)

　A.25岁以下　　　B.25~34岁　　　C.35~44岁　　　D.45~54岁　　　E.55岁及以上

3.所就诊科室:＿＿＿＿＿＿＿＿＿＿＿＿＿＿

4.您的身份(　　　　)

　A.患者　　　　　　B.患者家属

5.您是否知晓本院是教学医院(　　　)

　A.知道　　　　　B.不知道

6.您对医院在教学查房活动中的知情同意是否满意(　　　)

　A.非常满意　　　B.满意　　　C.基本满意　　　　D.不满意　　　　E.很不满意

7.您对医院在教学查房活动中的隐私权保护是否满意(　　　)

　A.非常满意　　　B.满意　　　C.基本满意　　　　D.不满意　　　　E.很不满意

8.您与医学学员沟通谈话时,对他们的服务态度是否满意(　　　)

　A.非常满意　　　B.满意　　　C.基本满意　　　　D.不满意　　　　E.很不满意

9.您认为医学学员参与医疗活动对您的治疗有影响吗(　　　)

　A.正面影响　　　B.负面影响　　　C.无影响

10.如果您在接受医疗服务过程中得知有医学学员参与,您的态度是(　　　)

　A.可以接受　　　B.难以接受　　　C.视情况而定　　　D.无所谓

11.您对医院的医学教育有何建议

＿＿＿＿＿＿＿＿＿＿＿＿＿＿＿＿＿＿＿＿＿＿＿＿＿＿＿＿＿＿＿＿＿＿＿＿＿＿

＿＿＿＿＿＿＿＿＿＿＿＿＿＿＿＿＿＿＿＿＿＿＿＿＿＿＿＿＿＿＿＿＿＿＿＿＿＿

　　注:1.科室教学秘书负责问卷的调查、收集。

　　　2.每季度完成各类医学学员的调查,针对每类医学学员的调查频次为每季度10人次。

附件4

员工对医学学员满意度调查表

文件编号:BD - JX - ×××　版本号:1.0

调查日期:_____年____月_____日　　　　　　员工姓名:_____

所在部门/科室:_____

1.您的身份是(　　)

　A.医师　　　B.护士　　　C.技术人员　　　D.行政管理人员　　　E.其他_____

2.年龄(　　)

　A.25 岁以下　　　B.25 ~ 34 岁　　　C.35 ~ 44 岁　　　D.45 ~ 54 岁　　　E.55 岁及以上

3.您是否知晓本院是教学医院(　　　)

　A.知道　　　　　B.不知道

4.您本次评价的医学学员类别(仅限一类学员)是(　　　　)

　A.本科生　　　　　B.研究生　　　　　C.规培生

5.您对医学学员遵守医院规章制度和科室规定的情况是否满意(　　　)

　A.非常满意　　　B.满意　　　C.基本满意　　　D.不满意　　　E.很不满意

6.您对医学学员遵从医疗质量和患者安全项目(手卫生、手术安全、正确识别患者身份信息等项目)的情况是否满意(　　　)

　A.非常满意　　　B.满意　　　C.基本满意　　　D.不满意　　　E.很不满意

7.您对医学学员临床实践学习态度是否满意(　　　　)

　A.非常满意　　　B.满意　　　C.基本满意　　　D.不满意　　　E.很不满意

8.您对医学学员的出勤情况是否满意(　　　　)

　A.非常满意　　　B.满意　　　C.基本满意　　　D.不满意　　　E.很不满意

9.医学学员对您的日常工作是否有帮助(　　　)

　A.很有帮助　　　B.较有帮助　　　C.有帮助　　　D.无帮助　　　E.增加负担

　如选 E 选项请说明:_____

10.您认为医学学员需要加强的是(　　　　)

　A.医学人文精神　B.基础理论　　　C.基本技能　　　D.医患沟通能力　E.其他

　如选 E 选项请说明:_____

11.您对医院医学教育有何建议

　_____

　_____

　_____

　注:1.科室教学秘书负责问卷的调查、收集

　2.每季度完成各类医学学员的调查,针对每类医学学员的调查频次为每季度10人次

第二十八节 临床实习管理制度

文件名称	临床实习管理制度	文件编号	YY－KJ－×××
制定部门	×××	版本号	1.0
生效日期	20××－××－××	页数/总页数	×/××
修订日期	20××－××－××	有效期至	20××－××－××

1 **目的**:对实习生进行教育、培训及监管,保证实习生圆满完成实习计划,确保为患者提供安全的诊疗服务。

2 **范围**:教学科、教研室(组)、带教科室、带教教师及实习生。

3 **定义**:无。

4 **权责**

  4.1 **教学科**:负责制定制度并督促执行。

  4.2 **教研室(组)、带教科室**:负责监督、落实实习生各项临床实践工作和日常管理工作。

  4.3 **带教教师**:严格执行临床实践带教工作的各项规定。

  4.4 **实习生**:严格遵守临床实习的各项管理规定。

5 **内容**

  5.1 **临床实习管理**:实习生在实习期间由教学科、教研室(组)及带教科室共同管理。

    5.1.1 教学科管理。

      5.1.1.1 实习轮转:根据实习大纲的要求制订轮转计划并督促执行。

      5.1.1.2 教育培训:制订岗前培训和年度培训计划,并组织实施。

      5.1.1.3 交流座谈:召开实习代表座谈会,了解实习生的思想、学习及工作情况,征求实习生及科室教学工作的意见,强调实习纪律,表扬好人好事,指出存在的问题,交流实习经验。

    5.1.2 教研室(组)、带教科室管理。

      5.1.2.1 临床实践教学工作:教研室(组)主任负责督促、监督与指导带教科室的实习教学工作。在科室主任的领导下,带教教师严格按照《集体备课制度》《教学查房制度》《临床小讲课制度》《教学病例讨论制度》等要求开展教学工作,科室做好入科教育临床实践训练及出科考核等工作。

      5.1.2.2 实习生日常管理工作:教研室(组)、带教科室分别做好实习生考勤管理及实习鉴定工作。

  5.2 **实习生要求**

    5.2.1 医德医风。

      5.2.1.1 实习生在实习期间必须认真遵守医院的各项规章制度,培养良好的医德医风和严谨的工作作风。加强责任心,树立全心全意为患者服务的思想,培养爱伤观念。

      5.2.1.2 实习生要尊敬师长,团结同学,注重集体主义观念。

      5.2.1.3 实习生要发挥主观能动性,培养自学能力。实习中注意理论联系实际,掌握专业基础知识和临床诊疗技能,提高分析问题与解决问题的能力。

    5.2.2 业务学习:实习生要积极参加医院及科室组织的政治、业务学习,学术报告和有关病例分析讨论等。

5.2.3 临床实践。

　　5.2.3.1 权限:严格遵循《医学学员医疗行为管理制度》,在临床指导教师的监督下,开展临床实践学习。

　　5.2.3.2 教学病历书写:实习生在实习科室均书写不少于两份教学用入院病历,经临床指导教师修改并签字。

　　5.2.3.3 规范操作:实习生严格执行各种操作规程,避免差错事故的发生。

　　5.2.3.4 尊重患者权益:实习生要尊重患者的知情同意权和隐私权,不得损害患者的合法权益。

　　5.2.3.5 不良事件上报:在发生或发现不良事件时,遵照医院关于不良事件报告的相关制度执行。

　　5.2.3.6 实习评价:实习生出科时,认真填写实习手册,接受科室给予的实习评价。

5.3 培训

5.3.1 岗前教育:实习生进入临床实习前应进行岗前教育,内容主要涵盖医院情况介绍,医疗质量与患者安全,国际患者安全目标,医院感染,药物的合理使用,临床科室介绍及相关的培养环节和要求等。

5.3.2 临床能力培养:完成实习大纲要求的各科室基本病种和基本操作的要求内容,培养临床技能和临床思维能力。在医院实习期间参与医院质量改进项目,如质量与患者安全项目、感染控制项目、用药安全项目、国际患者安全目标等。

5.4 考核

5.4.1 岗前培训考核:培训结束后接受理论、技能考核,如考核不合格者需进行补考,合格后方可进入临床科室轮转。

5.4.2 出科考核:出科前,由所在科室组织实习生进行理论考试和临床技能考试,了解实习生对本专业基本知识和基本技能的掌握程度。

5.5 考勤管理

5.5.1 实习生要遵守医院工作制度,严格按照轮转排班到岗,不迟到、不早退、不旷岗。科室实行考勤制度,指导教师要如实记录实习生的出勤情况。

5.5.2 实习生请假销假规定。

　　5.5.2.1 病假、事假:1日内由科室审批、备案;2～6日,经科室同意,报教研室(组)、教学科依次审批、备案;7日以上,经科室同意、实学生所在学院批准后,报教学科备案。实习生需履行请假销假手续,请假单留存在教学科及科室各一份。

　　5.5.2.2 无特殊情况,不得口头或电话请假销假、事后补假及任意延假。

　　5.5.2.3 病假需持正规医院开具的病假证明。请假按时返回并销假,否则按旷岗处理。

5.5.3 实习生无故不参加实习者,按旷岗处理。

6 流程:无。

7 相关文件

7.1 《医学学员医疗行为管理制度》

7.2 《教学查房制度》

7.3 《临床小讲课制度》

7.4 《教学病例讨论制度》

7.5 《集体备课制度》

8　使用表单

《实习生请假条》

　　　　　　　　　批准人：　　　　　　　　签署日期：

　　　　　　　　　审核人：　　　　　　　　发布日期：

附件

实习生请假条

文件编号:BD-JX-×××　　版本号:1.0

姓名		学校		年级/专业		
本人联系方式		家庭联系人及联系方式		辅导员姓名及联系方式		
实习科室		请假时间	年　月　日至	年　月　日		
请假事由						
科室批准人及意见				年　月　日		
教研室(组)批准人及意见				年　月　日		
辅导员及意见				年　月　日		
学校批准人及意见				年　月　日		
教学科意见				年　月　日		

注:病假、事假在 1 日内由科室审批;2~6 日经科室同意,报教研室(组)审批;7 日以上,经科室同意、实习生所在学院批准后,报教学科备案

第二十九节　医学学员培训和考核制度

文件名称	医学学员培训和考核制度	文件编号	YY－KJ－×××
制定部门	×××	版本号	1.0
生效日期	20××－××－××	页数/总页数	×/××
修订日期	20××－××－××	有效期至	20××－××－××

1 **目的**:建立规范的培训和考核体系,增强医学学员医疗安全意识,了解医务工作者的责任,明确医学学员职责,保证医学教育质量。

2 **范围**:教学科、研究生与继续教育管理科、教研室(组)、带教科室及医学学员。

3 **定义**:医学学员指所有在本院学习的规培医师、研究生、进修医师、实习生及见习生。

4 **权责**

4.1 **教学科、研究生与继续教育管理科**:负责制定制度,组织、督导培训与考核。

4.2 **教研室(组)、带教科室**:按照制度进行培训与考核。

4.3 **医学学员**:按照制度参加培训与考核。

5 **内容**

5.1 **岗前培训**:指医学学员进入医院临床实践前的培训。

5.1.1 医院愿景、院史、院规及总体情况的介绍。

5.1.2 医学学员培训管理相关的规章制度。

5.1.3 医院质量和患者安全项目。

5.1.4 医院感染相关知识。

5.1.5 临床药物的合理使用。

5.1.6 国际患者安全目标。

5.1.7 消防、急救与《医疗安全(不良)事件管理制度》等项目。

5.1.8 其他培训任务。

5.2 **能力培训**:指为进一步提高医学学员综合能力进行的必要培训。

5.2.1 医德医风教育。

5.2.2 医院质量与患者安全项目。

5.2.3 医院感染控制项目。

5.2.4 专业理论及临床能力培训:遵照各类医学学员培训计划中的内容要求进行培训。

5.2.5 任何持续进行的必要培训。

5.3 **培训方式**

5.3.1 教学科、研究生与继续教育管理科:组织安排各类全院性岗前培训及能力培训。

5.3.2 教研室(组)、带教科室:组织制订并负责落实各类医学学员的科室培训计划。包括组织医学学员入科教育、科室内小讲座、教学查房、教学病例讨论等,其中入科教育需包括学员参与科室质量改进和患者安全计划的相关要求。

5.4 **考核**

5.4.1 岗前培训考核:涵盖医院质量与患者安全项目、医院感染控制项目、用药安全项目、国际患者安全目标、所有其他必需的医院培训内容等。通过考核的医学学员都被纳入质量改进和患者安全计划中,包括医疗安全(不良)事件、感染性职业暴露管理、手卫生监测等。发生以上事件时,由监测部门通报并辅导医学学员。

5.4.2 能力培训考核:根据培训内容由培训部门进行考核。

5.4.3 出科考核:带教科室根据培训计划对医学学员进行考核。

5.4.4 结业考核:按各类医学学员培养方案中的要求参加结业考核。

5.4.5 考核方式:采用理论、临床实践操作、综合评价等方式。

5.4.6 补考:考核不及格者,必须补考。补考不合格者,待进一步培训、考核通过,方可进入下一阶段的临床实践学习。

5.5 监管:按照《教育项目监测审查制度》,教学主管部门监管医学学员的培训与考核。

6 流程:无。

7 相关文件

7.1 《医疗安全(不良)事件管理制度》

7.2 《教育项目监测审查制度》

8 使用表单:无。

批准人:　　　　　　　　　　签署日期:

审核人:　　　　　　　　　　发布日期:

第三十节　临床见习管理制度

文件名称	临床见习管理制度	文件编号	YY－KJ－××
制定部门	×××	版本号	1.0
生效日期	20××－××－××	页数/总页数	×/××
修订日期	20××－××－××	有效期至	20××－××－××

1　目的:通过临床见习,使学生初步了解医院工作的内容、方法及医师的工作职责,熟悉医院的各项规章制度和医务人员的职业道德规范,并能巩固课堂所学的理论知识,为临床实习打下坚实的基础。

2　范围:教学科、教研室(组)、临床科室,指导教师、见习生。

3　定义:无。

4　权责

4.1　**教学科**:负责制定制度并督促执行。

4.2　**教研室(组)、临床科室**:负责督促、监督与落实见习教学计划。

4.3　**指导教师**:严格执行见习计划。

4.4　**见习生**:严格遵守见习计划。

5　内容

5.1　见习计划

5.1.1　制订:教学科根据学校教学主管部门下发的教学任务要求制订见习计划。

5.1.2　计划内容。

5.1.2.1　时间:根据教学任务的要求安排、确定临床集中见习时间。

5.1.2.2　见习内容:病史采集、体格检查、基本操作、常见疾病等教学任务规定的内容。

5.1.2.3　见习形式:分小组课堂演示带教,见习生互相操作;深入病房,进行典型病例床边示教;培训中心,模拟训练等。

5.1.3　落实。

5.1.3.1　教学科:根据见习计划表,及时向有关科室布置见习内容及要求。

5.1.3.2　教研室(组)、临床科室:根据见习计划,认真安排指导教师落实见习带教,并督促、监督其执行情况。

5.2　见习要求

5.2.1　见习生。

5.2.1.1　医德:要树立高度的爱伤观念,关心、体贴患者。

5.2.1.2　仪表:进入病房后,要衣帽整洁,注意仪表,认真听讲并记录。爱护公物,注意节约,物品用后放回原处。

5.2.1.3　纪律:进入临床见习,必须服从临床指导教师的指导,遵守医院各项规章制度和临床科室的规定,保持病区等医疗场所的工作秩序。不准迟到、早退或随意离开,如有特殊情况,事先向临床指导教师报告,待批准后方可离开。

5.2.1.4　权限:严格遵循《医学学员医疗行为管理制度》,在临床指导教师的监督下开展见习工作。对见习生在见习计划之外的医疗行为不予授权,一经发现责任自负,并取消学习资格。

  5.2.2 临床见习指导教师。

    5.2.2.1 师德:要有高度的事业心和责任心,具有良好的职业形象,能为人师表、热心教学、关心学生。

    5.2.2.2 职责。

      5.2.2.2.1 备课:临床指导教师应全面了解讲课的内容和本专业收住患者的情况,尽量让见习生见到典型的患者、典型的体征和常规诊疗方法。

      5.2.2.2.2 指导:临床指导教师应根据临床教学内容和教学大纲向见习生做必要的指导。

      5.2.2.2.3 带教记录:见习临床指导教师要做好《见习报告册》的记录,内容应包括见习时间、指导教师、见习学生姓名、年级及内容等。

5.3 培训

  5.3.1 岗前教育:见习生进入临床见习前进行岗前教育,内容主要涵盖医院情况介绍、安全教育、临床科室介绍,以及相关的培养环节和要求等。

  5.3.2 考勤:见习生请假需经教学管理人员审批,报教学科备案。无特殊情况,不得请假。

6 流程:无。

7 相关文件

《医学学员医疗行为管理制度》

8 使用表单

《见习报告表》

      批准人: 签署日期:

      审核人: 发布日期:

附件

见习报告表

文件编号:BD－JX－×××　版本号:1.0

姓名		班级		见习医院	
课程名称		带教老师		学时	
见习题目					

见习内容及步骤:

本次见习主要收获:

教师评阅意见:

第三十一节 医学学员管理制度

文件名称	医学学员管理制度	文件编号	YY－KJ－×××
制定部门	×××	版本号	1.0
生效日期	20××－××－××	页数/总页数	×/××
修订日期	20××－××－××	有效期至	20××－××－××

1 **目的**:加强对医学学员的教育、培训及监管,保证医学学员圆满完成学习、培训与考核任务,获得良好的教学质量与效果,确保给患者提供安全、可靠的诊疗服务。

2 **范围**:医学学员。

3 **定义**:医学学员指所有在本院学习的规培医师、研究生、进修医师、实习生、见习生。

4 **权责**

  4.1 **教学科、研究生与继续教育管理科**:负责制定制度并督促执行。教学科负责管理实习生、见习生;研究生与继续教育管理科负责管理规培医师、研究生及进修医师。

  4.2 **教研室(组)、带教科室**:负责组织、实施、督导医学学员在科室的各项临床实践学习、培训与考核等。

  4.3 **医学学员**:遵守医学学员管理制度。

5 **内容**

  5.1 **学员管理**

    5.1.1 医学学员在学习期间必须遵守医院《住院医师规范化培训学员管理制度》《研究生管理制度》《进修医师管理制度》《临床实习管理制度》《临床见习管理制度》等,按照轮转计划排班、到岗,不迟到、不早退、不旷岗。

    5.1.2 医学学员要有良好的医德医风和严谨的工作作风,尊敬师长,团结同学,树立全心全意为患者服务的理念,不断提高自身医学人文素养。

    5.1.3 医学学员要发挥主观能动性,培养自学能力,注重理论联系实际,掌握专业基础知识和临床诊疗技能,提高分析问题与解决问题的能力。

    5.1.4 医学学员必须参加医院、带教科室的思想教育、医疗服务等培训与考核。

    5.1.5 医学学员的考勤情况由带教科室负责。

    5.1.6 医学学员必须按照相关教学主管部门制订的教学计划进行实践学习,不得自行更改。

    5.1.7 医学学员入院、出科和完成全部轮转时,必须参与岗前、出科及结业考核。

    5.1.8 医学学员病假、事假、婚假及产假等按照医院相关规定执行。

    5.1.9 医学学员必须严格遵循《医学学员医疗行为管理制度》,在临床指导教师的监督下,按照规定的权限开展临床实践学习。

    5.1.10 医学学员要尊重患者的知情同意权、隐私权等,不得损害患者的合法权益。

  5.2 **教育项目**

    5.2.1 医学学员遵照《医学学员医疗行为管理制度》《教学管理制度》等规定,参与相应的教学项目。

    5.2.2 教学主管部门负责医学学员参与教育项目的各个环节,根据《教育项目监测审查制度》督导、监测并向医学教育委员会进行反馈。

5.3 教学计划

5.3.1 医学学员的教学计划,根据不同专业层次的要求,由教学科、研究生与继续教育管理科按照相应的教学大纲或目标要求制定,通知、督导相应的教研室(组)、带教科室执行。

5.3.2 研究生与继续教育管理科:按照国家和省卫生健康委员会对住院医师和助理全科医师规范化培训要求,制订规培医师教学计划;按照医学院研究生培养方案制订研究生教学计划;根据进修医师的专业方向、个人需求制订进修医师教学计划。

5.3.3 教学科:根据医学院临床医学专业本科人才培养方案及教学大纲的要求,制订见习生、实习生教学计划。

5.3.4 带教科室按照教学计划有序、合理地实施教学任务,保证教学质量;教研室(组)对带教科室教学计划的执行情况进行督导。

5.4 培训与考核:具体内容按照《医学学员培训与考核制度》执行。

5.5 教育项目监测

5.5.1 医学学员参与医院的教育项目,医院教学主管部门负责计划、实施、监测,医学教育委员会审核、监督。

5.5.2 监测指标:实践教育项目监测如下。其余详见《教育项目监测审查制度》。

5.5.2.1 入科教育≥1 次。

5.5.2.2 书写教学病历:规培医师、研究生、进修医师≥1 份/2 周;实习生≥1 份/周。

5.5.2.3 分管患者数≥3 名。

5.5.2.4 实践教学:教学查房、教学病例讨论、小讲课≥1 次/2 周。

5.5.2.5 形成性评价:Mini – Cex、DOPS≥1 次。

5.5.2.6 临床技能操作≥1 例/项。

5.5.2.7 轮转手册:100% 完成。

5.5.2.8 出科考核≥1 次(包括理论、临床实践技能操作考核)。

5.5.2.9 年度考核≥1 次/年。

5.5.2.10 结业考核≥1 次/年。

5.5.2.11 教师、护士、患者和患者家属对医学学员的满意度评价:每科室一次。

5.5.3 见习生的年度考核以医学院的期末考试替代;进修医师、实习生的年度考核即结业考核,不再重复安排。

5.6 教学评价:医学学员通过参与调查问卷、座谈会等方式,向教学行政管理部门反馈教学管理中存在的问题并提出建议。

6 流程:无。

7 相关文件

7.1 《医学学员医疗行为管理制度》

7.2 《教学管理制度》

7.3 《医学学员培训和考核制度》

7.4 《教育项目监测审查制度》

8 使用表单:无。

批准人: 签署日期:

审核人: 发布日期:

第三十二节　教育项目监测审查制度

文件名称	教育项目监测审查制度	文件编号	YY－KJ－×××
制定部门	×××	版本号	1.0
生效日期	20××－××－××	页数/总页数	×/××
修订日期	20××－××－××	有效期至	20××－××－××

1　**目的**:规范教育项目的管理、监测与审查,提高教学质量与教师教学水平。

2　**范围**:带教科室、带教教师及医学学员。

3　**定义**:无。

4　**权责**

　4.1　**医学教育委员会**:负责审核教育项目,监测审查报告。

　4.2　**教学科、研究生与继续教育管理科**:负责对教育项目进行管理、监督与反馈。

　4.3　**带教科室、带教教师、医学学员**:负责按照本制度执行。

5　**内容**

　5.1　**监测要求**

　　5.1.1　医院接收省卫生健康委员会及医学院分派的规培医师、研究生、进修医师、临床医学实习生和见习生来院学习,并接受省卫生健康委员会、医学院的管理与监督。

　　5.1.2　教学科、研究生与继续教育管理科对各自负责的教育项目进行管理与监督,检查教学任务的完成情况、考核和评价,对各项监测审查指标进行评估总结,将发现的问题及时反馈给科室主任和带教教师,进行质量改进。在教育项目全部完成后,将总结性报告提交医学教育委员会审核。

　5.2　**医院提供的公共学习资源**

　　5.2.1　临床实验教学中心:提供场地、模具等。

　　5.2.2　图书馆:提供电脑、数据库等。

　　5.2.3　轮转科室:提供带教教师、教学场地。

　5.3　**见习教育项目监测指标**:适用于见习生,每门课一次。

　　5.3.1　CBL教学≥80%。

　　5.3.2　双语教学≥80%。

　　5.3.3　床旁教学(小课)≥80%。

　　5.3.4　见习手册完成率为100%。

　　5.3.5　学期考核≥1次。

　　5.3.6　教学事故≤5次。

　　5.3.7　教师、护士、患者和患者家属对医学学员的满意度评价:每科室一次。

　5.4　**实践教育项目监测指标**:适用于规培医师、研究生、进修医师和实习生,每科室一次。

　　5.4.1　入科教育≥1次。

　　5.4.2　书写教学病历:规培医师、研究生、进修医师≥1份/2周;实习生≥1份/周。

　　5.4.3　分管患者数≥3名。

5.4.4　实践教学:教学查房、教学病例讨论、小讲课≥1 次/2 周。

5.4.5　形成性评价:Mini – Cex、DOPS≥1 次。

5.4.6　临床技能操作≥1 例/项。

5.4.7　轮转手册 100% 完成。

5.4.8　出科考核≥1 次(理论、临床实践技能操作考核)。

5.4.9　年度考核≥1 次/年。

5.4.10　结业考核≥1 次/年。

5.4.11　教师、护士、患者和患者家属对医学学员的满意度评价:每科室一次。

5.5　其他说明

5.5.1　进修医师、实习生的结业考核即年度考核,在教育项目结束后安排。

5.5.2　教学科、研究生与继续教育管理科对各自负责的教育项目安排必要的年度考核、结业考核等。

6　流程:无。

7　相关文件:无。

8　使用表单

8.1　《教育项目监测审查指标登记表(实践)》

8.2　《教育项目监测审查指标登记表(见习)》

批准人:　　　　　　　　　　　签署日期:

审核人:　　　　　　　　　　　发布日期:

附件1

教育项目监测审查指标登记表（实践）

文件编号:BD – JX – ××× 版本号:1.0

学员姓名			类别	
带教科室			轮转时长	
开始日期			结束日期	
入科教育			教学病历	
分管患者数			教学查房	
教学病例讨论			小讲课	
轮转手册完成率			规定临床技能操作完成率	
形成性评价	Mini – Cex		DOPS	
出科考核	次数		总成绩	
请假情况	次数		累积天数	
对医学学员满意度评价	教师		护士	
	患者		患者家属	

记录人: 　　　　　　　　　　　　审核人:

时间:

附件 2

教育项目监测审查指标登记表(见习)

文件编号:BD－JX－×××　　版本号:1.0

学员姓名			类别	
开始日期			结束日期	
专业课名称			带教科室	
总课时			理论课时	
			见习课时	
教师数			高级职称占比	
			中级职称占比	
教学方式		项目	学时数	完成率
		CBL 教学		
		双语教学		
		床旁教学(小课)		
见习手册完成率			教学事故	
学期考核			期末成绩	
请假情况		次数	累积天数	
对医学学员满意度评价		教师	护理人员	
		患者	患者家属	

记录人:　　　　　　　　　审核人:

时间:

第三十三节 教学管理制度

文件名称	教学管理制度	文件编号	YY－KJ－×××
制定部门	×××	版本号	1.0
生效日期	20××－××－××	页数/总页数	×/××
修订日期	20××－××－××	有效期至	20××－××－××

1 **目的**:按照上级部门的教学任务制订工作计划,加强医院教学管理,优化教学过程,提高教学质量,创造良好的教学环境。
2 **范围**:教研室(组)、带教科室、带教教师及医学学员。
3 **定义**:无。
4 **权责**
  4.1 **医学教育委员会**:负责审核制度并督促执行,对教学管理总结进行审核。
  4.2 **教学科、研究生与继续教育管理科**:负责制定制度,并监督、落实,进行教学管理工作总结。
  4.3 **教研室(组)、带教科室**:严格执行教学计划。
  4.4 **带教老师、医学学员**:按时完成教学任务。
5 **内容**
  5.1 医院接受省卫生健康委员会、医学院各层次医学学员的教学任务,受省卫生健康委员会、医学院的管理监督。
  5.2 医院各项教学活动由教学科、研究生与继续教育管理科负责,由各教研室(组)、带教科室接收来自教学科、研究生与继续教育管理科的教学任务并受其管理、监督,科室和教师遵守医学院和医院的各项规章制度。
  5.3 医学院注册医学学员进入医院学习,接受医学院及医院的管理监督,医学学员遵守医学院和医院的各项规章制度。
  5.4 教学科、研究生与继续教育管理科每年定期接收不同项目医学学员来院学习,制订医学学员轮转学习计划,发放至各教研室(组)、临床科室。
  5.5 教学科负责本科专业的教学项目,研究生与继续教育管理科负责规培医师、研究生与进修医师的在院继续教育项目。
  5.6 各科室在教学项目开始前,由科室主任指定负责教学的人员,所有人员需经过培训,了解教学大纲和教学计划。
  5.7 各类医学学员进入医院学习前,需进行岗前培训,岗前培训完成后才能进入医院学习。
  5.8 医学学员进入科室学习后,由各科室指定教师负责指导,根据教学大纲和教学计划完成教学任务,学习结束时完成对医学学员的考核和评价。
  5.9 医学学员按计划进行轮转学习,完成规定的教学任务,如不能完成则需重修或延迟毕业。各科室需保障医学学员的学习时间和空间。
  5.10 医学学员在每个科室学习结束时完成规定的考核,以及完成对教师的评价。
  5.11 在医学学员学习期间,通过召开座谈会、不定期检查、问卷调查等方式,教学科、研究生与继续教育管理科将发现的问题及时反馈给医院教学主管领导、科室主任和教学相关人员,进行教学质量改进。

5.12 在教学项目全部结束后,教学科、研究生与继续教育管理科负责对项目完成情况进行总结,总结结果提交医学教育委员会审核。

6 流程:无。

7 相关文件:无。

8 使用表单:无。

批准人：　　　　　　　　签署日期：

审核人：　　　　　　　　发布日期：

第三十四节　研究生管理制度

文件名称	研究生管理制度	文件编号	YY－KJ－×× ×
制定部门	×× ×	版本号	1.0
生效日期	20× ×－× ×－× ×	页数/总页数	×/× ×
修订日期	20× ×－× ×－× ×	有效期至	20× ×－× ×－× ×

1　**目的**:规范医院研究生管理,提高研究生培养质量。

2　**范围**:适用于医院研究生、研究生指导教师(以下简称导师)及其所在培训科室。

3　**定义**:研究生指通过国家统一考试,经录取进入本院相关科室培训的专业学位或科学学位研究生。

4　**权责**

 4.1　**研究生与继续教育管理科**:负责研究生的日常管理、组织考核、开题报告及论文答辩等。

 4.2　**导师**:负责研究生的培训质量、医德医风、人文素养的培养等。

 4.3　**培训科室**:负责业务培训、日常考勤、出科考核等。

5　**内容**

 5.1　按照医院的规章制度,研究生在培训期间应遵守劳动纪律,不得无故迟到、早退,不得旷工。

 5.2　研究生的培养按照招生学校研究生总体培养方案、联合培养研究生协议执行,完成开题报告、中期考核及论文答辩等规定项目。毕业时由研究生与继续教育管理科对每位研究生做出书面鉴定。

 5.3　研究生需接受医院组织的日常考核、出科考核及年度考核。

 5.4　研究生导师需定期召开师生座谈会,了解研究生科研、临床、生活等状况,积极予以指导。

 5.5　对医院、培训科室组织召开的会议及教学活动,如病例讨论、学术讲座、各类考试考核等要按时参加,不得无故缺席。

 5.6　符合医院医师授权规定,经相关部门审核,可授予相应权限,参照《医学学员医疗行为管理制度》及《医师授权管理制度》。

 5.7　研究生科研经费:医院给予每位专业学位硕士研究生科研经费 3000 元,科学学位硕士研究生科研经费 5000 元,博士研究生科研经费 10 000 元。原则上导师应从自己科研经费给予至少 1∶1 配套,用于支付研究生的选题、开题、科研工作、学位论文、交通费及研究生毕业论文答辩费。经费不足部分由导师承担。

 5.8　硕士研究生从来本院之日起计,具备医师资格证书者发放生活补贴每月 300 元,未获取医师资格证书者,发放生活补贴每月 200 元;博士研究生发放生活补贴每月 500 元。对于严重违纪或不能完成培养要求的研究生,应及时报研究生处处理,并取消医院发放的各类补贴。

 5.9　请假:由本人提出申请,1 日内由培训科室审批、研究生与继续教育管理科备案;2～6 日,经导师、培训科室同意,报研究生与继续教育管理科、学校研究生处依次审批、备案;7 日以上需研究生所在学校主管校长批准后,报研究生与继续教育管理科、学校研究生处备案。

6　**流程**:无。

7 相关文件
  7.1 《医学学员医疗行为管理制度》
  7.2 《医师授权管理制度》
8 使用表单
《研究生请假申请表》

                  批准人：   签署日期：

                  审核人：   发布日期：

附件

研究生请假申请表

文件编号:BD - YJ - ××× 版本号:1.0

姓名		性别		培训科室	
联系电话		导师姓名		导师电话	

请假事由及时间:

导师意见:	培训科室意见:	职能部门意见:
签名: 年 月 日	负责人签名: 年 月 日	负责人签名: 年 月 日

所在学校意见:

负责人签名:

年 月 日

第三十五节 住院医师规范化培训医师管理制度

文件名称	住院医师规范化培训医师管理制度	文件编号	YY - KJ - ×××
制定部门	×××	版本号	1.0
生效日期	20××-××-××	页数/总页数	×/××
修订日期	20××-××-××	有效期至	20××-××-××

1 **目的**:规范医院住院医师规范化培训(以下简称规培)管理,提高规培医师培养质量。

2 **范围**:适用于医院在培规培医师及其所在培训科室。

3 **定义**:规培医师指通过省卫生健康委员会统一招录,本院审核通过,进入相关科室培训的住院医师规范化培训,医师或助理全科医师规范化培训医师。

4 **权责**

  4.1 **研究生与继续教育管理科**:负责规培医师的日常管理、组织各类考核及监督。

  4.2 **培训科室**:负责业务培训、日常考勤、出科考核等。

5 **内容**

  5.1 规培医师须遵守国家卫生相关法律法规,强化依法执业意识;遵守医院各项规章制度,严格执行医院的管理规定和诊疗流程,避免医疗事故的发生。

  5.2 努力学习,扎实工作,及时、如实、准确地完成培训手册的填写工作,并交于指导教师签署意见,完成规定的科室轮转。

  5.3 积极参加各种学术交流及教学活动,如学术讲座、病例分析讨论会、教学查房等。

  5.4 按时参加医院及培训科室组织的临床理论考试、基本技能考核,或其他相关考试考核,并及时完成临床带教效果评价反馈。

  5.5 与医院签订培训协议,享有协议规定的相应权利。

  5.6 符合医院医师授权规定,经相关部门审核,可授予相应权限,参照《医学学员医疗行为管理制度》及《医师授权管理制度》。

  5.7 请假:1日内由培训科室审批,研究生与继续教育管理科备案;2~6日,经培训科室同意,报研究生与继续教育管理科依次审批、备案;7~29日需所在单位同意,报省住培中心批准。若≥30日需延期结业。婚假、产假按照医院相关规定执行。

  5.8 医院结业考核通过后方可参加国家及省组织的结业考试,合格后颁发全国制式的住院医师规范化培训合格证书。

6 **流程**:无。

7 **相关文件**

  7.1 《医学学员医疗行为管理制度》

  7.2 《医师授权管理制度》

8 **使用表单**:无。

批准人: 签署日期:

审核人: 发布日期:

第三十六节 进修医师管理制度

文件名称	进修医师管理制度	文件编号	YY－KJ－××
制定部门	×× ×	版本号	1.0
生效日期	20××－××－××	页数/总页数	×/××
修订日期	20××－××－××	有效期至	20××－××－××

1 **目的**:规范医院进修医师管理,提高进修医师培训质量。

2 **范围**:适用于医院各级各类进修医师及所在培训科室。

3 **定义**:进修医师指经过医院进修医师申请流程审核批准,进入本院相关科室培训的医师。

4 **权责**

4.1 研究生与继续教育管理科负责进修医师的申请审核、管理监督。

4.2 培训科室负责业务培训及日常管理。

5 **内容**

5.1 **进修条件**:凡申请到本院进修的医师,原则上必须具备大学本科及以上学历,三年以上临床工作经验(对口支援基层医院可酌情降低标准),具备医师资格证书。

5.2 **申请审核**:由拟进修医师提出申请,填写《进修医师申请表》,经培训科室、研究生与继续教育管理科、院领导逐级审核批准同意后,方可进入本院培训。

5.3 按照医院的规章制度,进修医师在培训期间应遵守劳动纪律,不得无故迟到、早退,不得旷工。对医院、科室组织召开的会议及教学活动,如病例分析讨论会、学术讲座、各类考试考核等要按时参加,不得无故缺席。

5.4 符合医院医师授权规定,经相关部门审核,可授予相应权限,参照《医学学员医疗行为管理制度》及《医师授权管理制度》。

5.5 进修结束后,填写《进修医师鉴定表》,经考核合格授予结业证书。

5.6 **请假**:由本人提出请假申请,请假1日以内由培训科室主任批准;2~6日由研究生与继续教育管理科审批;7日以上由本人单位同意,经研究生与继续教育管理科、院领导审批。

6 **流程**:无。

7 **相关文件**

7.1 《医学学员医疗行为管理制度》

7.2 《医师授权管理制度》

8 **使用表单**

8.1 《进修医师申请表》

8.2 《进修医师请假申请表》

批准人: 签署日期:

审核人: 发布日期:

附件 1

进修医师申请表

文件编号:BD - YJ - ×××　　版本号:1.0

姓名		性别		年龄		民族		贴照片处
籍贯		省　　　市(县)			政治面貌			
文化程度		健康状况			职称/职务			
工作单位					电话			
单位所在地					邮编		邮箱	
申请进修专业				进修时间				
医师执业证号				身份证号				
主要学历	起止时间			学校名称			备注	
主要工作经历	起止时间			工作单位名称			职称/职务	

续表

本人政治表现		
本人现有业务水平		
外语水平		
选送单位意见		盖章:　　　　年　月　日
接收单位意见	科室意见	科室负责人:　　　　年　月　日
	部门意见	部门负责人:　　　　年　月　日
	主管院长意见	签名:　　　　年　月　日
	院长意见	盖章:　　　　年　月　日

注:1.请附《单位介绍信》《医师执业证》《医师资格证》《身份证》复印件各一份

2.各栏都必须认真填写,填表后当年有效

附件2

进修医师请假申请表

文件编号:BD-JX-×××　版本号:1.0

姓名		性别		培训科室	
联系电话		单位		单位电话	

请假事由及时间：

所在单位意见：	培训科室意见：	职能部门意见：
负责人签名(公章)： 　　　年　月　日	负责人签名： 　　　年　月　日	负责人签名： 　　　年　月　日

主管院长意见：

签名：
　　年　月　日

第三十七节 研究生导师管理制度

文件名称	研究生导师管理制度	文件编号	YY－KJ－×× ×
制定部门	× × ×	版本号	1.0
生效日期	20× ×－× ×－× ×	页数/总页数	× / × ×
修订日期	20× ×－× ×－× ×	有效期至	20× ×－× ×－× ×

1 **目的**:科学、规范管理研究生指导教师(以下简称导师)队伍,提高研究生培养质量。

2 **范围**:适用于医院研究生导师。

3 **定义**:研究生导师指经医院同意,医学院审批,指导研究生临床、科研等方面学习的教师。

4 **权责**:研究生与继续教育管理科负责研究生导师的申报、日常管理及考核。

5 **内容**

5.1 **遴选**:符合医学院硕士研究生导师遴选条件,由本人提出申请,如实填写《医学院硕士学位研究生指导教师资格申请表》,并提供职称、学历、学位、论文、专著、科研项目等相关材料的复印件(一式二份),交至研究生与继续教育管理科,经医院医学教育委员会讨论批准后,上报医学院研究生处审批。通过后颁发研究生导师证书。

5.2 研究生导师每年按规定时间将计划招收研究生名额上报研究生与继续教育管理科,由研究生与继续教育管理科与医学院研究生处协调招生事宜。

5.3 研究生导师对研究生实施全程指导。根据专业培养方案,组织或参与研究生指导小组制订研究生培养计划,确定研究生学位论文课题,督促研究生完成课题的开题报告,并上报研究生与继续教育管理科。

5.4 了解研究生学位课程的学习情况,指导研究生学位论文课题研究过程(查阅文献、开题报告、研究实践、中期检查、记录与数据、审阅论文、指导答辩)。

5.5 导师应为研究生提供必需的学习、科研或临床实践的条件。对专业学位的研究生,要负责研究生的临床技能培训,定期抽查考核,指导临床实践培养的全过程。对科学学位的研究生,要有明确的研究方向,清晰的科研思路,并进行科学研究或承担专门技术的全面训练。科研项目及经费充足,能持续不断地开展教学和研究工作,提高创新能力。

5.6 研究生导师应定期与医学院研究生处沟通,协商研究生的招生和培养事宜。

5.7 **研究生导师津贴**

5.7.1 招生津贴:硕士研究生导师每单独招收一名硕士研究生,一次发放招生津贴2000元,如果以导师组招收,组长占40%,其余成员均分。博士研究生导师每单独招收一名博士研究生,一次发放招生津贴3000元。

5.7.2 书报费:硕士生导师每人每年500元,博士生导师每人每年1000元,导师组成员减半。

5.7.3 导师津贴:博士生导师每单独招收一名博士研究生,每月享受津贴每生300元,硕士生导师每月每生200元。如果以导师组招收,组长每月每生100元,其余成员每月每生60元。

5.7.4 如果指导的研究生延期毕业,对该研究生延期阶段的工作医院不发放导师津贴。若研究生延期后仍无法通过学位论文答辩,则视具体情况而定,若因导师未履行职责而造成,则扣回该生的所有导师津贴。

6 流程:无。

7 相关文件:无。

8 使用表单:无。

批准人: 签署日期:

审核人: 发布日期:

第四章　后勤保障与安全管理

第一节　×××年度医院环境安全管理计划

文件名称	×××年度医院环境安全管理计划	文件编号	YY－HA－×××
制定部门	×××	版本号	1.0
生效日期	20××－××－××	页数/总页数	×/××
修订日期	20××－××－××	有效期至	20××－××－××

1　**目的**:确保医院建筑物、地面和设施,不会给患者、患者家属、员工和探访者造成伤害或带来风险。

2　**范围**:全院。

3　**定义**:无。

4　**权责**

  4.1　**院长**:统筹年度计划及执行情况。

  4.2　**分管副院长**:协助院长统筹年度计划与执行情况。

  4.3　**医院质量与安全管理委员会**:核准年度医院环境安全管理计划。

  4.4　**设施与环境安全管理委员会**:审核、督导医院环境安全管理相关制度和管理计划的有效落实。

  4.5　**总务科**:负责制订实施医院环境安全管理计划,为全院环境安全提供保障、应急支援工作,负责医院内小型的拆除及修缮工程(质保期外)并进行施工前风险评估。下设班组(高低压配电室、水电维修组、污水站、动力中心和总务库房)负责执行医院环境安全管理计划。

  4.6　**基建科**:负责医院基本建设、临时建设和修缮工程(质保期内),并进行施工风险评估,使之符合医院管理的各项要求。

  4.7　**感染控制科**:负责对医院所有施工项目进行医院感染风险评估及督导改善。

  4.8　**保卫科**:负责对医院所有施工现场进行巡查。

  4.9　**人力资源部**:负责对医院新员工进行医院环境安全岗前培训。

5　**内容**

  5.1　**环境风险评估**

    5.1.1　设施与环境安全管理委员会规划和实施医院环境安全风险评估,明确可能带来伤害或危害的安全风险项目。

    5.1.2　若医院内实施新的施工项目,施工负责部门应会同工程施工方和相关科室,在施工前进行一次风险评估。

  5.2　**环境危害风险防范**

    5.2.1　设施与环境安全管理委员会每月对住院楼、门诊楼、行政楼、教学楼等全院环境设施进行检查,对异常情况及时反馈给相关部门及科室,督导整改。

    5.2.2　总务科及相关科室每周对辖区内环境设施进行全面检查,发现问题进行整改。检查内容如下。

5.2.2.1 地板及过道是否干净、整洁,有无破损、松动。

5.2.2.2 墙壁是否完好无损,有无发霉、污迹,瓷砖有无脱落,电线、电缆有无裸露、垂掉;张贴物是否有安全隐患。

5.2.2.3 天花板有无松动等安全隐患。

5.2.2.4 建筑外墙瓷砖有无脱落,墙壁有无裂缝,附属物有无安全隐患。

5.2.3 紧急呼叫铃。

5.2.3.1 为保证患者、患者家属、员工和探访者突然滑倒,或身体不适等紧急状况时,能立即获得救助,医院在卫生间安装紧急呼叫铃。

5.2.3.2 总务科每月对所有呼叫铃进行检查。如有异常状况,立即进行整改,参照《电工组工作制度》执行。

5.2.4 防坠落保护:通往天台的通道加设门禁,防止人员发生坠落事件;对住院楼落地玻璃加装防护设施;对门诊二楼大厅加装防护设施;对住院楼、门诊楼楼顶平台加装防护设施。

5.2.5 防坠井保护:对维修作业的水井盖加装防坠井保护设施。

5.2.6 路面修复:对全院主干道路面进行修复。

5.2.7 卫生间:完善隔挡门扣等设施,确保人员发生意外状况时能及时得到救助。

5.2.8 警告标识。

5.2.8.1 针对可能产生高热、触电、割伤且不能移除地点的设施,加设警告标识。此部分由设施使用部门及科室负责日常安全管理,总务科依科室需求进行设施修缮。

5.2.8.2 针对患者可能跌倒的高风险区域,如楼梯、台阶、斜坡等公共区域粘贴警示标识。

5.2.9 作业与防护:环境清理或特殊作业执行时,必须设置警告标识,并进行周边管制,留下足够的空间供行人安全通过,避免作业期间工作器具伤及人员。

5.2.10 工程施工管理。

5.2.10.1 医技综合楼的建设根据国家相关法律法规执行。施工期间,由基建科、感染控制科每周对施工现场进行巡查,保卫科每日对施工区域进行巡查。

5.2.10.2 修缮、改造。

5.2.10.2.1 按照《医院施工感染风险管理制度》及《工程施工管理制度》进行工程风险评估,评估内容包括空气质量、感染控制、公用设施、噪声、振动、有害物质、紧急服务和其他医疗服务影响。根据评估结果进行防护,设置警告标识,加围挡进行环境安全防护。

5.2.10.2.2 施工期间由保卫科、总务科、感染控制科每日对施工现场进行巡查。

5.2.10.2.3 施工结束进行项目验收。

5.3 教育培训

5.3.1 岗前培训。

5.3.1.1 院级培训:根据《员工培训制度》,由人力资源部组织对医院新员工进行医院环境安全岗前培训,包括医院整体环境、建筑功能划分及院内科室分布等介绍。

5.3.1.2 科级培训:科室对新入职员工进行本岗位工作环境的培训。

5.3.2 在职培训:总务科每年对全院在职员工进行医院环境安全培训。外包单位对外包员工负责统一培训。

5.4 质量管理

5.4.1 内部监测:通过内部巡检、巡视方式进行评价分析和持续改进。本年度重点监测指标为紧急呼叫铃完好率。

5.4.2 持续性监测指标:根据监控指标做出的改进活动,每季度向设备与环境安全管理委员会报告。

5.4.3 事件监测:通过紧急事件及不良事件通报,监测环境安全质量,制订次年环境安全管理计划。

5.5 **计划与修改**:每年至少更新一次,当医院环境发生变化时,对该计划进行审核和更新。

6 流程:无。

7 相关文件

7.1 《中华人民共和国建筑法》

7.2 《中华人民共和国环境保护法》

7.3 《中华人民共和国电力法》

7.4 《国际联合委员会(JCI)医院评审标准》(第六版)

7.5 《工程施工管理制度》

7.6 《医院施工感染风险管理制度》

7.7 《电工组工作制度》

7.8 《员工培训制度》

8 使用表单:无。

批准人: 签署日期:

审核人: 发布日期:

第二节 ××××年度安全保卫管理计划

文件名称	××××年度安全保卫管理计划	文件编号	YY－HA－×××
制定部门	×××	版本号	1.0
生效日期	20××－××－××	页数/总页数	×/××
修订日期	20××－××－××	有效期至	20××－××－××

1 **目的:**预防事故和灾害;降低和控制危害与风险;为患者、患者家属、探访者、员工及外来人员提供安全可靠的环境。

2 **范围:**全院。

3 **定义:**安全保卫指保护医院的财产,以及患者、患者家属、探访者、员工及外来人员远离危害。

4 **权责**

4.1 **员工:**配合医院的治安工作,参与治安培训、演练并协助保卫科开展治安应急处理工作。

4.2 **部门及科室负责人:**积极配合医院安保工作,组织员工参与治安培训、演练并协助保卫科开展安保应急处理工作。

4.3 **保卫科:**安排安保人员巡视医院内安全、疏导医院内道路交通、监控设施管理及全院治安安全,应急情况下对安保人员进行调度。

4.4 **设施与环境安全管理委员会:**负责审定医院《年度安全保卫管理计划》,监督医院日常安保工作的落实情况,每季度向医院质量与安全管理委员会汇报安全保卫工作。

4.5 **医院质量与安全管理委员会:**负责核准医院《年度安全保卫管理计划》。

4.6 **分管副院长:**协助院长统筹年度计划及执行情况。

4.7 **院长:**统筹年度计划及执行情况。

5 **内容**

5.1 **治安巡查:**保卫科安装巡更系统,设置巡查小组,配备巡更棒,三小时对全院巡查一次。

5.2 **执勤点设置:**全院共设置治安执勤点 4 个。分别为医院大门、门诊大厅、住院楼大厅及行政楼。

5.3 **院内交通管理**

5.3.1 当院内车辆达到饱和时,入口安保人员引导车辆有序停放。

5.3.2 发生紧急情况(急危重症患者、突发情况等)时,车辆从 120 绿色通道入内并做好登记。

5.4 **人员身份信息识别**

5.4.1 医院员工和学生:上班期间佩戴医院配发的工牌进行识别。

5.4.2 门诊患者:凭承载患者信息的门诊病历,检查单上的患者姓名及出生年月日进行识别。

5.4.3 住院患者:凭腕带信息上的姓名及出生年月日进行识别。

5.4.4 其余人员详见《人员身份识别及管控制度》。

5.5 **门禁管理:**在门诊楼重点区域及住院楼各病区,治疗室等设置门禁。21:00 至次日 6:00,各病区门禁关闭,探视按《探视陪护管理制度》执行。

5.6 **重点防护区域:**根据本院历年治安事件发生的案例,以及发生突发事件后的危害程度,得出本院高风险区域,这些区域涉及药物、财产被盗,以及医患人员人身安全等潜在威胁,设为重点防护区域,并配备视频监控,安保人员两小时对这些重点区域巡查一次,消除潜在隐患。

5.7 监控系统

5.7.1 本院装有视频监控摄像头,实现全院监控的全方位覆盖,保障医院安全。

5.7.2 视频存档资料由消防监控室负责保管,保存期限至少30日,调阅和拷贝视频需填写《视频监控信息调阅/拷贝申请表》。

5.7.3 报告和监视:发生异常事件或安全事件时,发现者应立即通报保卫科消防监控室,消防监控室立即通知就近安保人员赶至事发地点处理问题,同时调取该位置的监控视频。

5.8 应急预案

5.8.1 制定《偷盗、抢劫和诈骗应急预案》应对治安突发事件。

5.8.2 制定《婴儿失窃/儿童走失应急预案》应对婴儿失窃及儿童走失突发事件。

5.8.3 制定《暴力伤医应急预案》应对暴力伤医突发事件。

5.9 教育培训

5.9.1 新入职员工培训:加强员工治安事件宣传力度,对新员工进行岗前培训,掌握基本治安防盗措施,提高员工安全意识。

5.9.2 在职员工培训。

5.9.2.1 保卫科员工:每季度进行安保业务知识和技能培训,提高安保人员业务水平及专业技能,并能熟练掌握安保设备的使用。

5.9.2.2 全院员工:提高员工应对突发事件的处理能力,更好地保护自己,掌握基本治安防盗防骗和防暴措施,提高安全意识,每年对全院员工进行安全保卫知识培训一次。

5.10 监测指标:持续性监测可以帮助医院维持一个安全的医疗环境,根据监控指标做出的改进活动,每季度向设施与环境安全管理委员会上报。

指标名称	阈值	资料来源
医院员工和患者及家属财务失窃例数	每季度例数≤3例	财物失窃记录表

5.11 计划更新和审核:每年至少更新一次,在医院环境发生变化时对该计划进行审核和更新。

6 流程:无。

7 相关文件

7.1 《中华人民共和国治安管理处罚法》

7.2 《国际联合委员会(JCI)医院评审标准》(第六版)

7.3 《人员身份识别及管控制度》

7.4 《探视陪护管理制度》

7.5 《门禁管理制度》

7.6 《偷盗、抢劫和诈骗应急预案》

7.7 《婴儿失窃/儿童走失应急预案》

7.8 《暴力伤医应急预案》

8 使用表单:无。

批准人:　　　　　　　　　　　签署日期:

审核人:　　　　　　　　　　　发布日期:

第三节 ××××年度有害物质管理计划

文件名称	××××年度有害物质管理计划	文件编号	YY－HA－×××
制定部门	×××	版本号	1.0
生效日期	20××－××－××	页数/总页数	×/××
修订日期	20××－××－××	有效期至	20××－××－××

1 **目的**:为使本院有害物质在采购、储存、使用和废弃时,能被安全地处理与控制,以实现减少和控制有害物质的各种风险,防止事故和人员伤害的发生及提供安全的环境。

2 **范围**:全院。

3 **定义**

  3.1 **有害物质**:指人类在生产条件下或日常生活中所接触的,能引起疾病或使健康状况下降的物质。世界卫生组织(WHO)对有害物质和废物的分类如下:传染性、病理和解剖性、药物性、化学性、重金属、压力容器、利器、基因毒性及细胞毒性与放射性。

  3.2 **危险化学品**:指具有毒害、腐蚀、刺激、毒性、爆炸、燃烧及助燃等性质,对人体、设施及环境具有危害的化学品。

  3.3 **细胞毒性药物**:指在生物学方面具有危害性影响的药物,可通过皮肤接触或吸入等方式造成包括生殖系统、泌尿、肝肾系统的毒害、致畸或损害生育功能。

  3.4 **医疗废物**:指医疗卫生机构在医疗、预防、保健及其他相关活动中产生的,具有直接或间接感染性、毒性及其他危害性的废物。包括感染性废物、病理性和解剖性废物、损伤性废物、药物性废物和化学性废物。隔离传染病患者或疑似传染病患者产生的生活垃圾依照感染性废物处理。

  3.5 **化学性废物**:包括医疗废物中的化学性废物,以及非医疗废物中的化学性废物,如废油、废电池等。

4 **权责**

  4.1 **员工**:执行有害物质管理相关制度,积极参加培训及演练。

  4.2 **设施与环境安全管理委员会**:负责审定医院《年度有害物质管理计划》,监督有害物质日常管理工作的落实情况,每季度向医院质量与安全管理委员会汇报有害物质管理工作。

  4.3 **医院质量与安全管理委员会**:负责核准医院《年度有害物质管理计划》。

  4.4 **分管副院长**:协助院长统筹年度计划及执行情况。

  4.5 **院长**:统筹年度计划及执行情况。

  4.6 **其他科室权责如下表**。

科室	管理职责
总务科	1. 民用危险化学品购买与存储管理
	2. 洗眼器及冲淋等防护设施的检查
药学部	1. 实验室使用的危险化学品的购买、存储及管理
	2. 细胞毒性药物的购买、存储、使用及管理
	3. 消毒试剂的购买、存储、使用及管理

续表

科室	管理职责
保卫科	1. 制定 MSDS 及有害物质标识,以供全院使用
	2. 每年审核、更新全院有害物质清单,及时更新 MSDS
	3. 每月根据危险化学品清单对各科室使用和存储情况进行检查
	4. 组织员工进行有害物质的相关知识培训
感染控制科	1. 对全院医疗废物的回收与暂存,交由具有专业资质的公司处理
	2. 根据各科室有害物质清单配备个人防护用品,并定期检查
	3. 配备有害物质应急处置箱,并定期检查。
检验科 病理科	负责实验室试剂的存储、使用及管理
医务处	汇总整理有害物质泄露不良事件报告并分析,提出改进意见
设备供应科	1. 负责管理医院的医用气体,以及压力容器的保养、维护、修复和医疗设施设备巡检计划的拟订
	2. 负责实验室试剂的采购
招标采购办公室	负责对有害物质相关厂商进行资质审核及备案
使用科室	1. 负责科室内有害物质存储及出入库登记管理
	2. 张贴及悬挂有害物质标识及 MSDS
	3. 规范执行有害物质存储、使用及废物的处理
	4. 检查洗眼器、冲淋设施、应急处理箱等防护器材的完好性
	5. 进行有害物质泄露应急演练

5 内容

5.1 有害物质采购

5.1.1 有害物质的评价和采购根据采购流程,由相关管理部门负责,使用部门应尽可能选用无害或有害程度较低的产品。

5.1.2 采购部门购买时需选择有资质的供应商。

5.2 建立有害物质清单：《医院有害物质清单》由使用部门填报,保卫科进行汇总核实;当科室有害物质清单内容发生改变,三个工作日内报告保卫科;保卫科每年发布医院有害物质清单信息。

5.3 有害物质的存储和使用

5.3.1 危险化学品:按照《危险化学品管理制度》执行。

5.3.1.1 使用人员应熟悉危险化学品的特性。使用方法正确,熟练掌握泄露及暴露后的紧急处理措施。

5.3.1.2 危险化学品的出、入库记录应详细准确。

5.3.1.3 危险化学品仅限规定用途使用,使用前要查看有效期,按照"先进先出"的原则,不得使用过期的危险化学品。

5.3.1.4　危险化学品启封后应注明启用日期。

5.3.1.5　危险化学品必须存放于专用场地或专用存储箱内,进行分类存放,并文字标识清
楚;危险化学品存储应符合 MSDS 要求,备有消防器材。

5.3.1.6　根据危险化学品的特性配备个人防护用品。

5.3.2　细胞毒性药物。

5.3.2.1　细胞毒性药物按照《细胞毒性药物管理制度》执行。

5.3.2.2　所有细胞毒性药物都应在生物安全柜内配置,废物按药物性废物处理。

5.3.2.3　配置好的细胞毒性药物用专用袋包好,袋上贴有安全标识,使用专用配送箱送到使
用科室。

5.3.3　实验室试剂:按照《实验室试剂及耗材管理程序》《生物安全管理程序》执行,避免因使
用不当造成对人员的危害及设备的损坏。

5.4　**有害物质相关标识如下表所示**

爆炸物	加压气体	易燃物
氧化物	警告	健康危害
有毒	腐蚀	水生环境危害
生物安全		

5.5　有害物质和有害废物的检查

5.5.1　各使用部门负责人对本部门有害物质的存储和使用情况进行检查。包括储存时有无外溢,各类标识是否完整,操作者是否按规程使用等。

5.5.2　各部门负责权责范围内的有害物质和有害废物的检查。

5.6　有害废物的处理

5.6.1　化学性废物的处理。

5.6.1.1　使用科室将化学性废物收集在专用容器中,粘贴标识,密闭后单独存放。

5.6.1.2　按化学性废物分类存放,由具有资质的专业公司进行回收。

5.6.2　医疗废物的处理按照《医疗废物管理制度》执行。

5.6.2.1　医疗废物包装物使用本院统一配发的带有警示标识和警示说明的黄色医疗垃圾袋、利器盒存放;医疗废物包装后不得对其分拣,不得用手压实,避免被利器刺伤;废物容量不得超过 3/4,应当使用有效的封口方式,使包装物或容器的封口紧实、严密,扎口后填写和粘贴"医疗废物标识卡"。

5.6.2.2　医疗废物中病原微生物的培养基、标本和菌种、毒种保存液等高危险废物,应当首先在产生地点进行高压蒸汽灭菌,然后按感染性废物收集处理。

5.6.2.3　医疗废物全部放置周转桶内,不得随便堆放在地面上,装运过程中包装袋有破损,应外置一层包装袋,周转桶外表面不得有明显污迹。

5.6.2.4　医疗废物暂存处应有明显的医疗废物警示标识,有防鼠、防蚊蝇、防蟑螂的措施,门窗安全性能完好,专人上锁管理。医疗废物专职人员负责与专业医疗废物处置公司进行交接。

5.7　有害物质供应商资质管理:招标采购办公室负责收集供应商的营业执照、生产许可证及相关注册资质,并定期审核保证在有效期内。

5.8　有害物质泄漏及暴露处理

5.8.1　各科室根据有害物质品类配备有害物质应急处置箱,并制定《有害物质泄漏/暴露应急预案》,每年至少演练一次。

5.8.2　如发生有害物质泄漏及暴露,按照《有害物质泄露/暴露应急预案》进行处置,并按照《医疗安全(不良)事件管理制度》进行上报和处理。

5.9　持续性监测指标:持续性监测可以更好地管理有害物质,维持一个安全的医疗环境,根据监测指标做出改进措施,每季度向设施与环境安全管理委员会上报。

指标名称	公式	阈值	资料来源
危险化学品管理合格率	$\dfrac{规范管理危险化学品的部门数量(分子)}{全院使用或存储危险化学品的部门数量(分母)}$	≥90%	保卫科每季度检查记录

5.10　教育培训

5.10.1　岗前培训。

5.10.1.1　院级:由保卫科每年对新入职员工进行有害物质管理岗前培训,内容包括有害物质概念、分类及泄漏、暴露处理原则。

5.10.1.2　部门及科室员工培训:各部门及科室对新入职员工进行科室相关有害物质管理培训,内容包括有害物质种类、使用规范、防护措施及泄漏、暴露处置流程。

5.10.2　继续教育。

5.10.2.1 院级:每年由保卫科对全院员工进行有害物质管理培训,内容包括全院有害物质
       种类及使用规范;有害物质泄漏及暴露不良事件的分析与防范。

  5.10.2.2 部门及科室员工培训:各部门及科室每年对员工进行有害物质管理培训和演练至
       少一次,内容包括科室有害物质种类、使用规范、防护措施及泄漏、暴露处置流程;
       科室有害物质泄漏及暴露不良事件的分析与防范;对每年的演练进行评价、分析。

 5.11 **计划更新和审核**:每年至少更新一次,在医院环境发生变化时对该计划进行审核和更新。

6 **流程**:无。

7 **相关文件**

 7.1 《国家危险废物名录》(2016 年版)

 7.2 《易制毒化学品管理条例》(2016 年修正)

 7.3 《国际联合委员会(JCI)医院评审标准》(第六版)

 7.4 《危险化学品管理制度》

 7.5 《医疗安全(不良)事件管理制度》

 7.6 《医疗废物管理制度》

 7.7 《细胞毒性药物管理制度》

 7.8 《实验室试剂及耗材管理程序》

 7.9 《生物安全管理程序》

 7.10 《员工培训制度》

 7.11 《有害物质泄露/暴露应急预案》

8 **使用表单**:无。

批准人: 签署日期:

审核人: 发布日期:

第四节 ××××年度消防安全管理计划

文件名称	××××年度消防安全管理计划	文件编号	YY－HA－×××
制定部门	×××	版本号	1.0
生效日期	20××－××－××	页数/总页数	×/××
修订日期	20××－××－××	有效期至	20××－××－××

1 **目的**:降低火灾风险,加强消防安全管理,保障发生火灾时医院的患者、患者家属、探访者、员工及外来人员的生命财产安全。

2 **范围**:全院。

3 **定义**:消防安全指保护财产和人员远离烟火。

4 **权责**

4.1 **员工**:积极配合医院消防安全工作,参与消防培训、演练,协助保卫科开展消防应急处理工作。

4.2 **部门及科室负责人**:积极配合医院消防管理工作,组织员工参与消防培训、演练,并协助保卫科开展消防应急处理工作。

4.3 **预防保健科**:负责全院控烟管理工作。

4.4 **保卫科**:负责医院日常的消防安全管理及监督工作;消防监控室24小时对医院消防安全情况进行监控,发生突发情况时,立即通知就近安保人员去现场查看,并及时反馈情况进行处理;安保人员每日进行防火巡查一次,并记录。

4.5 **设施与环境安全管理委员会**:负责审定医院年度消防安全管理计划,监督日常消防安全工作落实情况,每季度向医院质量与安全管理委员会汇报消防安全管理工作。

4.6 **医院质量与安全管理委员会**:负责核准医院年度消防安全管理计划。

4.7 **分管副院长**:协助院长统筹年度计划及执行情况。

4.8 **院长**:统筹年度计划及执行情况。

5 **内容**

5.1 **降低火灾风险策略**

5.1.1 各部门要保持室内整洁,周围通道及安全出口畅通,各种杂物应及时清除干净。

5.1.2 非紧急情况下禁止擅自动用消防器材和各种报警设备。

5.1.3 控制易燃、易爆危险物品的存放数量,认真做好该类危险物品的安全管理工作。

5.1.4 严格用火、用电管理,动用明火、电、气、焊等必须在保卫科办理《动火许可证》,经批准后在指定范围内使用,同时做好相关消防防护、配备灭火器等,未经批准,严禁使用。

5.1.5 保卫科对施工现场进行监督,每日巡查一次,并记录。

5.2 **消防安全管理措施**

5.2.1 消防设施配备充足,发生火灾时可以及时控制及扑灭火势,每月派专人对全院消防灭火设施巡查一次,发现问题及时整改,使其处于正常工作状态。

5.2.2 医院消防报警系统由专业的消防工程公司进行定期的检查测试和维护保养,保障系统正常发挥作用。

5.2.3　保卫科在各楼层张贴疏散路线图,可以很好地引导人员疏散。

5.2.4　更换老旧破损防火门,确保发生火灾时可以很好地隔离烟雾和火势。

5.2.5　安保人员每日进行消防巡查一次,重点防火部位两小时一次,其他区域三小时一次。

5.2.6　保卫科对员工进行消防知识培训和演练,增加消防安全意识和应急能力。

5.3　消防设施

5.3.1　本院的消防设施主要包括感烟火灾探测器、感温火灾探测器、气体灭火系统、消火栓、喷淋灭火系统、可移动灭火器、灭火毯、防火卷帘、防火门、广播系统、消防报警系统、微型消防站和城市消防远程监控系统等。

5.3.2　新增门诊楼、教学楼、行政楼、院前急救楼等区域的消防报警设施和广播系统;儿科配备袋鼠带,提高逃生效率;增加疏散指示牌。

5.4　消防维保:消防维保单位主要的维护和保养内容如下。

5.4.1　火灾报警系统:包括报警主机、总线隔离器、火灾报警显示盘、智能感烟探测器、智能感温探测器、手动报警按钮、消火栓按钮、信号阀、水流指示、监视模板。

5.4.2　联动控制系统:包括消防泵、喷淋泵、防火调节阀、排烟防火阀、排烟口、送风口、电梯归底、防火卷帘。

5.4.3　室内消火栓系统:包括消防泵及消火栓按钮联动控制。

5.4.4　自动喷水灭火系统:包括喷淋泵、水流指示器、压力开关联动控制及自动报警控制主机。

5.4.5　排烟系统:包括风机和相关阀的联动控制。

5.4.6　广播:全院消防广播。

5.5　人员的疏散:详见《内部火灾应急预案》。

5.5.1　为方便医患人员的疏散,医院各区域设有安全疏散标识,发生火灾时,该区域消防自卫编组引导医患人员向着正确的方向疏散,及时逃离火灾区域。

5.5.2　医院各楼层出入口均安装防火门,医患人员全部逃离火灾区域后,关闭防火门可以很好地隔离烟雾和火势的蔓延速度,增加医患人员的逃生率。

5.6　控烟管理:根据《××市控烟管理办法》,本院除吸烟区外所有区域禁止吸烟,本院所有员工均有义务对吸烟者进行劝导,及时劝阻和纠正吸烟行为,劝其到医院吸烟区吸烟,发现烟头及时处理。若有临终患者或精神情况异常的患者要求吸烟,通过医疗评估后允许其到通风僻静的地方吸烟,并做好防护措施。

5.7　重点防火区域

5.7.1　消防风险评估:针对手术室压力关系、防火隔离、烟雾隔离、危害区域、安全出口、厨房油脂烹饪设备、被服间和垃圾台、紧急电力系统和设备、医用气体和负压系统部分消防风险评估,根据现况和风险点采取相应的措施,具体见《消防风险评估》。

5.7.2　根据全院各科室的不同情况,从患者安全角度思考,并结合消防风险评估将火灾高风险科室和发生火灾难以疏散的区域确定为重点要害部门,为重点防火区域,这些区域均配备相应的灭火设施,保卫科每两小时对这些重点部门巡查一次,并记录,发现隐患立即通知部门负责人整改。

5.7.3　重点防火区域:儿科、产科、手术室、餐厅、垃圾台、高低压配电室、病区药房、药库、被服间、液氧站、重症医学科、病案库房、档案室、制氧站、发电机房。

5.8　教育培训

5.8.1　新入职员工培训:对新入职员工进行消防安全知识的教育和培训,掌握基础消防设施的使用方法,提高消防安全意识。

5.8.2 全院性培训:保卫科每年分批次对全院所有员工进行消防知识培训,讲授消防安全知识,保证全院员工人人参与培训,掌握消防知识。

5.8.3 保卫科每年举行一次消防实操培训,由专业人员讲解灭火器的使用和消防安全知识,使员工可以在培训现场了解并亲自使用灭火器,提高员工的动手能力。

5.8.4 保卫科加强对特殊科室(重症医学科、儿科、手术室等)的消防培训力度,确保科室人员熟悉消防知识及火灾发生后各自的消防角色分工。

5.8.5 保卫科每年进行一次全院消防演练,并对全院各科室进行现场模拟演练,根据各科室不同情况一一进行演练辅导,现场讲解灭火器、消火栓及逃生应急箱的使用方法,确保发生火灾时,该区域人员分工明确,可以及时并冷静的应对突发事件。

5.9 监测指标

5.9.1 对员工进行消防安全知识考核,提高员工的消防安全意识,普及消防安全知识并增加员工的逃生自救能力。

5.9.2 持续性监测可以帮助消防安全管理项目,维持一个安全的医疗环境,根据监测指标做出改进措施,每季度向设施与环境安全管理委员会上报。

指标名称	公式	阈值	资料来源
疏散指示牌合格率	$\dfrac{\text{合格的疏散指示牌数}}{\text{疏散指示牌总数}}$	100%	巡查记录

5.10 **计划更新和审核**:每年至少更新一次,在医院环境发生变化时对该计划进行审核和更新。

6 **流程**:无。

7 **相关文件**

7.1 《中华人民共和国消防法》

7.2 《国际联合委员会(JCI)医院评审标准》(第六版)

7.3 《××市控烟管理办法》

7.4 《内部火灾应急预案》

7.5 《控烟管理制度》

8 **使用表单**:无。

批准人:　　　　　　　　　　　签署日期:

审核人:　　　　　　　　　　　发布日期:

第五节　×××年度医疗设备管理计划

文件名称	×××年度医疗设备管理计划	文件编号	YY－HA－×××
制定部门	×××	版本号	1.0
生效日期	20××－××－××	页数/总页数	×/××
修订日期	20××－××－××	有效期至	20××－××－××

1　**目的:**加强医疗设备安全管理,降低使用风险,保证医疗设备使用操作人员得到有效培训,医疗设备得到有效保养、维护、维修,促进医疗设备安全、有效使用。

2　**范围:**适用于全院医疗设备的管理。

3　**定义:**医疗设备指与医疗活动直接相关的设备,包括诊断类、治疗类和辅助类设备。

4　**权责**

　4.1　**员工:**接受本岗位必需的院、科岗前与在职培训,能够正确使用医疗设备,降低医疗设备使用风险,达到岗位要求。

　4.2　**医疗设备使用科室:**负责管理本科室的医疗设备,制定使用管理制度,做好日常检查保养和使用登记工作。

　4.3　**设备供应科:**负责管理医院各类医疗设备的保养、维护与维修,医疗设备巡检计划拟订和医用计量器具的管理,与业务管理部门配合做好医疗器械不良事件的监测和报告工作。

　4.4　**招标采购办公室:**负责医疗设备的招标采购和合同管理。

　4.5　**医学装备管理委员会:**审议和制定医院《医疗设备管理制度》和《医疗设备年度管理计划》,制订医院医疗设备规划和年度采购计划,监督和指导医疗设备临床使用安全管理工作。

　4.6　**分管院领导:**审批年度计划与执行情况报告。

　4.7　**医院质量与安全管理委员会:**负责确认《医疗设备年度管理计划》。

5　**内容**

　5.1　**医疗设备使用风险评估**

　　5.1.1　为了降低医疗设备使用风险,根据《中华人民共和国医药行业标准》,制定《风险评估标准》,对全院医疗设备清单中的医疗设备确定其风险等级,并每年进行讨论、修改(见附件1)。

　　5.1.2　医疗设备使用风险评估分级标准。

　　　5.1.2.1　总分在30分以上,为高风险控制目录设备。

　　　5.1.2.2　总分在15分到30分之间,为中风险控制目录设备。

　　　5.1.2.3　总分在15分以下,为低风险控制目录设备。

　　5.1.3　根据医疗设备风险评估分级进行维护与保养,执行《医疗设备风险评估管理及维护保养制度》。

　5.2　**医疗设备风险管理:**根据医疗设备的风险等级,对全院医疗设备制订相应的巡检、维护、保养周期。

　5.3　**计划与实施**

　　5.3.1　使用科室操作人员对医疗设备进行一级保养;医学工程技术人员对医疗设备进行二级保养;制造厂方或有资质的第三方机构对医疗设备进行三级保养。

5.3.2 医疗设备预防性维护清单的编制:根据评估结果生成台账。

5.3.3 检查和维护策略:为了使预防性维护清单中的医疗设备能有效、安全和可靠运行,采用了不同的检查和维护策略,主要包括预防性维护、定期检查、校正性维护和设备巡查中的目视检查。

5.3.4 医疗设备的检查、测试和维护。

5.3.4.1 根据维护和测试方案对预防性维护清单中的所有医疗设备进行检测、维护与保养,记录检测结果并设定维护间期以减少临床使用风险。

5.3.4.2 性能测试包括计量器具的计量检定、压力容器的安全性能测试等。

5.3.4.3 对新购置设备在使用前进行检查测试,以后根据设备的使用年限、使用情况或厂家建议和风险评估结果进行定期检查测试。

5.3.5 医疗设备风险告知:根据医院的实际使用情况,安排专人对政府监管部门的通知和通告进行查询,及时将政府监管部门和生产厂商发布的医疗设备风险警示,以书面形式通知有关医疗设备使用科室。

5.3.6 安全监测和报告:医疗设备在使用过程中发现患者伤害或死亡事件,按照《医疗安全(不良)事件管理制度》上报及改进,并根据《医疗器械(不良)事件监测和再评价管理办法》上报国家药品不良反应监测中心。

5.3.7 召回管理:出现下列情况时需进行召回。

5.3.7.1 使用科室或设备供应科工作人员发现所使用的医疗器械存在缺陷。

5.3.7.2 食品药品监督管理部门发布的医疗器械警讯。

5.3.7.3 医疗器械生产厂家通知的缺陷召回。

5.3.8 应急处理预案:医疗设备应急预案由设备供应科制定,它包含设备故障时的通用流程;设备故障时如何应急处理;如何取得备用医疗设备;如何获取维修服务;在应急情况下的联系方式。具体执行《医疗设备调配应急预案》和《医疗设备故障应急处理预案》。

5.3.9 日常维修:设备供应科负责管理本院所有医疗设备的维修工作。分管区域工程师应根据维修流程负责自己分管区域的医疗设备维修,记录维修过程并进行原因分析,及时录入计算机管理系统。

5.3.10 保修合同评估管理:医疗设备使用科室在保修申请表上填写申请理由,设备供应科分管区域工程师根据设备使用情况和购买保修原则进行评估,经设备供应科负责人审核,院领导审批,批准后由招标采购办公室和设备供应科负责具体实施。分管区域工程师和使用科室操作人员应对保修合同的实施情况按规定进行评估。

5.4 监测机制

5.4.1 报告和监测:医疗设备管理计划是一个广泛信息收集和评估系统,它是整个环境管理计划的一部分。它被用来识别和记录那些对患者的安全和医疗质量有不利影响的医疗设备问题、故障和人为错误。设备供应科在获得医疗设备的这些安全问题,或接到医疗设备有关的风险报告后应与业务管理部门一起进行调查,并将调查结果和准备开展的改进活动上报医学装备管理委员会。

5.4.2 持续监测指标:持续监测指标有助于加强医疗设备安全管理并维持一个安全有效的医疗环境,××××年度的重点持续监测指标为当月医疗设备重复维修率,目标值≤5%。

5.5 教育培训

5.5.1 设备供应科新入职员工需接受相应岗前培训。

5.5.1.1　设备供应科管理制度的培训学习。

5.5.1.2　与工作相关的安全培训。

5.5.1.3　对设备的维修、管理、预防性维护及性能测试等操作培训。

5.5.2　医疗设备工程师的教育培训:通过继续教育和在职培训等多种形式,加强医疗设备工程师的专业技术、专业知识的学习,使医疗设备的维护者具有必要的知识和技能去维护和保养设备。相应的培训内容见设备供应科培训计划和培训记录。

5.5.3　设备操作人员的教育培训。

5.5.3.1　新引进医疗设备特别是贵重精密仪器设备投入使用前,设备操作人员必须经过培训学习、熟悉操作及考核合格后,才能正式上岗使用操作仪器设备。对新安装的医疗设备,应由设备提供商负责对设备操作人员进行设备操作和日常保养方面的培训。

5.5.3.2　根据实际情况确定培训学习途径:到生产厂家培训学习;到已有同类设备的医疗机构学习;向安装工程师和验收维修人员学习;仔细阅读说明书自学等。

5.5.3.3　医疗设备使用操作人员熟悉设备使用操作后,制定出标准操作流程和安全维护保养制度。

5.5.3.4　大中型医疗设备及精密贵重医疗仪器设备要求专人管理、专人操作。因工作需要必须移交他人使用操作时,应由原操作人员负责教会使用并移交操作规程和安全维护保养的注意事项。

5.5.3.5　根据国家、省、市有关部门要求安排特种设备操作人员进行定期培训。

5.5.3.6　通过教育和培训,医疗设备使用操作人员应熟悉下列内容。

5.5.3.6.1　设备的使用操作过程、应用范围和安全注意事项。

5.5.3.6.2　设备故障时的紧急预案。

5.5.3.6.3　设备故障时的报告流程。

5.6　计划审核和更新:医疗设备管理计划应至少每年更新一次,当医院设施设备发生重大变化时,对该计划进行审核和更新。

6　流程:无。

7　相关文件

7.1　《医疗器械监督管理条例》

7.2　《中华人民共和国计量法》

7.3　《医疗器械(不良)事件监测和再评价管理办法(试行)》

7.4　《医疗器械召回管理办法(试行)》

7.5　《医疗卫生机构医学装备管理办法》

7.6　《医疗器械临床使用安全管理规范(试行)》

7.7　《国际联合委员会(JCI)医院评审标准》(第六版)

7.8　《中华人民共和国医药行业标准》

7.9　《医疗安全(不良)事件管理制度》

7.10　《医疗设备调配应急预案》

7.11　《医疗设备故障应急处理预案》

7.12　《医疗设备风险评估管理及维护保养制度》

8 使用表单

《医疗设备使用风险评估表》

批准人：   签署日期：

审核人：   发布日期：

附件

医疗设备使用风险评估表

文件编号:BD－SB－×××　　版本号:1.0

评委:

日期:　　年　　月　　日

评分标准,每个类别选择一个分数	权重(P)	分数
设备属性		
生命支持	12	
监护	5	
诊断	3	
与患者直接接触	2	
与患者无接触	1	
与患者和医疗无关	0	
伤害级别		
直接死亡	14	
间接死亡	12	
伤害	6	
治疗差错	3	
不舒适感	2	
延误诊疗	1	
不直接引发问题	0	
设备特性(每存在一项加分)		
有源设备	2	
计量设备	2	
有消耗部件	1	
有活动部件	1	
无警报系统	1	
有能量、物质给予患者或者从患者身上获取	1	
基于医疗器械的预期寿命,要求对操作者或者服务人员进行再培训、再认证或专人管理	1	
应急响应(每存在一项加分)		
应有维保合同	1	
应有应急预案	1	
使用频度		
高(频度大于 100 次/日 或 8 小时/日)	5	
中(频度大于 20 次/日 或 1 小时/日)	3	
低(频度小于 20 次/日 或 1 小时/日)	1	

第六节　×××年度公用设施管理计划

文件名称	×××年度公用设施管理计划	文件编号	YY－HA－×××
制定部门	×××	版本号	1.0
生效日期	20××－××－××	页数/总页数	×/××
修订日期	20××－××－××	有效期至	20××－××－××

1 **目的**

　1.1 确保医院电力、饮用水、医用气体全天候供应,满足医院医疗工作开展需求。

　1.2 保证医院各类公用设施的使用和维护符合国家的法律、法规。

　1.3 确保在发生电力、供水、医用气体中断及设备故障失效等情况下的紧急应变处理切实有效。

2 **范围**:全院。

3 **定义**

　3.1 **公用设施**:医院所使用的高低压电力设备、生活供水系统、医用气体系统、空调、电梯、污水处理系统等设备设施。

　3.2 **医用气体系统**:包括供氧系统、负压系统和压缩空气系统。

4 **权责**

　4.1 **员工**:全院员工均需接受公用设施安全管理、维护及处置流程的培训;在应急时执行各应急预案。

　4.2 **外包单位**:遵守并执行公用设施管理规定和计划。

　4.3 **总务科**:负责制订、实施医院公用设施管理计划,供水、供电、中央空调系统、分体式空调、净化机组等公共设施的日常管理工作,并为全院公用设施的安全提供保障。

　4.4 **基建科**:负责医院基本建设、临时建设和修缮工程(质保期内),并使之符合医院管理的各项要求。

　4.5 **设备供应科**:负责医用气体供应设施设备的管理和维护。

　4.6 **保卫科**:负责广播系统的检测与维护。

　4.7 **信息科**:负责对信息机房的巡检与维护。

　4.8 **人力资源部**:负责对医院新入职员工进行公用设施管理岗前培训。

　4.9 **设施与环境安全管理委员会**:负责审议年度公用设施管理计划。

　4.10 **风险管理委员会**:负责审批公用设施管理相关应急预案。

　4.11 **医院质量与安全管理委员会**:核准年度公用设施管理计划。

　4.12 **分管副院长**:协助院长统筹年度计划与执行情况。

　4.13 **院长**:统筹年度计划及执行情况。

5 **内容**

　5.1 **公用设施的日常管理**

　　5.1.1 **标识**:控件、开关、阀门粘贴或悬挂标识,操作人员熟知各种标识含义,做到同质化管理。

　　5.1.2 **检查、测试和维护。**

　　　5.1.2.1 供电系统。

5.1.2.1.1　高低压配电：24小时值班。每小时巡查一次并记录设备运行状况,每日记录
　　　　　一次温度、湿度,如有异常,立即处理。每季度进行一次设备清洁,每年进行一
　　　　　次维护、保养。

5.1.2.1.2　配电间：每日对全院配电间进行一次巡查,并记录温度、湿度。详见《电工组工
　　　　　作制度》。

5.1.2.2　供水系统。

5.1.2.2.1　水泵房24小时值班。每小时巡查一次,并记录设备运行状况,每日记录一次
　　　　　温度、湿度。如有异常,立即处理。

5.1.2.2.2　二次供水箱每季度进行一次清洗,并依据清洗后的水质检测结果判定清洗
　　　　　效果。

5.1.2.3　空调系统,详见《空调管理制度》《净化机组管理制度》《医院空调系统清洁维护制度》。

5.1.2.3.1　中央空调：每小时巡查一次,并记录设备运行状况。出风口、冷却塔每年清洗
　　　　　一次。

5.1.2.3.2　分体式空调：总务科每年对全院立式和挂式空调统一维护与保养。使用科室
　　　　　在使用前对空调表面及风叶、滤网进行清洁,使用期间每周对空调风叶进行清
　　　　　洁,每月清洗一次过滤网。

5.1.2.4　医用气体：24小时值班。工作人员每4小时对供氧系统、空气压缩系统设备进行
　　　　一次巡查,每日对负压系统设备进行一次巡查,详见《医用气体管理制度》。

5.1.2.5　供暖：使用科室在供暖期间发现有漏水情况,及时报告修理组进行维修。每年供暖
　　　　前进行漏水测试。

5.1.2.6　污水处理系统：总余氯和pH监测每日两次,详见《污水站管理制度》。

5.1.2.7　电梯：总务科每日对电梯机房进行一次巡检;每年进行一次质量检测,并将质量检测
　　　　合格证粘贴在轿厢内;电梯的日常维护与保养由专业公司完成,总务科进行监管。

5.1.2.8　广播系统：每日进行一次测试。如有区域听不到广播,立即报告保卫科进行修理。

5.1.2.9　信息系统：值班人员每日对中心机房内各类设备进行三次检查和维护,及时发现、
　　　　报告、解决软硬件出现的故障。详见《中心机房管理制度》。

5.2　应急策略

5.2.1　供电系统。

5.2.1.1　用电负荷分级：医院用电负荷根据供电的可靠性及中断供电所造成的损失或影响
　　　　的程度,对医院用电进行优化分区(一级供电区域和二级供电区域)。

负荷等级	负荷部位	10 KV市政线电源	10 KV专供线电源	备用发电机
一级供电区域	手术室、急诊科、信息科、血液净化室、介入诊疗科、重症医学科、药房、药库、检验科、医用空气和负压系统、输血科、紧急照明灯、应急电梯、消防水泵	√	√	√
二级供电区域	设备用电、空调用电、电梯用电、日常照明、办公教学用电	√	√	

5.2.1.2 替代方案。

  5.2.1.2.1 10 KV 双电源供电。

  5.2.1.2.2 备用发电机组一台。

  5.2.1.2.3 特别重要的部门终端采用 UPS 应急电源保障。

  5.2.1.2.4 测试:备用发电机每月进行一次空载运行,每季度进行一次 30% 负载运行。每次运行 30 分钟,不包括预热和冷却时间。

5.2.1.3 紧急支援机制。

  5.2.1.3.1 与外部发电车签定紧急支援协议。

  5.2.1.3.2 与发电机油料供应商签定紧急供油协议。

5.2.1.4 紧急应变措施:详见《医院停电应急处置预案》。

5.2.2 供水系统。

5.2.2.1 供水风险分级:根据用水风险、供水负荷及停水时对用水部门造成的损失,或影响程度,将供水等级分为四级。停水可对患者生命安全构成威胁的临床医技科室为一级供水区域,停水可造成设备故障或安全风险的为二级区域,停水可影响全院医疗系统正常运行的为三级区域,停水可影响局部工作的为四级区域。

供水等级	用水区域	自来水供水	水箱供水	外援
一级供水区域	血液透析室、重症医学科、手术室、检验科、消毒供应室、内镜诊疗科、产房、急诊科、营养科、介入诊疗科	√	√	√
二级供水区域	各病区、食堂	√	√	
三级供水区域	中央空调机房	√	√	
四级供水区域	办公用水、绿化用水	√	√	

5.2.2.2 替代方案。

  5.2.2.2.1 用水负荷等级为一级、二级区域,优先满足供水需求。

  5.2.2.2.2 血液透析室为市政供水和水箱双路供水。

5.2.2.3 紧急支援机制。

  5.2.2.3.1 请市政园林局城市绿化水车支援。

  5.2.2.3.2 请区消防大队水车支援。

  5.2.2.3.3 通知桶装水供应商按协议应急供应桶装水。

5.2.2.4 紧急应变措施:详见《医院停水应急处置预案》。

5.2.3 医用气体系统。

5.2.3.1 替代方案:中心供氧系统如果遇管路故障停气时,应立即通知使用科室并协调搬运瓶装氧气,同时检查备用瓶装氧存量后通知供应商提供应急支援。

5.2.3.2 紧急支援机制:与医用氧供应商签定应急供气协议,在中心供氧系统故障时由其提供足够的瓶装氧。

5.2.3.3 紧急应变措施:《医用气体故障应急预案》。

5.2.4 公用设施的应急预案由各管理科室制定,经风险管理委员会审议通过后发布和实施,包括下列内容。

5.2.4.1　设备设施故障时的处理流程。

5.2.4.2　设备设施故障时如何在最短的时间内恢复正常运行,减小对医疗工作的影响。

5.2.4.3　其他部门如何协调响应。

5.2.4.4　在紧急情况下的联系方式。

5.3　水质监测

5.3.1　每季度对生活用水进行一次水质检测,包括所有热水器出水口、牙椅出水口。

5.3.2　用于肾透析的水,每日测试一次理化指标,每月测试一次细菌生长和内毒素情况,每年监测一次化学污染情况,并记录检测结果。

5.3.3　消毒供应室用于冲洗的纯化水,每周测试一次电导率,并记录检测结果。

5.4　教育培训

5.4.1　医院新入职员工培训。

5.4.1.1　院级:根据《员工培训制度》,由人力资源部组织对医院新入职员工进行公用设施的岗前培训。

5.4.1.2　科级:科室对新入职员工进行本科室内公用设施操作的培训。

5.4.2　继续教育。

5.4.2.1　院级:每年由总务科对医院公用设施管理进行培训。

5.4.2.2　科室:每年对特殊岗位操作人员的操作资质进行审核,确保在有效期内;对公用设施操作和维护人员进行培训,各班组制订年度培训计划,每年考核员工所具备的技术和技能不少于一次。

5.5　监测机制

5.5.1　相关科室发现公用设施的安全问题后应进行调查,并将调查结果和准备开展的改进活动上报设施与环境安全管理委员会。

5.5.2　持续性监测指标:××××年度持续性重点监测指标为电梯报修、维修及时率,目标值100%。

5.5.3　性能监测:总务科负责实施年度公用设施管理计划,以PDCA模式作为性能改进的基本工具,进行持续改进。

5.6　**计划与修改**:公用设施管理计划每年至少更新一次,当医院设施、环境发生重大变化时,应对该计划进行审核和更新。

6　流程:无。

7　相关文件

7.1　《国际联合委员会(JCI)医院评审标准》(第六版)

7.2　《配电室管理制度》

7.3　《水泵房管理制度》

7.4　《空调管理制度》

7.5　《净化机组管理制度》

7.6　《医院空调系统清洁维护制度》

7.7　《医用气体管理制度》

7.8　《污水站管理制度》

7.9　《医院停电应急处理预案》

7.10　《医院停水应急处理预案》

7.11 《医院气体故障应急预案》
7.12 《员工培训制度》
8 使用表单:无。

批准人: 签署日期:

审核人: 发布日期:

第七节 数据恢复与备份管理制度

文件名称	数据恢复与备份管理制度	文件编号	YY－HA－××
制定部门	×××	版本号	1.0
生效日期	20××－××－××	页数/总页数	×/××
修订日期	20××－××－××	有效期至	20××－××－××

1 **目的**:保证本院信息系统数据库安全稳定运行,防止数据库数据因各种原因丢失或破坏,严格规范数据库系统备份与恢复相关的工作。

2 **范围**:医院信息系统数据库。

3 **定义**

　　3.1 **数据库**:按照数据结构来组织、存储和管理数据的仓库。

　　3.2 **备份**:用于后备支援、替补使用,可以帮助保护数据库免受意外的损失。

　　3.3 **恢复**:当数据库出错或者丢失时,将备份还原的过程。

4 **权责**

　　4.1 **信息科管理员**:负责中心机房服务器的日常维护,数据的恢复与备份。

　　4.2 **信息科负责人**:组织落实相关管理制度。

　　4.3 **职能部门负责人**:配合信息科完成数据恢复与系统恢复相关辅助工作。

5 **内容**

　　5.1 数据库数据(HIS、EMR 电子病历等)实时备份在异地服务器上,并通过日常检查和应急演练检查备份数据的完整性和有效性。

　　5.2 数据库数据(HIS、EMR 电子病历等)每月初在异地备份服务器上还原一次,作为查询、测试及培训等使用。

　　5.3 数据库数据的维护及更新程序等计划性宕机,应在 20:00 以后系统应用相对较少的时间段进行,并提前通知各个应用科室,适时启动应急预案。

　　5.4 数据库数据的维护及计划性宕机不超过 1 小时。

　　5.5 数据库数据恢复后,要经过检查测试无误后方可正式使用。

　　5.6 数据库数据永久保存。

　　5.7 以上各条款须严格遵守,并由各科室人员配合执行。

6 **流程**:无。

7 **相关文件**

　　7.1 《国际联合委员会(JCI)医院评审标准》(第六版)

　　7.2 《三级综合医院评审标准实施细则》(2011 年版)

　　7.3 《文件管理制度》

8 **使用表单**:无。

批准人: 签署日期:

审核人: 发布日期:

第八节　网络运行与安全管理制度

文件名称	网络运行与安全管理制度	文件编号	YY－HA－××
制定部门	×××	版本号	1.0
生效日期	20××－××－××	页数/总页数	×/××
修订日期	20××－××－××	有效期至	20××－××－××

1　**目的**:加强医院计算机网络系统的管理,促进医院信息系统的发展和应用,保障系统有序运行。

2　**范围**:使用医院计算机网络资源的所有部门和个人。

3　**定义**

  3.1　**计算机网络系统**:利用通信设备和线路将地理位置不同、功能独立的多个计算机系统互联起来,以功能完善的网络软件实现网络中资源共享和信息传递的系统。

  3.2　**计算机网络安全**:指利用网络管理控制和技术措施,保证在一个网络环境里,数据的保密性、完整性及可使用性受到保护。

4　**权责**

  4.1　**全院员工**:按医院规章制度正确合理地使用计算机。

  4.2　**信息科管理员**:负责全院计算机设备、网络运行及软件系统的维护和管理。

  4.3　**信息科负责人**:组织落实相关管理制度,拟订本部门制度文件。

  4.4　**信息管理委员会**:负责制订医院信息化建设总体方案、年度建设计划及网络建设中有关规范和技术标准,信息科根据委员会章程履行其相应职责。

5　**内容**

  5.1　**网络运行、维护管理**:整个计算机网络系统的正常使用是以安全性、准确性和良好的服务为基础,严格管理是确保医院业务正常运行的前提。

    5.1.1　网络的运行管理。

      5.1.1.1　信息科管理员是网络系统技术管理的直接责任者,应以实现系统功能为目的,以满足用户需求为宗旨,对网络系统的操作和维护进行管理。

      5.1.1.2　网络内各类设备的配置,由信息科提出配置规划和计划,报有关领导审批后实施。

      5.1.1.3　各子系统在入网运行前,计算机管理员必须严格按照功能要求在维护机上进行全面调试,达到功能要求且排除一切可能的数据冲突后交用户实际联网使用。

      5.1.1.4　计算机管理员负责网络服务器的数据备份和维护工作。

      5.1.1.5　根据系统功能要求,计算机管理员提出各子系统和模块的使用权限和使用分配方案,报请相关科室核准实施。

      5.1.1.6　信息科负责全面管理技术工作和运行管理工作,出现技术问题或故障时,应遵循《信息系统应急预案》处理。

    5.1.2　计算机网络维护管理。

      5.1.2.1　信息科管理员负责检查、检测网络运行情况,保证网络正常安全运行。主要包括检查服务器、交换机、路由器、终端设备及线路等网络设备运行情况,出现问题及时处理;查看服务器运行日志,并做日常记录;定期检查中心机房温度、湿度及电源情况,保证设备安全、稳定运行。

5.1.2.2　定期进行网络系统的数据备份和数据清理工作,及时解决发现的问题,对一线窗口部门服务应随叫随到,定期对各部门计算机的硬件、软件进行检测,并对其本地多余数据、病毒等进行检测和清理,以提高运行速度。

5.1.2.3　协助各部门用户解决使用网络的疑难问题。组织协调各科室网络工作流程,用好整个医院信息系统管理软件,保证基础数据的及时性和准确性。

5.1.2.4　杜绝利用本院内部网络从事与医院基本业务无关的活动,确保网络安全及保密管理。

5.1.2.5　负责对本院服务的网络软件的功能开发,使医院信息管理各子系统不断完善和优化,提高医院信息化管理水平。

5.1.2.6　负责为医院领导班子提供所需的信息,以及院内、外的信息传输和交流。

5.1.2.7　发现异常或出现意外,以及有无法解决的计算机和网络技术故障时,应立即向上级主管领导汇报。

5.1.3　计算机使用部门。

5.1.3.1　本院局域网内的设备和线路实行分级管理。信息科负责中心机房所有设备及全院主干线路和各楼层网络设备的维护和管理,任何部门和个人不得随意设置和移动。连接到各站点的计算机及设备,由各使用部门和个人负责管理和维护。

5.1.3.2　局域网内,未经批准许可不得擅自连接网线、路由器、交换机等网络设备。

5.1.3.3　任何部门和个人不得损坏、拆卸、移动和侵占局域网内的设备,设施及线路,已安置在各部门的设备因工作原因需移动、拆卸的,应根据网络技术要求和实际情况进行移动。

5.1.3.4　工作人员在上班时间严禁玩游戏,具备上网条件的计算机不得下载游戏、炒股软件等,禁止为外单位人员拷贝文件、数据、图片、资料等。

5.1.3.5　工作人员应爱护计算机及外围设备,定期清洁、保养,不得擅自拆装,发现问题及时上报。

5.1.3.6　使用操作财务系统的工作人员在使用过程中,发现账务不符、程序出现异常,并给医院带来潜在的严重损失时,应立即报送主管领导及信息科。

5.1.3.7　操作人员变动、科室调整、新增收费项目等,应及时通知信息科进行调整。

5.1.3.8　严禁除信息科以外的其他任何人员擅自处理异常现象。

5.1.4　网络维护及设备维修程序。

5.1.4.1　计算机程序及机器设备的故障维修工作,由信息科和设备使用部门共同完成。使用部门发现设备及程序故障后,应在第一时间通知信息科,以便及时安排维修或解决。

5.1.4.2　信息科根据轻重缓急的原则,对发现涉及医院的医疗安全、程序漏洞和财务管理的问题需及时解决。

5.1.4.3　计算机故障维修程序。

5.1.4.3.1　使用部门向信息科报修,如无需更换硬件,1日内将计算机维修完毕。

5.1.4.3.2　如设备损坏或需更换硬件,需经信息科确认后,由报修部门负责人向主管领导提出购买申请。信息科负责新硬件的安装、调试,以及旧设备的报废认定。

5.1.4.3.3　为不影响正常工作,设备维修期间信息科负责提供备用机器,或采取其他临时补救措施。

5.2　网络信息安全管理

5.2.1　有连接医院 HIS、EMR、LIS、HRP、PACS、银医一卡通服务、合理用药等业务系统的计算机,不得擅自使用光盘、移动存储设备等,所有计算机的光驱、USB 接口必须屏蔽,防止病毒感染。

5.2.2　医院重要数据信息原则上永久保存。在更新、维护与升级时需保证信息的连续性,对原有信息应按新的格式进行转换、迁移。历史信息的销毁必须经医院领导书面同意。信息存储介质的保存应注意防火、防潮、防磁且异地存放,标示清晰。

5.2.3　医院内部网络与外部网络严格进行边界控制,采取物理隔离的限制措施。数据需要与外部交换时,必须通过信息科在指定的工作站来完成。对专用业务网的安全管理应根据各种业务的实际情况,落实有效的管理措施。加强网络安全管理,防止内网被非法入侵及医疗信息外泄。

5.2.4　网络系统保证24小时不间断安全运行。内部数据整理、系统升级等必须安排在夜间或业务空闲时进行,并做好周密的预案,尽量缩短停机时间。

5.2.5　医院配备查杀毒软件,并定期升级。做好计算机病毒的防范和清除工作,发现问题立即上报,及时清除,防止扩散。

5.2.6　服务器超级用户密码仅限信息科掌握,并定期更换。客户端接入医院信息系统时,必须以授权用户方式,采用密码登录。

5.2.7　定期检查所有设备运行的情况,网络主要设备有一定数量的备品,对应用软件及其他重要数据定期进行异地备份。

5.2.8　建立现有重要数据库测试系统,每月导出在线运行数据库,进行日常业务测试和综合查询,发现隐患及时排除。

5.2.9　任何部门工作人员不得随意复制、公开、传播及利用医院信息。对涉及患者隐私的信息应采取特别的管理措施,必须限制信息的查阅和复制。严禁利用系统信息从事不正当的营利性商业活动。

5.2.10　系统集成商、设备供应商、软件开发商、服务提供商及合作开发人员等第三方人员的活动,必须由信息科进行有效监督,外部厂商不允许远程连接医院内设备。未经医院同意,第三方人员不得修改系统设置、更改数据或进入实际工作数据库。公开过的密码于事后必须及时重新修改或设置。

5.2.11　发生严重的信息安全事故后,信息科组织专业人员查明原因,分清责任,上报不良事件,并向主管院领导汇报,对于医院内部的人为事故或恶意破坏,应根据医院有关规定进行处理。

5.3　应用人员教育培训

5.3.1　各业务系统使用人员需进行计算机基础知识和各应用子系统的培训,经培训合格者,方可上机操作。

5.3.2　各级部门领导应将应用软件培训工作放在重要的位置,对新分配、调入和进修及实习人员安排时间进行培训。

5.3.3　信息科负责主要业务系统的培训,授课人员要认真备课,熟练掌握授课内容,凡参加培训的人员均应树立严肃认真、一丝不苟的学习态度,认真听讲,严格按要求进行上机操作。

5.3.4　计算机管理员要定期深入科室,指导并发现在日常工作中出现的软件使用问题,不断优化和改进现有业务系统。

6　流程:无。

7　相关文件

  7.1　《国际联合委员会(JCI)医院评审标准》(第六版)

  7.2　《三级综合医院评审标准实施细则》(2011 年版)

8　使用表单

《计算机、网络、信息系统及外围设备检查记录》

       批准人:　　　　　　　　　　签署日期:

       审核人:　　　　　　　　　　发布日期:

附件

计算机、网络、信息系统及外围设备检查记录

文件编号:BD - XX - × × ×　版本号:1.0

序号	科室	计算机		软件应用状况	打印机		读卡器热敏机		自助查询		交换机及网络线路	病毒库是否升级	问题及解决方案	是否满意	签名
		数量	运行情况		数量	运行情况	数量	运行情况	数量	运行情况					
1			□是 □否	□是 □否		□是 □否		□是 □否		□是 □否	□是 □否	□是 □否		□是 □否	
2			□是 □否	□是 □否		□是 □否		□是 □否		□是 □否	□是 □否	□是 □否		□是 □否	
3			□是 □否	□是 □否		□是 □否		□是 □否		□是 □否	□是 □否	□是 □否		□是 □否	
4			□是 □否	□是 □否		□是 □否		□是 □否		□是 □否	□是 □否	□是 □否		□是 □否	
5			□是 □否	□是 □否		□是 □否		□是 □否		□是 □否	□是 □否	□是 □否		□是 □否	
6			□是 □否	□是 □否		□是 □否		□是 □否		□是 □否	□是 □否	□是 □否		□是 □否	
7			□是 □否	□是 □否		□是 □否		□是 □否		□是 □否	□是 □否	□是 □否		□是 □否	
8			□是 □否	□是 □否		□是 □否		□是 □否		□是 □否	□是 □否	□是 □否		□是 □否	
9			□是 □否	□是 □否		□是 □否		□是 □否		□是 □否	□是 □否	□是 □否		□是 □否	
10			□是 □否	□是 □否		□是 □否		□是 □否		□是 □否	□是 □否	□是 □否		□是 □否	
11			□是 □否	□是 □否		□是 □否		□是 □否		□是 □否	□是 □否	□是 □否		□是 □否	

注:上表中运行状态的标准都以"□是　　□否"来标识设备运行是否正常

制表单位:× × ×

第九节 信息系统用户权限设定及密码管理制度

文件名称	信息系统用户权限设定及密码管理制度	文件编号	YY－HA－×××
制定部门	×××	版本号	1.0
生效日期	20××－××－××	页数/总页数	×/××
修订日期	20××－××－××	有效期至	20××－××－××

1 **目的:**加强信息系统用户账号与权限规范化管理,保障数据及信息的隐私性、保密性和安全性,确保医疗服务及各信息系统安全、有序、稳定地运行,防范各类系统应用的风险。

2 **范围:**全院职工。

3 **定义**

　3.1 **用户账号:**也是用户名,是网络术语之一,就是要登陆的账户名,即所在系统中的识别码。

　3.2 **权限:**一般指根据系统设置的安全规则或安全策略,用户可以访问而且只能访问自己被授权的资源。

　3.3 **超级用户:**也叫管理员用户,是负责管理和维护网络的用户。

4 **权责**

　4.1 **全院员工:**通过系统培训后,取得用户账号,自觉保护自己的用户账号及密码,不泄露。

　4.2 **信息管理员:**具体参与、完成系统培训,分配用户账号及权限,并定期进行权限清查。

　4.3 **信息科:**组织落实系统培训、组织收集用户权限划分表,制定系统权限管理相关制度。

　4.4 **相关职能科室:**确定和监管各类工作人员的用户权限,对不规范使用用户名及密码的行为进行查处。

5 **内容**

　5.1 信息科负责组织、完成分配员工的用户账号、初始密码、角色权限、设定与培训权限管理员等工作。

　5.2 由主管职能科室确定和监管各类工作人员的用户权限,对不规范使用用户账号及密码的行为进行查处。根据医院的相关制度,各部门的用户权限需进行登记分类。职能科室确定系统权限角色并指定相应权限管理员,由权限管理员负责管理具体权限。由信息科负责实现系统中各权限管理员的设置。

　5.3 除超级用户外,其他员工的用户账号均为系统生成的数字代码,密码可自行修改,建议为6位字符以上,可以是字母与数字的组合。

　5.4 全院员工应妥善保管自己的用户账号和密码,防止他人窃取;严禁盗用他人用户账号和密码进行操作。特殊岗位员工及临床医师应定期修改个人密码。

　5.5 新员工入职后,需参加由信息科组织的信息系统应用与操作培训,考核合格后,由信息科统一分配用户账号和初始密码;员工转科或离职时,主管部门应及时通知信息科,以便更改或取消操作权限。

　5.6 在医院信息系统上产生的签名与医疗文书的书面签名视为等同效应,故请各员工妥善保管自己的用户账号及密码。如因未妥善保管个人密码而造成不良后果,或是授权他人使用其用户账号开具医嘱、治疗、处方、检查化验单等各类医疗行为导致的不良事件,乃至医疗事故,责任应由用户账号所有者本人承担。

5.7 各信息系统操作人员离开电脑时要及时退出登陆,尤其是在病房护士站等非操作人员易于接近的场所。

5.8 任何人员不得盗用他人的用户账号和密码,在证据明确的情况下发现上述情况,根据医院考核条例进行处罚,情节严重者,相关人员提交医院处理。

6 流程:无。

7 相关文件

7.1 《国际联合委员会(JCI)医院评审标准》(第六版)

7.2 《三级综合医院评审标准实施细则》(2011年版)

8 使用表单

8.1 《医师权限分配表》

8.2 《护理人员权限分配表》

8.3 《药剂人员权限分配表》

8.4 《门诊收费员权限分配表》

8.5 《住院收费员权限分配表》

8.6 《手术室医务人员权限分配表》

8.7 《医用耗材管理权限分配表》

8.8 《病案统计人员权限分配表》

8.9 《医保办人员权限分配表》

批准人:　　　　　　　　　　　　签署日期:

审核人:　　　　　　　　　　　　发布日期:

附件1

医师权限分配表

文件编号：BD－XX－×××　版本号：1.0

权限菜单	权限						
	预览	书写	修改	删除	打印	作废	无权限
门诊医师工作站	☐	☐	☐	☐	☐	☐	☐
门诊医技工作站	☐	☐	☐	☐	☐	☐	☐
门诊医师接诊患者信息查询	☐	☐	☐	☐	☐	☐	☐
填写申请单	☐	☐	☐	☐	☐	☐	☐
门诊病历模板	☐	☐	☐	☐	☐	☐	☐
诊断证明	☐	☐	☐	☐	☐	☐	☐
门诊病历模板维护	☐	☐	☐	☐	☐	☐	☐
门诊处方打印	☐	☐	☐	☐	☐	☐	☐
收费项目明细查询	☐	☐	☐	☐	☐	☐	☐
个人处方维护	☐	☐	☐	☐	☐	☐	☐
上报传染卡	☐	☐	☐	☐	☐	☐	☐
预约挂号	☐	☐	☐	☐	☐	☐	☐
治疗处方单	☐	☐	☐	☐	☐	☐	☐
住院证	☐	☐	☐	☐	☐	☐	☐
门诊病历打印	☐	☐	☐	☐	☐	☐	☐
长期医嘱、临时医嘱	☐	☐	☐	☐	☐	☐	☐
住院电子病历	☐	☐	☐	☐	☐	☐	☐
病程记录	☐	☐	☐	☐	☐	☐	☐
手术申请	☐	☐	☐	☐	☐	☐	☐
手术审核	☐	☐	☐	☐	☐	☐	☐
长期医嘱单	☐	☐	☐	☐	☐	☐	☐
临时医嘱单	☐	☐	☐	☐	☐	☐	☐
批量医嘱维护	☐	☐	☐	☐	☐	☐	☐
体温图	☐	☐	☐	☐	☐	☐	☐
医技申请	☐	☐	☐	☐	☐	☐	☐
LIS 报告	☐	☐	☐	☐	☐	☐	☐
检查报告	☐	☐	☐	☐	☐	☐	☐

续表

权限菜单	权限						
	预览	书写	修改	删除	打印	作废	无权限
检查影像	□	□	□	□	□	□	□
查询患者	□	□	□	□	□	□	□
质控自评	□	□	□	□	□	□	□
跨科处置	□	□	□	□	□	□	□
临床路径执行单	□	□	□	□	□	□	□
模板列表	□	□	□	□	□	□	□
移交病历	□	□	□	□	□	□	□
会诊工作站	□	□	□	□	□	□	□

权限申请人：_____   日期：_____

批准人：_____   日期：_____

信息科负责人：_____   日期：_____

信息系统管理员：_____   日期：_____

附件2

护理人员权限分配表

文件编号:BD－XX－××× 版本号:1.0

权限菜单	权限					
	查看	书写	修改	删除	打印	无权限
导航管理	☐	☐	☐	☐	☐	☐
入科登记	☐	☐	☐	☐	☐	☐
按科室打印医嘱单	☐	☐	☐	☐	☐	☐
摆药单打印	☐	☐	☐	☐	☐	☐
病案首页	☐	☐	☐	☐	☐	☐
患者滚动费管理	☐	☐	☐	☐	☐	☐
长期医嘱单	☐	☐	☐	☐	☐	☐
长期医嘱单续打	☐	☐	☐	☐	☐	☐
出院患者一日清单	☐	☐	☐	☐	☐	☐
处置单	☐	☐	☐	☐	☐	☐
床位管理	☐	☐	☐	☐	☐	☐
动态床位管理	☐	☐	☐	☐	☐	☐
骨科护理记录	☐	☐	☐	☐	☐	☐
呼吸机监护记录	☐	☐	☐	☐	☐	☐
护理记录单	☐	☐	☐	☐	☐	☐
静脉滴注单	☐	☐	☐	☐	☐	☐
静脉滴注单(输液卡)	☐	☐	☐	☐	☐	☐
科室记账	☐	☐	☐	☐	☐	☐
口服药单	☐	☐	☐	☐	☐	☐
临时撤床	☐	☐	☐	☐	☐	☐
临时加床	☐	☐	☐	☐	☐	☐
临时医嘱单	☐	☐	☐	☐	☐	☐
临时医嘱单续打	☐	☐	☐	☐	☐	☐
领药查询	☐	☐	☐	☐	☐	☐
领药单	☐	☐	☐	☐	☐	☐
门诊收入按科室统计表	☐	☐	☐	☐	☐	☐
门诊收入按医师统计表	☐	☐	☐	☐	☐	☐
门诊输液登记	☐	☐	☐	☐	☐	☐
门诊输液室工作量统计报表	☐	☐	☐	☐	☐	☐
门诊条码打印	☐	☐	☐	☐	☐	☐

续表

权限菜单	权限					
	查看	书写	修改	删除	打印	无权限
批量医嘱维护	☐	☐	☐	☐	☐	☐
请领药单(汇总)	☐	☐	☐	☐	☐	☐
请领药单(口服和非口服)	☐	☐	☐	☐	☐	☐
请领药单(明细)	☐	☐	☐	☐	☐	☐
请领药单(区分长期、临时和精麻毒)	☐	☐	☐	☐	☐	☐
神经科护理记录	☐	☐	☐	☐	☐	☐
特殊使用抗菌药物申请会诊信息	☐	☐	☐	☐	☐	☐
体温图	☐	☐	☐	☐	☐	☐
危重患者护理记录	☐	☐	☐	☐	☐	☐
血库条形码	☐	☐	☐	☐	☐	☐
药房领药查询	☐	☐	☐	☐	☐	☐
液体出入量记录单	☐	☐	☐	☐	☐	☐
液体出入量明细记录单	☐	☐	☐	☐	☐	☐
医用耗材出库查询	☐	☐	☐	☐	☐	☐
医护管理	☐	☐	☐	☐	☐	☐
医嘱单续打	☐	☐	☐	☐	☐	☐
医嘱回退	☐	☐	☐	☐	☐	☐
医嘱内容综合查询	☐	☐	☐	☐	☐	☐
医嘱术语分类查询	☐	☐	☐	☐	☐	☐
医嘱执行记录	☐	☐	☐	☐	☐	☐
住院患者一日清单	☐	☐	☐	☐	☐	☐
治疗处方单	☐	☐	☐	☐	☐	☐
中草药处方单	☐	☐	☐	☐	☐	☐
住院患者条码重打	☐	☐	☐	☐	☐	☐
住院处报账单(汇总)	☐	☐	☐	☐	☐	☐
住院处报账单(汇总自定义)	☐	☐	☐	☐	☐	☐
住院处方打印	☐	☐	☐	☐	☐	☐
住院患者信息综合查询	☐	☐	☐	☐	☐	☐
注射单	☐	☐	☐	☐	☐	☐
转床管理	☐	☐	☐	☐	☐	☐
转科管理	☐	☐	☐	☐	☐	☐

权限申请人:_____	日期:_____
批准人:_____	日期:_____
信息科负责人:_____	日期:_____
信息系统管理员:_____	日期:_____

附件 3

药剂人员权限分配表

文件编号:BD－XX－×××　版本号:1.0

权限菜单	权限					
	查看	书写	修改	删除	打印	无权限
出院发药查询	☐	☐	☐	☐	☐	☐
各进货单位药品销售金额排行表	☐	☐	☐	☐	☐	☐
口服摆药单	☐	☐	☐	☐	☐	☐
口服药单瓶签	☐	☐	☐	☐	☐	☐
库存调整	☐	☐	☐	☐	☐	☐
临床科室抗菌药物使用率报表	☐	☐	☐	☐	☐	☐
门诊处方统计表	☐	☐	☐	☐	☐	☐
门诊发药查询	☐	☐	☐	☐	☐	☐
门诊发药重打	☐	☐	☐	☐	☐	☐
门诊静脉滴注单重打	☐	☐	☐	☐	☐	☐
门诊科室处方统计表	☐	☐	☐	☐	☐	☐
门诊输液单	☐	☐	☐	☐	☐	☐
门诊退药查询	☐	☐	☐	☐	☐	☐
门诊退药重发	☐	☐	☐	☐	☐	☐
修改药品信息	☐	☐	☐	☐	☐	☐
药典信息设置	☐	☐	☐	☐	☐	☐
药房摆药与处方复核发药	☐	☐	☐	☐	☐	☐
药房初始盘点统计	☐	☐	☐	☐	☐	☐
药房初始入库汇总	☐	☐	☐	☐	☐	☐
药房发药	☐	☐	☐	☐	☐	☐
药房扣费凭证重打	☐	☐	☐	☐	☐	☐
药房库存查询	☐	☐	☐	☐	☐	☐
药房领药查询	☐	☐	☐	☐	☐	☐
药房门诊报表	☐	☐	☐	☐	☐	☐
药房配药	☐	☐	☐	☐	☐	☐
药房退药	☐	☐	☐	☐	☐	☐
药房药品出入库汇总表	☐	☐	☐	☐	☐	☐

续表

权限菜单	权限					
	查看	书写	修改	删除	打印	无权限
药房药品库存下限维护	☐	☐	☐	☐	☐	☐
药房药品批量台账管理	☐	☐	☐	☐	☐	☐
药房药品上下限维护	☐	☐	☐	☐	☐	☐
药房药品维护	☐	☐	☐	☐	☐	☐
药房住院报表	☐	☐	☐	☐	☐	☐
药库调拨查询	☐	☐	☐	☐	☐	☐
药库库存上下限维护	☐	☐	☐	☐	☐	☐
药库退货查询	☐	☐	☐	☐	☐	☐
药库药品查询	☐	☐	☐	☐	☐	☐
药库药品出入库汇总表	☐	☐	☐	☐	☐	☐
药品包装信息设置	☐	☐	☐	☐	☐	☐
药品报损	☐	☐	☐	☐	☐	☐
药品报销维护	☐	☐	☐	☐	☐	☐
药品采购计划(零差率版)	☐	☐	☐	☐	☐	☐
药品出库	☐	☐	☐	☐	☐	☐
药品出库查询	☐	☐	☐	☐	☐	☐
药品调拨	☐	☐	☐	☐	☐	☐
药品调拨管理	☐	☐	☐	☐	☐	☐
药品调价	☐	☐	☐	☐	☐	☐
药品调价查询	☐	☐	☐	☐	☐	☐
药品付款管理初始录入	☐	☐	☐	☐	☐	☐
药品付款信息汇总	☐	☐	☐	☐	☐	☐
药品购药计划	☐	☐	☐	☐	☐	☐
药品挂账入库管理	☐	☐	☐	☐	☐	☐
药品划价	☐	☐	☐	☐	☐	☐
药品进货单位设置	☐	☐	☐	☐	☐	☐
药品库存查询	☐	☐	☐	☐	☐	☐
药品库存盘点	☐	☐	☐	☐	☐	☐
药品来源分类统计	☐	☐	☐	☐	☐	☐
药品领药申请	☐	☐	☐	☐	☐	☐
药品盘点	☐	☐	☐	☐	☐	☐
药品盘点汇总	☐	☐	☐	☐	☐	☐
药品入库	☐	☐	☐	☐	☐	☐

续表

权限菜单	权限					
	查看	书写	修改	删除	打印	无权限
药品入库查询	☐	☐	☐	☐	☐	☐
药品入库汇总	☐	☐	☐	☐	☐	☐
药品台账管理	☐	☐	☐	☐	☐	☐
药品台账期初维护	☐	☐	☐	☐	☐	☐
药品台账批量期初维护	☐	☐	☐	☐	☐	☐
药品退货	☐	☐	☐	☐	☐	☐
药品退货查询	☐	☐	☐	☐	☐	☐
药品往来账管理	☐	☐	☐	☐	☐	☐
药品销售排行表	☐	☐	☐	☐	☐	☐
药品养护管理	☐	☐	☐	☐	☐	☐
药品医保类型维护	☐	☐	☐	☐	☐	☐
药品有效期管理	☐	☐	☐	☐	☐	☐
药物分类查询	☐	☐	☐	☐	☐	☐
液体出库查询	☐	☐	☐	☐	☐	☐
医疗付款方式设置	☐	☐	☐	☐	☐	☐
住院发药查询	☐	☐	☐	☐	☐	☐
住院发药统计（零差率）	☐	☐	☐	☐	☐	☐
住院退药	☐	☐	☐	☐	☐	☐
住院退药查询	☐	☐	☐	☐	☐	☐
处方点评	☐	☐	☐	☐	☐	☐
抗菌药物专项点评	☐	☐	☐	☐	☐	☐
抗菌药物临床用药调查	☐	☐	☐	☐	☐	☐
抗菌药物使用统计	☐	☐	☐	☐	☐	☐

权限申请人：_____	日期：_____
批准人：_____	日期：_____
信息科负责人：_____	日期：_____
信息系统管理员：_____	日期：_____

附件4

门诊收费员权限分配表

文件编号:BD－XX－×××　版本号:1.0

权限菜单	权限					
	查看	书写	修改	删除	打印	无权限
门急诊挂号	☐	☐	☐	☐	☐	☐
门急诊退号	☐	☐	☐	☐	☐	☐
挂号收费查询	☐	☐	☐	☐	☐	☐
挂号退费查询	☐	☐	☐	☐	☐	☐
划价收费	☐	☐	☐	☐	☐	☐
发票重打	☐	☐	☐	☐	☐	☐
发票作废	☐	☐	☐	☐	☐	☐
挂号发票重打	☐	☐	☐	☐	☐	☐
门诊患者费用清单	☐	☐	☐	☐	☐	☐
门诊操作员收费明细查询	☐	☐	☐	☐	☐	☐
门诊个人结算	☐	☐	☐	☐	☐	☐
门诊工作日志	☐	☐	☐	☐	☐	☐
门诊交款日报表汇总	☐	☐	☐	☐	☐	☐
门诊日结账	☐	☐	☐	☐	☐	☐
门诊收费查询	☐	☐	☐	☐	☐	☐
门诊收费员交款日报表	☐	☐	☐	☐	☐	☐
门诊退费	☐	☐	☐	☐	☐	☐
门诊退费查询	☐	☐	☐	☐	☐	☐
门诊未结算退费	☐	☐	☐	☐	☐	☐
门诊现金交款	☐	☐	☐	☐	☐	☐
门诊医保患者费用汇总	☐	☐	☐	☐	☐	☐
门诊医保退费	☐	☐	☐	☐	☐	☐
票据管理	☐	☐	☐	☐	☐	☐
按类别统计报表	☐	☐	☐	☐	☐	☐
变更挂号医师	☐	☐	☐	☐	☐	☐
变更预约医师	☐	☐	☐	☐	☐	☐
患者信息修改	☐	☐	☐	☐	☐	☐

续表

权限菜单	权限					
	查看	书写	修改	删除	打印	无权限
患者信息修改记录查询	☐	☐	☐	☐	☐	☐
操作员报账单	☐	☐	☐	☐	☐	☐
操作员发卡统计表	☐	☐	☐	☐	☐	☐
充值类型维护	☐	☐	☐	☐	☐	☐
发卡方式维护	☐	☐	☐	☐	☐	☐
各科室医师挂号数统计	☐	☐	☐	☐	☐	☐
挂号操作员日结报表	☐	☐	☐	☐	☐	☐
健康卡管理	☐	☐	☐	☐	☐	☐
健康卡补发	☐	☐	☐	☐	☐	☐
健康卡查询	☐	☐	☐	☐	☐	☐
健康卡充值	☐	☐	☐	☐	☐	☐
健康卡发放	☐	☐	☐	☐	☐	☐
健康卡挂失	☐	☐	☐	☐	☐	☐
健康卡解冻	☐	☐	☐	☐	☐	☐
健康卡退款	☐	☐	☐	☐	☐	☐
健康卡修改	☐	☐	☐	☐	☐	☐
健康卡注销	☐	☐	☐	☐	☐	☐
一卡通密码修改	☐	☐	☐	☐	☐	☐
一卡通密码重置	☐	☐	☐	☐	☐	☐
一卡通消费情况报表	☐	☐	☐	☐	☐	☐
结账信息取消	☐	☐	☐	☐	☐	☐
健康卡充值结算记录查询	☐	☐	☐	☐	☐	☐
健康卡信息查询	☐	☐	☐	☐	☐	☐
银医直联刷卡明细查询	☐	☐	☐	☐	☐	☐
自助打印系统	☐	☐	☐	☐	☐	☐
自助服务终端结账统计报表	☐	☐	☐	☐	☐	☐

权限申请人：_____	日期：_____
批准人：_____	日期：_____
信息科负责人：_____	日期：_____
信息系统管理员：_____	日期：_____

附件5

住院收费员权限分配表

文件编号:BD－XX－×××　版本号:1.0

权限菜单	权限					
	查看	书写	修改	删除	打印	无权限
入院登记	☐	☐	☐	☐	☐	☐
入院登记许可项配置	☐	☐	☐	☐	☐	☐
入院信息查询	☐	☐	☐	☐	☐	☐
新生儿入院登记	☐	☐	☐	☐	☐	☐
当前在院患者汇总	☐	☐	☐	☐	☐	☐
划价记账	☐	☐	☐	☐	☐	☐
加担保人	☐	☐	☐	☐	☐	☐
预交款、住院收入统计报表	☐	☐	☐	☐	☐	☐
预交款发票重打	☐	☐	☐	☐	☐	☐
预交款个人日结汇总表	☐	☐	☐	☐	☐	☐
预交款管理	☐	☐	☐	☐	☐	☐
预交款日结表	☐	☐	☐	☐	☐	☐
预交款统计查询	☐	☐	☐	☐	☐	☐
预结算清单	☐	☐	☐	☐	☐	☐
允许欠费金额设置	☐	☐	☐	☐	☐	☐
结算召回	☐	☐	☐	☐	☐	☐
患者费用类别修改	☐	☐	☐	☐	☐	☐
患者信息修改	☐	☐	☐	☐	☐	☐
在院患者一日清单	☐	☐	☐	☐	☐	☐
患者账目自助查询	☐	☐	☐	☐	☐	☐
出入院交款汇总表	☐	☐	☐	☐	☐	☐
出院患者费用分割	☐	☐	☐	☐	☐	☐
出院患者费用统计	☐	☐	☐	☐	☐	☐
出院患者欠费结算明细报表	☐	☐	☐	☐	☐	☐
出院患者欠费统计	☐	☐	☐	☐	☐	☐
出院患者收入明细统计报表	☐	☐	☐	☐	☐	☐
出院患者信息查询	☐	☐	☐	☐	☐	☐
出院患者一日清单	☐	☐	☐	☐	☐	☐
出院发票重打	☐	☐	☐	☐	☐	☐

续表

权限菜单	权限					
	查看	书写	修改	删除	打印	无权限
出院发票作废	☐	☐	☐	☐	☐	☐
出院收入统计日报表	☐	☐	☐	☐	☐	☐
出院退费管理	☐	☐	☐	☐	☐	☐
出院信息查询	☐	☐	☐	☐	☐	☐
出院召回	☐	☐	☐	☐	☐	☐
未使用发票作废	☐	☐	☐	☐	☐	☐
在院患者信息查询	☐	☐	☐	☐	☐	☐
账目结算	☐	☐	☐	☐	☐	☐
中途结转	☐	☐	☐	☐	☐	☐
住院患者预交金日收汇总表	☐	☐	☐	☐	☐	☐
住院处报账单	☐	☐	☐	☐	☐	☐
住院处报账单(汇总)	☐	☐	☐	☐	☐	☐
住院处方打印	☐	☐	☐	☐	☐	☐
住院患者信息综合查询	☐	☐	☐	☐	☐	☐
住院收费项目收入明细查询	☐	☐	☐	☐	☐	☐
住院收入按科室统计表	☐	☐	☐	☐	☐	☐
住院收入按医师统计表	☐	☐	☐	☐	☐	☐
住院收入统计日报表	☐	☐	☐	☐	☐	☐
住院收治患者统计表	☐	☐	☐	☐	☐	☐
住院退费	☐	☐	☐	☐	☐	☐
住院信息统计	☐	☐	☐	☐	☐	☐
住院医疗费用结算	☐	☐	☐	☐	☐	☐
转科转床	☐	☐	☐	☐	☐	☐

权限申请人：_____　　日期：_____

批准人：_____　　日期：_____

信息科负责人：_____　　日期：_____

信息系统管理员：_____　　日期：_____

附件 6

手术室医务人员权限分配表

文件编号:BD - XX - ×××   版本号:1.0

权限菜单	权限					
	查看	书写	修改	删除	打印	无权限
安排护士	☐	☐	☐	☐	☐	☐
安排医师	☐	☐	☐	☐	☐	☐
手术安排	☐	☐	☐	☐	☐	☐
手术登记	☐	☐	☐	☐	☐	☐
手术记账查询	☐	☐	☐	☐	☐	☐
手术记账管理	☐	☐	☐	☐	☐	☐
手术申请	☐	☐	☐	☐	☐	☐
手术申请导航	☐	☐	☐	☐	☐	☐
手术审核	☐	☐	☐	☐	☐	☐
手术室领药单	☐	☐	☐	☐	☐	☐
手术室请领药单	☐	☐	☐	☐	☐	☐
手术室药品作废	☐	☐	☐	☐	☐	☐
手术室用药统计	☐	☐	☐	☐	☐	☐
术后用品	☐	☐	☐	☐	☐	☐
术前用品	☐	☐	☐	☐	☐	☐
消毒登记	☐	☐	☐	☐	☐	☐
消毒记录统计	☐	☐	☐	☐	☐	☐

权限申请人:_____   日期:_____

批准人:_____   日期:_____

信息科负责人:_____   日期:_____

信息系统管理员:_____   日期:_____

附件7

医用耗材管理权限分配表

文件编号：BD－XX－×××　版本号：1.0

权限菜单	权限					
	查看	书写	修改	删除	打印	无权限
各科室领用结算表	☐	☐	☐	☐	☐	☐
科室采购汇总表	☐	☐	☐	☐	☐	☐
科室采购申请	☐	☐	☐	☐	☐	☐
门诊医用耗材消耗登记	☐	☐	☐	☐	☐	☐
收费项目附属医用耗材维护	☐	☐	☐	☐	☐	☐
物品出库统计表	☐	☐	☐	☐	☐	☐
物品领用申请	☐	☐	☐	☐	☐	☐
一般医用耗材消耗录入	☐	☐	☐	☐	☐	☐
医用耗材报损管理	☐	☐	☐	☐	☐	☐
医用耗材产地设置	☐	☐	☐	☐	☐	☐
医用耗材出库查询	☐	☐	☐	☐	☐	☐
医用耗材出库管理	☐	☐	☐	☐	☐	☐
医用耗材出库汇总表	☐	☐	☐	☐	☐	☐
医用耗材初始录入	☐	☐	☐	☐	☐	☐
医用耗材调拨管理	☐	☐	☐	☐	☐	☐
医用耗材调拨领物申请	☐	☐	☐	☐	☐	☐
医用耗材调价	☐	☐	☐	☐	☐	☐
医用耗材付款信息汇总表	☐	☐	☐	☐	☐	☐
医用耗材购要计划	☐	☐	☐	☐	☐	☐
医用耗材进货单位设置	☐	☐	☐	☐	☐	☐
医用耗材库存查询	☐	☐	☐	☐	☐	☐
医用耗材库存调整	☐	☐	☐	☐	☐	☐
医用耗材库存汇总表	☐	☐	☐	☐	☐	☐
医用耗材库房出入库汇总表	☐	☐	☐	☐	☐	☐
医用耗材领用申请	☐	☐	☐	☐	☐	☐
医用耗材盘点	☐	☐	☐	☐	☐	☐
医用耗材出入库汇总表	☐	☐	☐	☐	☐	☐

续表

医用耗材入库查询	☐	☐	☐	☐	☐	☐
医用耗材入库管理	☐	☐	☐	☐	☐	☐
医用耗材申领汇总表	☐	☐	☐	☐	☐	☐
医用耗材退货管理	☐	☐	☐	☐	☐	☐
医用耗材外售单位设置	☐	☐	☐	☐	☐	☐
医用耗材维护	☐	☐	☐	☐	☐	☐
医用耗材性质维护	☐	☐	☐	☐	☐	☐
医用耗材用途维护	☐	☐	☐	☐	☐	☐
医用耗材综合业务汇总表	☐	☐	☐	☐	☐	☐

权限申请人：_____ 日期：_____

批准人：_____ 日期：_____

信息科负责人：_____ 日期：_____

信息系统管理员：_____ 日期：_____

附件8

病案统计人员权限分配表

文件编号：BD－XX－×××　版本号：1.0

权限菜单	权限					
	查看	书写	修改	删除	打印	无权限
病案管理与统计属性配置	□	□	□	□	□	□
病案回收查询	□	□	□	□	□	□
病案流通管理	□	□	□	□	□	□
病案入库管理	□	□	□	□	□	□
病案首页	□	□	□	□	□	□
病案首页综合查询 V5.0	□	□	□	□	□	□
病床数设置	□	□	□	□	□	□
出院患者查询(病案)	□	□	□	□	□	□
费用类别对应信息维护	□	□	□	□	□	□
患者状态统计查询	□	□	□	□	□	□
结算患者欠费统计	□	□	□	□	□	□
门诊收费信息查询	□	□	□	□	□	□
门诊收入统计日报表	□	□	□	□	□	□
门诊药房药品发药查询	□	□	□	□	□	□
门诊药品流向查询	□	□	□	□	□	□
门诊医用耗材消耗查询	□	□	□	□	□	□
入院患者查询(病案)	□	□	□	□	□	□
医技项目维护	□	□	□	□	□	□
医院、卫生院病床使用及患者动态	□	□	□	□	□	□
医院部分病种住院医疗费用	□	□	□	□	□	□
医院出院患者疾病分类年龄别情况	□	□	□	□	□	□
医院出院患者疾病转归情况	□	□	□	□	□	□
医院医技工作量录入	□	□	□	□	□	□
住院患者动态疗效日报录入	□	□	□	□	□	□
住院患者花费概况	□	□	□	□	□	□

续表

权限菜单	权限					
	查看	书写	修改	删除	打印	无权限
住院费用业务对应关系维护	☐	☐	☐	☐	☐	☐
专家门诊挂号数查询	☐	☐	☐	☐	☐	☐

权限申请人：_____	日期：_____
批准人：_____	日期：_____
信息科负责人：_____	日期：_____
信息系统管理员：_____	日期：_____

附件9

医保办人员权限分配表

文件编号:BD－XX－×××　版本号:1.0

权限菜单	权限					
	查看	书写	修改	删除	打印	无权限
农合患者出院审核	☐	☐	☐	☐	☐	☐
农合患者入院审核	☐	☐	☐	☐	☐	☐
省农合病案首页上传	☐	☐	☐	☐	☐	☐
省新农合费用明细上传	☐	☐	☐	☐	☐	☐
省新农合费用明细上传	☐	☐	☐	☐	☐	☐
省新农合跨省功能操作	☐	☐	☐	☐	☐	☐
市工伤医保结算回退	☐	☐	☐	☐	☐	☐
市工伤保险医保门诊报销信息审核	☐	☐	☐	☐	☐	☐
市工伤保险医保住院费用结算	☐	☐	☐	☐	☐	☐
市工伤医保门诊结算信息撤销	☐	☐	☐	☐	☐	☐
市工伤医保清算申请核查	☐	☐	☐	☐	☐	☐
市医保不确定交易信息查询	☐	☐	☐	☐	☐	☐
市医保待遇审核信息查询	☐	☐	☐	☐	☐	☐
市医保个人信息查询	☐	☐	☐	☐	☐	☐
市医保工伤保险清算	☐	☐	☐	☐	☐	☐
市医保工伤保险实时上传	☐	☐	☐	☐	☐	☐
市医保结算回退	☐	☐	☐	☐	☐	☐
市医保门诊结算信息查询	☐	☐	☐	☐	☐	☐
市医保目录上传	☐	☐	☐	☐	☐	☐
市医保清算申请	☐	☐	☐	☐	☐	☐
市医保清算申请核查	☐	☐	☐	☐	☐	☐
市医保特检特治检查结果上传	☐	☐	☐	☐	☐	☐
市医保系统医院的定点信息	☐	☐	☐	☐	☐	☐
市医保职工生育清算	☐	☐	☐	☐	☐	☐
市医保住院登记回退	☐	☐	☐	☐	☐	☐
市医保住院费用结算	☐	☐	☐	☐	☐	☐
市医保住院综合管理	☐	☐	☐	☐	☐	☐

续表

权限菜单	权限					
	查看	书写	修改	删除	打印	无权限
市医保转科信息	☐	☐	☐	☐	☐	☐
市职工生育医保住院费用结算	☐	☐	☐	☐	☐	☐
市职工医保生育审批	☐	☐	☐	☐	☐	☐
医保患者费用汇总	☐	☐	☐	☐	☐	☐
医保患者缴费设置	☐	☐	☐	☐	☐	☐
医保接口对应关系下载维护	☐	☐	☐	☐	☐	☐

权限申请人：＿＿＿＿＿＿＿＿＿＿＿＿＿　　　日期：＿＿＿＿＿＿＿＿＿＿＿＿＿＿

批准人：＿＿＿＿＿＿＿＿＿＿＿＿＿　　　日期：＿＿＿＿＿＿＿＿＿＿＿＿＿＿

信息科负责人：＿＿＿＿＿＿＿＿＿＿＿　　　日期：＿＿＿＿＿＿＿＿＿＿＿＿＿＿

信息系统管理员：＿＿＿＿＿＿＿＿＿＿　　　日期：＿＿＿＿＿＿＿＿＿＿＿＿＿＿

第十节　人员身份识别及管控制度

文件名称	人员身份识别及管控制度	文件编号	YY－HA－××
制定部门	×××	版本号	1.0
生效日期	20××－××－××	页数/总页数	×/××
修订日期	20××－××－××	有效期至	20××－××－××

1 **目的:**识别医院员工、医学学员、患者、探访者及外来人员的身份信息,维护安全可靠的环境,降低和控制危害及风险。

2 **范围:**医院员工、医学学员、患者、探访者及外来人员。

3 **定义**

　3.1 **人员身份识别:**指对员工、医学学员、患者、探访者及外来人员等人员身份信息的确认。

　3.2 **管控:**指对外来人员的管理及发生突发事件时,对可疑人员、物品、车辆的盘问和检查。

4 **权责:**

　4.1 **人力资源部:**负责给医院员工发放胸牌。

　4.2 **病区:**负责给陪护人员及探访者发放陪护证。

　4.3 **保卫科:**负责办理临时工作证及外来人员的管控。

　4.4 **教学科:**负责给医学学员发放胸牌。

5 **内容**

　5.1 **人员身份识别方法**

　　5.1.1 医院员工和医学学员:上班期间佩戴医院配发的胸牌进行识别。

　　5.1.2 门诊患者:凭承载患者信息的门诊病历、检查单上的患者姓名及出生年月日进行识别。

　　5.1.3 住院患者:凭腕带信息上附带的姓名和出生年月日进行识别。

　　5.1.4 探访者及陪护人员:凭陪护证或口述患者姓名、床位等信息识别。

　　5.1.5 外来人员:外来人员进入医院需佩戴含有本单位信息的工作证,凭此证在院区开展工作。如在本院工作时间大于1日或需进入门禁区域,需到保卫科办理临时工作证。

　5.2 **管控机制**

　　5.2.1 出入医院大门的管控。

　　　5.2.1.1 医院大型设备或相关物品外出时,应出示保卫科开具的"出门证"方可放行。

　　　5.2.1.2 发现可疑人员时(神态可疑、携带危险物品、推销人员、流浪人员等),保安应主动上前盘问并控制进院。

　　　5.2.1.3 发生特殊情况时(婴幼儿失窃、患儿走失等),保安应加强对医院出口人员和车辆的盘查,根据消防控制中心和领导提供的信息核查辨别可疑人员和车辆。

　　5.2.2 院内的管控。

　　　5.2.2.1 医学学员出入各科室或病区,需在带教教师的带领下方可入内。

　　　5.2.2.2 外来人员不得随便出入工作区域以外的科室或病区。

　　　5.2.2.3 在医院内发现形迹可疑的人员时(神态可疑、携带危险品或管制刀具、推销人员、流浪人员、偷盗人员等),保安应主动上前盘问,核对身份信息的同时做好增援和上报。

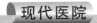

5.2.3 管控处理。

 5.2.3.1 警告和劝离医院:针对在盘查过程中,未涉及治安和刑事犯罪但影响、干扰医院正常秩序的人员(推销人员、流浪乞讨人员等),保安应给予口头警告并将其劝离医院。

 5.2.3.2 报警或移交公安机关处置:在盘查过程中发现涉及治安和刑事犯罪的人员(携带危险品或管制刀具、偷盗人员等),应及时向公安机关报警处置,并视情况采取追踪和强行制止的措施。

6 **流程**:无。

7 **相关文件**:无。

8 **使用表单**:无。

      批准人: 签署日期:

      审核人: 发布日期:

第十一节 控烟管理制度

文件名称	控烟管理制度	文件编号	YY－HA－×××
制定部门	×××	版本号	1.0
生效日期	20××－××－××	页数/总页数	×/××
修订日期	20××－××－××	有效期至	20××－××－××

1 **目的**:让全院员工、患者及家属,有一个文明、健康、和谐的医疗服务环境,提高控烟知识和控烟参与意识,提供戒烟咨询和技术指导。

2 **范围**:全院。

3 **定义**:无。

4 **权责**

4.1 **巡查员**:负责加强本区域内的巡查和规劝工作。

4.2 **监督员**:负责指导和监督本科室的控烟工作。

4.3 **科室**:对管辖区域全面禁烟承担管理责任,所有员工都有劝阻的责任和义务。

4.4 **医院控烟办公室**:负责全面落实控烟工作。

4.5 **医院控烟领导小组**:负责制订医院年度控烟工作计划及年度工作总结。

5 **内容**

5.1 **控烟工作实行院、科两级负责制**。

5.1.1 医院控烟领导小组负责制订医院年度控烟工作计划及年度工作总结。

5.1.1.1 医院控烟领导小组下设控烟办公室,控烟办公室设在预防保健科,对控烟工作进行督导及督查,对各科室控烟工作进行考评,对员工进行控烟知识培训。

5.1.2 各科室下设控烟监督员和巡查员。

5.1.2.1 监督员由医院各科室主任或护士长担任,负责指导和监督本科室的控烟工作。

5.1.2.2 巡查员由医院保安、卫生保洁员、医务人员、导医等担任,负责加强本区域内的巡查和规劝工作。

5.2 **控烟管理**

5.2.1 室内禁烟:门诊楼、住院部、行政楼及教学楼内完全禁烟。办公室、会议室、工作场所不得设烟具及与烟草有关的物品,医院商店、食堂不得出售烟草。

5.2.2 室外控烟:医院大门内的所有室外通道、公厕及岗亭完全禁烟。

5.2.3 本院员工、患者、患者家属及探访者一律不得在医院内禁烟区域吸烟;本院员工不得穿工作服在院内任何区域吸烟,包括吸烟区。

5.2.4 控烟场所张贴醒目的禁烟标识及吸烟区引导标识。

5.2.5 全院每位员工应掌握控烟知识、方法和技巧,主动遵守控烟制度,积极参与控烟活动,并负有劝阻吸烟、进行控烟宣传的责任和义务。

5.2.6 医院保安、保洁人员及医务人员应充分发挥巡查作用,在室内外场所巡查,劝阻吸烟人员至吸烟区吸烟。

5.2.7 若有临终患者或精神情况异常的患者要求吸烟,通过医师评估可允许其到通风僻静的地方吸烟,并做好防护措施。

5.3 利用宣传栏、网站、院报和宣传册等形式进行控烟知识宣传。

5.4 根据《控烟考评奖惩制度》对控烟工作进行考评奖惩。

5.5 **设立戒烟门诊:**在呼吸科下设戒烟门诊,对吸烟者提供戒烟帮助,并记录。

6 流程:无。

7 相关文件

7.1 《××市控制吸烟管理办法》

7.2 《控烟考评奖惩制度》

8 使用表单

《门诊戒烟服务干预记录》

批准人: 签署日期:

审核人: 发布日期:

附件

门诊戒烟服务干预记录

文件编号:BD - YF - ×××　　版本号:1.0

时间	患者姓名	性别	出生年月日	电话	诊断	吸烟史	戒烟史	戒烟服务内容	医师姓名

第十二节　患者财物保管制度

文件名称	患者财物保管制度	文件编号	YY－HA－×××
制定部门	×××	版本号	1.0
生效日期	20××－××－××	页数/总页数	×/××
修订日期	20××－××－××	有效期至	20××－××－××

1　目的:预防和减少医院患者财物失窃或遗失事件的风险,保障患者财产安全。
2　范围:全院。
3　定义:无。
4　权责
　4.1　护士:帮助寻找失窃财物,及时汇报科室负责人,做好沟通。
　4.2　保卫科:负责医院各区域的安全巡逻;负责与警方沟通协调,根据情况上报、追踪案件的结果。
5　内容
　5.1　门诊就诊患者
　　5.1.1　宣教:医院提供各种方式(口头、张贴、告知单)提醒患者保管好私人财物。
　　5.1.2　保管:门诊部设有储物柜,方便患者在门(急)诊就诊时,存储个人非贵重物品,储物柜设在门诊一楼大厅。
　　　5.1.2.1　储物柜可凭二维码启用,一张二维码凭条仅开启一个柜门一次,凭条不可多次使用。
　　　5.1.2.2　本柜每日22:00统一清柜,门诊导医护士与保卫科工作人员共同在场方可开始,核对遗落物品并做好登记,随后双方签名。遗落物品放置门诊导医台便民柜,等待患者前来领取。患者领取时,需先提供储物柜号码和柜内物品,核对无误后护士将物品交予患者。
　　　5.1.2.3　备用钥匙由门诊部统一保管,若患者遗失凭条应立即通知门诊部,核对患者身份信息后开锁取出。
　5.2　住院患者
　　5.2.1　宣教:住院前向患者宣教住院期间非必需的贵重物品及私人财物不带入医院,入院时和住院期间,责任护士宣教患者或家属保管好自己随身携带的私人财物。
　　5.2.2　急诊患者入院时无家属陪伴且无法自己保管个人物品者,责任护士按照下列步骤处理。
　　　5.2.2.1　两名医务人员清点物品后,放进干净的袋子内,封好袋口,封口处由责任护士和患者本人签名,如果患者昏迷,则由两名医务人员签名。
　　　5.2.2.2　贴上标签,写明患者姓名、出生年月日、日期,并附上物品清单。
　　　5.2.2.3　在专用登记本上,按规定做好登记工作。
　　　5.2.2.4　交由病区(急诊科)护士长暂时保管。
　　　5.2.2.5　患者出院或家属到院时,将物品及时交予患者或家属,并由患者或家属在登记本上签名。

5.2.2.6　如无法辨别身份信息的患者死亡,则将物品上交医务处,由医务处专人负责物品认领工作,如非正常死亡联系公安机关并移交患者物品。

5.2.3　住院患者或家属财物丢失处理步骤如下。

5.2.3.1　住院患者或家属发现财物丢失时,立即报保卫科,保卫科人员询问患者最后一次见到财物的时间、地点,询问患者或家属是否遗忘在别处,如果患者或家属确认为财物失窃,由患者向当地派出所报警。

5.2.3.2　派出所民警赶到后,在保卫科人员的带领下,和患者或其家属前往消防监控室调取监控视频,对失窃案件进行调查,消防监控室人员填写《医院员工及患者/家属财物失窃记录表》。

5.2.3.3　监控视频发现嫌疑人,派出所民警拷贝视频并备案,保卫科人员打印嫌疑人照片准备布控;未发现嫌疑人,派出所民警备案,保卫科人员安抚患者或其家属情绪,宣教防盗知识。

6　**流程**:患者财物丢失处理流程。

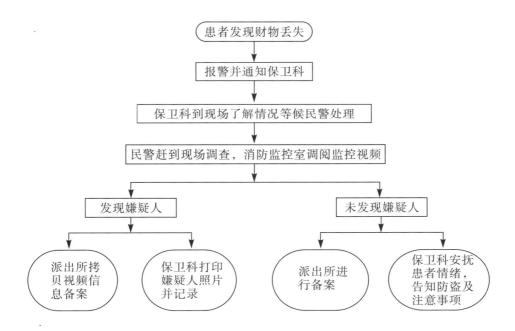

7　相关文件:无。

8　使用表单

8.1　《门诊储物柜保用须知》

8.2　《医院员工及患者/家属财物失窃记录表》

批准人:　　　　　　　　　　　　签署日期:

审核人:　　　　　　　　　　　　发布日期:

附件1

门诊储物柜使用须知

文件编号:BD - MZ - ×××　版本号:1.0

1. 为方便门诊就诊患者存储个人物品,储物柜设在门诊一楼大厅,一张二维码凭条仅开启一个柜门一次,凭条不可多次使用。

2. 该柜仅提供免费寄放服务,不负保管责任,请勿放置贵重物品及现金。

3. 请勿存放易燃、易爆、易碎、易污染及其他危险物品。

4. 请妥善保管开箱密码纸,丢失者须持有效证件到保卫科报失,并说明所存物品明细,方能开启查验。

5. 本柜每日22:00统一清柜,门诊导医护士与保卫科工作人员共同在场方可开始,核对遗落物品并做好登记,随后双方签名。并将遗落物品放置于门诊导医台便民柜,等待患者前来取走物品。

6. 备用钥匙由门诊部统一保管,若患者遗失凭条应立即通知保卫科,核对患者身份信息后方可开锁取出。

附件2

医院员工及患者/家属财物失窃记录表

文件编号:BD－BW－×××　版本号:1.0

时间	案发地点	失窃人员		失窃物品	处理结果	备注
		员工	患者/家属			

第十三节 探视、陪护管理制度

文件名称	探视、陪护管理制度	文件编号	YY - HA - ×××
制定部门	×××	版本号	1.0
生效日期	20××-××-××	页数/总页数	×/××
修订日期	20××-××-××	有效期至	20××-××-××

1 **目的**:保证患者良好的休息与治疗环境及良好的探视秩序。

2 **范围**:各病区。

3 **定义**:无。

4 **权责**

4.1 **全院员工**:严格执行探视、陪护管理制度。

4.2 **保卫科**:维护各病区秩序,及时协助管理陪护人员并做好门禁系统的管理。

4.3 **病区**:负责陪护证的发放与回收,并在病区大门处设置人员进行管控。

5 **内容**

5.1 **探视制度**

5.1.1 探视者按医院的时间探视(16:00—21:00)。

5.1.2 探视者每次不超过2人,酗酒者及学龄前儿童不得入内。

5.1.3 传染病、流行性感冒患者禁止探视。

5.1.4 重症医学科探视时间为每日11:30至13:00,禁止儿童入内,每次只能1人探视,家属多可轮流更换,家属探视需按照《探视、陪护人员感染控制制度》执行。

5.1.5 探视人员管理:探望人员必须遵守医院规章制度,爱护公物,不在院区吸烟、不大声喧哗,不坐卧在患者床上,严禁在病区使用电器,不得擅自翻阅病史和其他医疗记录,不得谈论有碍患者健康和治疗的事宜。如损坏公物,须按制度赔偿。

5.2 **陪护制度**

5.2.1 患者住院后由各病区发放陪护证。

5.2.2 陪护每床只限1人,特殊情况(手术、抢救等)当日可留2人。

5.2.3 不可自请院外医师诊治或自行用药。

5.2.4 当陪护人员有事外出时,要告知值班医师,取得同意后方可离开病房。

5.2.5 当医师查房、治疗或换药时,陪护人员要离开病房。

5.2.6 陪护人员应遵守医院相关制度,不随地吐痰、吸烟,不得自带行军床、躺椅等,保持病房安静、整洁。

5.2.7 不随意更改医师制订的饮食方案,自备饮食者需咨询主管医师和责任护士同意后可食用。

5.2.8 严禁在病区内使用电炉、电饭煲等家用电器。

5.2.9 贵重物品请妥善保管,严禁将危险品带入病房。

5.2.10 不得自行调节患者输液开关,氧气开关及其他与患者相关的医疗仪器参数。

5.2.11 陪护人员不串病房,不随便进入医务人员办公室和休息场所,严禁私自翻阅病历。

5.3　保安做好病区巡查工作,维护病区秩序,协助护士劝离探视人员,保证医疗工作的顺利开展。

6　流程:无。

7　相关文件:无。

8　使用表单:无。

批准人：　　　　　　　　　　签署日期：

审核人：　　　　　　　　　　发布日期：

第十四节　安全保卫管理制度

文件名称	安全保卫管理制度	文件编号	YY－HA－××
制定部门	×××	版本号	1.0
生效日期	20××－××－××	页数/总页数	×/××
修订日期	20××－××－××	有效期至	20××－××－××

1　**目的**:提供安全、有序的就医和诊疗环境。

2　**范围**:全院。

3　**定义**:无。

4　**权责**:

4.1　**保卫科**:负责全院的安全保卫工作,做好日常巡逻工作,发生异常事件及时进行处理。

4.2　**科室(病区)**:科室(病区)负责人为本科室安全第一责任人,发生异常事件应立即通知保卫科,在保卫科人员到达之前维护科室正常秩序。

5　**内容**

5.1　**人员保护**

5.1.1　**人员分类**:在院人员包括医院员工、医学学员、患者、探访者等均应得到保护。

5.1.2　**责任**:

5.1.2.1　员工:在保护自身安全的同时有责任和义务保护患者在医院的人身和财产安全。

5.1.2.2　患者陪护人员:急诊、门诊或住院患者的陪护人员对患者负有监督和保护的责任。

5.1.2.3　保卫科:通过人防、物防、技防和宣教等措施,落实人员的保护。

5.1.3　**人员伤害的应急处理**:发生意外突发事件时,员工应立即向消防监控室报警,消防监控室通知安保人员,安保人员立即赶往现场。

5.2　**财产保护**

5.2.1　**范围**:医院的公共设施、设备,以及医院的员工、医学学员、患者、探访者的财物,均应得到保护。

5.2.2　**责任**:部门负责人是本部门财产保护的第一责任人,落实部门财产保护的相关措施。

5.2.3　医院采取保护措施以防财物被盗、被损坏。

5.2.3.1　视频监控系统对人员流动量大、重点区域,以及容易发生财物失窃和遗失的区域进行24小时监控。

5.2.3.2　夜间非工作场所及夜间无人区域,实行封闭式管理,禁止人员进入。

5.2.3.3　保安巡查人员,落实巡查制度,清理、盘查可疑人员。

5.2.3.4　门(急)诊和住院患者的财物,医务人员提示患者及家属妥善保管。

5.2.4　"两抢一盗"管理:医院在门(急)诊、病区、电梯间张贴温馨提示,提醒患者及家属提高安全防范意识,妥善保管随身携带的贵重物品。

5.2.5　在门(急)诊人流密集处,重点区域加装实时视频监控,加强保安的巡视。

5.2.6　加强入院宣教,告知患者及家属贵重物品不宜带入病房,如的确需要院方临时保管的,由病房护士长负责办理临时保管手续。

5.2.7 办公室、更衣室、值班室等区域的门及时锁闭,控制闲杂人员进入。

5.2.8 对医院员工加强安全防范培训,提高其安全防范意识和技能。

5.2.9 对安保人员进行岗位培训,提高岗位责任心,使其认真履行本职工作。

5.2.10 与管辖区的派出所建立警务室,加强对医院治安案件的及时处置。

5.3 安全巡查:详见《保安巡逻制度》。

5.3.1 保卫科人员在岗巡查时要衣帽整齐,夜间需两人一组进行巡查。

5.3.2 巡查时所有区域都要巡查到位,保证不漏查。

5.4 保安人员管理

5.4.1 严格执行医院的各项规章制度,接受岗位培训教育,学习掌握岗位职责要求的业务技能和工作程序。

5.4.2 服从领导的工作分配和指挥,认真履行岗位职责,保障医院安全工作。

5.4.3 提高工作责任心,全力保护员工、医学学员、患者和探访者的生命及财产安全。

5.4.4 熟悉医院消防安全、突发事件等应急处理流程,果断处理岗位发生的问题,发现可疑人员和异常情况要礼貌进行盘查和监控。遇火警或其他突发事件必须全力投入现场抢救并做好保卫工作。

5.4.5 保安人员上岗期间必须规定统一着装,着装佩戴要整洁。

5.4.6 上岗期间保持举止文明,严禁酒后上岗。要礼貌用语并认真回答家属和探访者的询问,必要时主动给予帮助。

5.4.7 严格遵守医院的各项规章制度,遵守工作纪律,不旷工、不迟到、不早退、不擅自替换班,遵守医院控烟规定,当值时间严禁打闹及私自离岗。

5.4.8 保安班长值班期间填写《保安人员交接班记录表》,记录值班期间发生的异常事件。

5.4.9 严格落实《保安巡逻制度》,按规定进行巡查。

5.5 监控室

5.5.1 监控室管理:详见《监控室管理制度》。

5.5.1.1 监控室实行24小时值班制度,每班次不少于两人。

5.5.1.2 负责24小时监控闭路电视,发现问题及时向保卫科报告。

5.5.2 监控视频资料的调阅和拷贝:调阅或拷贝监控视频需经保卫科批准,填写《视频监控信息调阅/拷贝申请表》,对图像信息的调取人员、调取时间、调取用途等事项进行登记。

5.5.3 监控室突发事件应急预案。

5.5.3.1 监控室突发停电或监控系统故障,监控系统不能正常工作,值班人员应立即上报,并及时通知维保人员进行维修,排除故障。

5.5.3.2 如发现外来人员强制入侵,应立即上报,并组织值班保卫人员到现场阻止,问询入侵原因,做相关记录,视情节严重程度决定是否通知公安机关。

5.5.3.3 报告机制:发现异常情况或可疑人员时,立即通知保卫科值班人员或现场拨打科室电话进行查看并确认为异常情况时,立即向科室领导汇报。

5.5.4 系统运行安全保障。

5.5.4.1 未经允许,严禁使用来历不明的软盘或光盘。

5.5.4.2 每季度定期检查监测系统路线和设备,超出服务期限的设备要及时更换。

5.5.4.3 严禁携带易燃、易爆、有毒的物品进入消防控制室,室内严禁烟火,水杯应放置在远离电器设备处。

5.6 治安管理培训

5.6.1 每年开展全院性治安安全"防盗防骗",保护财产及人身安全的培训。

5.6.2 治安安全培训每年最少两次,由保卫科负责实施培训工作。

5.6.3 保卫科对全院安保人员开展治安安全培训,牢固树立安全与忧患意识。

5.6.4 定期聘请公安机关民警对医院安保人员开展专业知识理论的培训。重点加强门(急)诊保安人员的岗位培训,掌握发生治安事件的应急处理能力;由病区护士落实对住院患者及家属对"防盗防骗"、保护财产及人身安全的防范意识的培训宣教工作。

6 流程:无。

7 相关文件

7.1 《保安巡逻制度》

7.2 《监控室管理制度》

8 使用表单

《安保人员交接班记录表》

批准人:　　　　　　　　　　签署日期:

审核人:　　　　　　　　　　发布日期:

附件

安保人员交接班记录表

文件编号:BD – BW – ×××　版本号:1.0

日期	年　　　月　　　日		星期	审阅	
时间	物品交接	本班工作小结	本班未完成 事项或通知	交班人	接班人
早班 7:00 至 15:00		班长:			
中班 15:00 至 23:00		班长:			
夜班 23:00 至 次日 7:00		班长:			

第十五节 消防安全管理制度

文件名称	消防安全管理制度	文件编号	YY – HA – ×××
制定部门	×××	版本号	1.0
生效日期	20××–××–××	页数/总页数	×/××
修订日期	20××–××–××	有效期至	20××–××–××

1 **目的**:加强医院消防安全管理和防范能力,预防和减少火灾危害,确保患者及家属、探访者、员工免于遭受火灾,烟雾或其他紧急情况所造成的危害。

2 **范围**:全院。

3 **定义**:消防是预防火灾和扑救火灾的简称,是一项专司防火和灭火、具有安全保障性质的工作。

4 **权责**:

4.1 **医院消防安全组织**

4.1.1 医院消防安全组织包括消防安全责任人、消防安全管理人、消防工作职能部门、各部门及科室。

4.1.1.1 消防安全责任人:医院的法定代表人对医院消防工作全面负责。

4.1.1.2 消防安全管理人:医院保卫科负责人作为消防安全管理人,协助消防安全责任人主管医院消防安全管理工作。

4.1.1.3 消防工作职能部门:保卫科为医院的消防工作职能部门,对消防安全责任人和消防安全管理人负责,按照规定组织实施日常消防安全管理工作。

4.1.1.4 部门及科室:部门及科室负责人(主任或科长)为部门及科室的消防安全责任人,护士长及副职(职能部门)为部门及科室的消防安全管理人。

4.2 **职责**

4.2.1 消防安全责任人:院长。

4.2.1.1 贯彻执行消防法规,保障医院消防安全符合规定,掌握医院的消防安全情况。

4.2.1.2 将消防工作与医院的生产、科研、经营、管理等活动统筹安排,批准实施年度消防安全管理计划。

4.2.1.3 为医院的消防安全提供必要的经费和组织保障。确定逐级消防安全职责,批准实施消防安全制度和保障消防安全。

4.2.1.4 组织防火检查,监督落实火灾隐患整改,及时处理涉及消防安全的重大问题。

4.2.1.5 组织制定符合医院实际的火灾应急预案,并实施演练。

4.2.2 消防安全管理人:保卫科科长。

4.2.2.1 拟订年度消防安全管理计划,组织实施日常消防安全管理工作。

4.2.2.2 组织制定消防安全制度和保障消防安全的操作规程,并检查、督促其落实情况。

4.2.2.3 拟订消防安全工作的资金投入和组织保障方案。

4.2.2.4 组织实施防火检查和火灾隐患整改工作。

4.2.2.5 组织实施对医院消防设施、灭火器材和消防安全标识的维护保养,确保其完好有效,确保疏散通道和安全出口畅通。

4.2.2.6　对员工进行消防知识、技能的宣传教育和培训,组织火灾应急预案的实施和演练。

4.2.2.7　医院消防安全责任人委托的其他消防安全管理工作。消防安全管理人应当定期向消防安全责任人报告消防安全情况,及时报告涉及消防安全的重大问题。

4.2.3　消防工作职能部门:保卫科。

4.2.3.1　拟订年度消防安全管理计划,组织实施日常消防安全管理工作。

4.2.3.2　制定消防安全制度和操作规程,并检查督促各部门、科室及员工认真落实。

4.2.3.3　拟订消防安全工作的资金投入预算计划和组织保障方案。

4.2.3.4　每日组织防火检查,及时发现、制止、纠正消防安全危险行为;每月组织防火检查,督促、落实岗位消防安全职责,消除火灾隐患。统一管理消防控制中心和消防设施、灭火器材,组织实施对消防设施、灭火器材的维护保养和检查,确保其完好、有效。

4.2.3.5　组织制定火灾应急预案,制定并按照计划组织消防演练,不断提高扑救初起火灾和逃生的能力。

4.2.3.6　确定消防安全重点部位并监督相关部门、科室加强重点监管。

4.2.3.7　组织员工开展消防安全"四个能力"建设,对新入职员工及时进行岗前消防安全教育培训,每年举行多次消防安全教育培训,保证全员参加。组织防火应急预案的实施和演练,确保每位员工均具备"检查消防火灾隐患、组织扑救初起火灾、组织人员疏散逃生、开展宣传教育培训"的能力。

4.2.3.8　定期向消防安全责任人汇报消防安全管理体系的绩效,为评审和改进消防安全管理体系提供依据。

4.2.4　部门及科室。

4.2.4.1　组织和健全部门及科室内的消防安全制度、规程和计划。

4.2.4.2　制定和更新部门及科室内的火灾应急预案,确保发生火灾时的人员职责分工。

4.2.4.3　定期或不定期进行区域内防火巡查和检查,发现隐患及时反馈和整改。

4.2.4.4　组织开展区域内的消防培训、演练,确保员工每年至少参加一次消防安全知识培训。

4.2.4.5　配合和完成医院及消防归口管理职能部门的其他消防要求。

5　内容

5.1　消防安全教育培训和演练

5.1.1　目的:提高员工的消防安全素质和处理能力,使其遵循消防安全方针、程序、消防安全管理体系要求,改善工作活动中的消防安全状况。

5.1.2　责任:保卫科是医院消防安全教育培训和演练的责任部门。

5.1.3　消防安全教育培训。

5.1.3.1　消防安全教育培训对象包括医院全体人员。

5.1.3.2　消防安全教育培训的内容。

5.1.3.2.1　医院、各部门及科室、岗位的火灾危险性和防火措施。

5.1.3.2.2　医院部分消防设施的性能和操作方法。

5.1.3.2.3　报警、扑救初起火灾,以及逃生、自救的知识和技能。

5.1.3.2.4　组织、引导在场人员疏散的知识和技能。

5.1.3.3　对每年新入职员工进行岗前消防安全教育培训。

5.1.3.4　消防安全教育培训应签到并做记录。

5.1.4 消防演练。

5.1.4.1 医院每年至少举行一次消防演练。

5.1.4.2 演练地点必须相对安全,并防止意外发生。

5.1.4.3 演练过程中发现的问题要及时纠正并示范正确的操作流程。

5.2 防火检查,巡查管理

5.2.1 目的:消防巡查、防火检查是消防安全管理的重要手段之一,为及时发现医院生产经营等各项活动中可能存在的隐患、有害、危险因素和缺陷等,及时纠正不安全因素和行为,监督各项消防安全规章制度的贯彻执行,消除或控制火灾隐患及有害、危险因素,确保实现医院消防安全工作方针和目标。

5.2.2 消防巡查是由安保人员每日对全院进行消防巡查一次,重点防火区域两小时巡查一次。其他区域三小时巡查一次。发现违章行为及时纠正,妥善处置火灾风险,无法当场处置的应当立即报告,发现初起火灾应当立即报警并及时扑救。防火检查每月月底开展一次,仔细检查消防设施是否可以正常使用,有无故障情况,发现问题及时记录并予以整改。

5.2.3 消防巡查内容。

5.2.3.1 用火、用电有无违章情况。

5.2.3.2 消防设施、器材和消防安全标志是否齐全。

5.2.3.3 消防设施、疏散通道及安全出口是否堵塞。

5.2.3.4 其他消防安全情况。

5.2.4 防火检查内容。

5.2.4.1 用火、用电有无违章情况。

5.2.4.2 消防设施、灭火器材是否在位、完好。

5.2.4.3 消防设施、灭火器材是否可以正常使用。

5.2.4.4 消防设施、疏散通道、安全出口是否堵塞。

5.2.4.5 消火栓压力情况。

5.2.4.6 医院是否存在火灾隐患。

5.2.4.7 其他消防安全情况。

5.2.5 消防巡查、防火检查均应填写巡查、检查记录,由保卫科负责。详见《每日消防巡查记录表》《每月防火检查存在问题记录表》。

5.2.6 重点防火区域:儿科、产科、手术室、餐厅、垃圾台、高低压配电室、病区药房、药库、被服间、液氧站、ICU、病案库房、档案室、制氧站、发电机房。

5.3 消防监控室管理:详见《消防监控室管理制度》。

5.3.1 消防监控室实行 24 小时值班制度,每班次不少于 2 人。

5.3.2 消防监控室人员上岗前应经消防安全专业技术培训并考试合格后持证上岗,熟练掌握医院自动消防设施的工作原理、操作规程及常见故障的排除方法。未取得上岗证的人员不得从事启动消防设施的操作。

5.4 动火作业安全管理

5.4.1 审批:医院区域需要动用电气焊及明火作业时,动火单位应上报监管部门,并提出申请,经保卫科现场检查确认安全,并配备灭火器,办理《动火作业审批表》签署同意后,方可在规定时间、地点内进行施工,并向保卫科提供动火作业人员有效证书复印件,超过动火日期或更改动火地点,必须重新申请《动火作业审批表》。

5.4.2　要求。

5.4.2.1　资质:进行电气焊及明火作业的操作人员必须持有相关资质证书才能上岗操作。

5.4.2.2　安全措施:动火部门应负责动火作业前的安全措施。

5.4.2.2.1　把5米内可燃物清理干净。

5.4.2.2.2　严禁油漆、木工与电焊工上下、左右交叉作业。

5.4.2.2.3　高处进行明火作业时,事先要将下面的可燃物清理干净,并铺设火花收挡板,做好高空作业的保险措施,如系好保险绳、戴好安全帽等。

5.4.2.2.4　动火区域内必须有人监护。

5.4.2.2.5　动火区域必须配备两具以上灭火器,视需要酌情增加。

5.4.2.2.6　动火过程中,一旦发现不安全苗头,要立即停止动火作业。

5.4.2.2.7　动火作业人员和现场监护人员在动火完毕后,应彻底清理现场火种,方可离开现场。

5.4.3　处罚:对不按规定操作对医院造成严重后果或影响的,将严格按照《消防法》等规定要求,追究事故方的经济和法律责任,对造成事故的直接责任人依法处理。

6　流程:无。

7　相关文件

7.1　《中华人民共和国消防法》

7.2　《消防监控室管理制度》

7.3　《××市控烟管理办法》

8　使用表单

8.1　《防火检查存在问题整改记录表》

8.2　《消防巡查日记录表》

8.3　《动火作业审批表》

批准人:　　　　　　　　　　　签署日期:

审核人:　　　　　　　　　　　发布日期:

附件1

防火检查存在问题整改记录表

文件编号:BD－BW－×××　版本号:1.0

日期	存在问题	处理结果	备注

附件2

消防巡查日记录表

文件编号:BD-BW-×××　版本号:1.0

日期	时间	使用火、电、油、气情况		漏水情况		有无阻挡消火栓		消火栓箱玻璃		消防设施灭火器材是否在位		备注	巡查人
		正常	违章	正常	异常	有	无	正常	故障	正常	丢失		

附件3

动火作业审批表

文件编号:BD－BW－×××　版本号:1.0

申请动火科室			动火班组		
动火部位			动火种类(用火、气焊、电焊等)		
动火作业 起止时间	由　　年	月	日	时	分起
	至　　年	月	日	时	分止

动火原因:
注意:1.动火作业前请将作业范围内的易燃、易爆物品清理干净。
　　　2.动火作业区域内设灭火器材,以备急用。
　　　3.动火作业完成后应将作业区清理干净,确认余火熄灭后人员方可离开。

监护人:　　　　保卫科检查人:　　　　申请人:　　　　　　年　月　日

审批意见:

审批人:　　　　　　　　　　　　　　　　　　　　　年　月　日

动火监护和作业后现场处理情况:
余火已熄灭,现场已清理。

监护人签名:　　　　　　作业人签名:　　　　　　　　年　月　日

第十六节 医疗设备申购管理制度

文件名称	医疗设备申购管理制度	文件编号	YY－HA－×× ×
制定部门	× × ×	版本号	1.0
生效日期	20× × － × × － × ×	页数/总页数	× / × ×
修订日期	20× × － × × － × ×	有效期至	20× × － × × － × ×

1 **目的**:加强医院医疗设备的科学管理,合理配置和有效利用医疗设备资源。

2 **范围**:全院医疗设备的管理。

3 **定义**:医疗设备是指与医疗相关的设备,包括诊断类、治疗类和辅助类设备。

4 **权责**

  4.1 **医学装备管理委员会**:负责讨论、确定医疗设备购置计划。

  4.2 **设备供应科**:负责汇总各科室提交的医疗设备购置论证报告,提交医学装备管理委员会讨论通过,编制年度采购计划,进行设备购置前的市场调查、可行性分析及考察工作。

  4.3 **使用科室**:根据医疗、教学和科研工作的需要,填报医疗设备购置论证报告,参与申购医疗设备的招标采购工作。

  4.4 **招标采购办**:负责执行设备年度采购计划,进行招标采购工作。

5 **内容**

  5.1 **设备的购置计划**

    5.2.1 设备使用科室应根据临床、科研、教学工作的需要,按年度编报医疗设备申购计划,由设备管理部门汇总后,提交医学装备管理委员会讨论,形成年度采购计划,并由院领导批准后执行。

    5.2.2 设备管理部门根据经院领导审批的年度采购计划,在资金到位的情况下,进行设备购置前的市场调查、可行性分析及考察工作。

    5.2.3 医疗设备的采购程序按照医院招标采购主管部门制定的相关规定执行。

    5.2.4 对于捐赠、科研合作、临床试用等非购置医疗设备,参照《非购置医疗设备准入管理制度》进行管理。

6 **流程**:医疗设备购置流程。

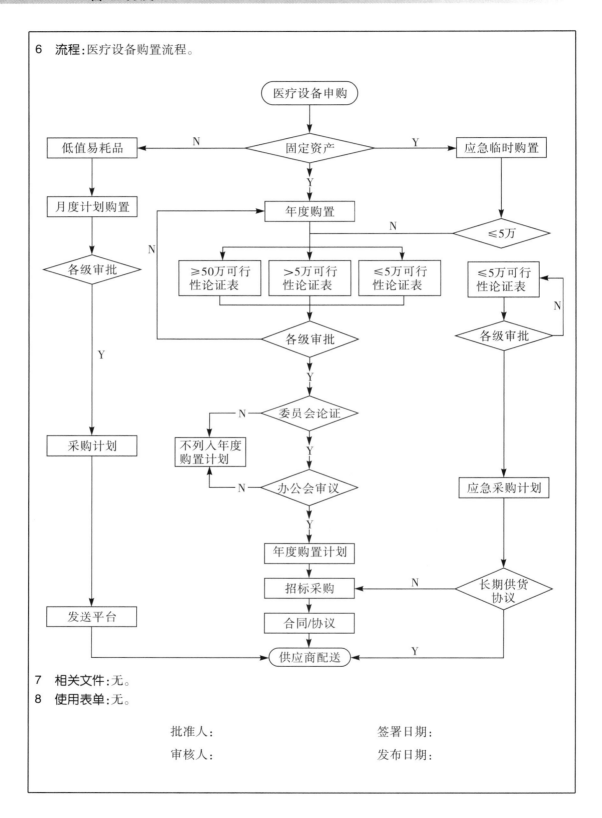

7 相关文件:无。

8 使用表单:无。

批准人:　　　　　　　　　　签署日期:

审核人:　　　　　　　　　　发布日期:

第十七节　医疗设备验收及档案管理制度

文件名称	医疗设备验收及档案管理制度	文件编号	YY - HA - × × ×
制定部门	× × ×	版本号	1.0
生效日期	20 × × - × × - × ×	页数/总页数	× / × ×
修订日期	20 × × - × × - × ×	有效期至	20 × × - × × - × ×

1　**目的**:检验购置合同执行水平、维护医院自身利益、保证医疗设备正常运行,实现购置后科学管理和质量控制,制定医疗设备验收及档案管理制度。

2　**范围**:全院医疗设备验收及档案管理。

3　**定义**

3.1　**设备验收**:对新购设备进行外包装检查、开箱验收、数量验收及质量验收。

3.2　**档案管理**:管理设备从采购论证到实现购买,验收及使用,维修维护直到报损报废的全生命周期的运行资料管理。

4　**权责**

4.1　**设备供应科**:在医学装备管理委员会的领导下,具体负责医院医疗设备验收及档案管理工作。

4.2　**招标采购办、审计科及使用科室**:医疗设备验收实行使用科室、医疗设备管理部门及厂商代表共同参与验收,招标采购办和审计科参与对大中型医疗设备的验收工作。

4.3　**使用科室及其使用操作人员**:医疗设备使用科室及其使用操作人员应当积极参与厂商培训,正确操作及使用医疗设备,为设备验收提供有效依据。

5　**内容**

5.1　**设备验收、安装、调试**

5.1.1　购进的各种医疗设备必须严格按照验收手续与程序进行严格把关。验收合格以后方可入库。不符合要求或质量有问题的医疗设备应及时退货或换货索赔。一般验收程序为外包装检查、开箱验收、数量验收、质量验收。

5.1.2　验收工作必须及时,尤其是进口设备,必须掌握合同验收与索赔期限,以免因验收不及时造成损失。

5.1.3　医疗设备验收应有使用科室、医疗设备管理部门及厂商代表共同参加,如要申请进口商检的设备,必须有当地商检部门的商检人员参加。验收结果必须有记录并由参加验收各方共同签字确认。

5.1.4　检查设备的品名、数量、外包装和设备外观的完好,核对配件、备件、出厂合格证、中外文说明书、装箱单,以及其他专用技术资料是否齐全,一切无误后再接收设备。验收资料由档案室进行归档保管。

5.1.5　设备经安装、调试、验收合格后,由设备管理部门、使用科室共同填写《设备验收单》。

5.1.6　对于紧急购置的不能够按常规程序验收的设备,可以简化手续,或按先使用后补办验收手续的程序进行,但必须由医疗设备管理部门负责人签字同意。

5.1.7　设备入库单第一联由设备科保存,第二联交由供应商保存,供应商需携带发票连同设备入库单第二联交由财务会计作为财务入账凭证;出库单第一联使用科室签字交由设备供应科资产管理人员作为科室分账本设备入账凭证,第二联由使用科室保存。

5.1.8 设备管理人员及时建账建卡,并列入维修保养计划,同时协助使用科室建卡,建立设备运行维修保养记录本,做到账、卡、物一致。

5.1.9 对违反验收管理制度,造成经济损失或医疗伤害事故的,应追究有关责任人的责任。

5.1.10 验收单据根据医疗设备金额大小,分为10万元以下(含10万元)及10万元以上。

5.1.11 完整验收报告包括:①合同;②验收报告;③试运行报告;④海关报关单、商检报告;⑤资质;⑥临床应用工程师培训记录;⑦设备操作人员培训记录;⑧设备操作人员培训考试;⑨其他(合格证或出厂检测报告、各类说明书含电子版说明书等);⑩操作规程;⑪物流信息。

5.1.12 对急救类、生命支持类的医疗设备需用质控设备检测其性能,并记录。

5.2 医疗设备档案管理

5.2.1 设备档案协管员应为单价10万元以上的医疗设备建立档案,内容包括科室申请、论证报告、招标文书、合同、装箱单、合格证、验收报告、使用说明书、线路图、维修记录等。

5.2.2 在新购10万元以上的医疗设备安装、验收完成后,上述资料由科室档案协管员收集齐全归档。

5.2.3 档案电子版录入。

5.2.4 重要的维修记录应归入维修记录档案库并录入电子版。

5.2.5 保存设备档案,并至少在该设备停止使用后再保留四年。

6 **流程:**医疗设备验收工作流程。

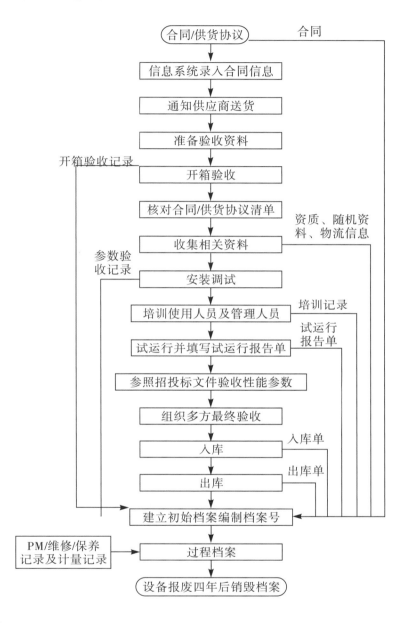

```
                        ( 合同/供货协议 )──────合同
                              │                    │
                              ▼                    │
                    信息系统录入合同信息            │
                              │                    │
                              ▼                    │
                      通知供应商送货               │
                              │                    │
                              ▼                    │
                      准备验收资料                 │
          开箱验收记录        │                    │
                   │          ▼                    │
                   │     开箱验收                  │
                   │          │                    │
                   │          ▼                    │
                   │   核对合同/供货协议清单        │
                   │          │              资质、随机资
                   │          ▼              料、物流信息
                   │     收集相关资料──────────┤
          参数验             │                   │
          收记录             ▼                   │
              │        安装调试                  │
              │          │                       │
              │          ▼              培训记录 │
              │  培训使用人员及管理人员──────┤   │
              │          │                   │   │
              │          ▼            试运行   │   │
              │  试运行并填写试运行报告单──报告单│   │
              │          │              报告单 │   │
              │          ▼                   │   │
              │  参照招投标文件验收性能参数     │   │
              │          │                   │   │
              │          ▼                   │   │
              │     组织多方最终验收           │   │
              │          │              入库单 │   │
              │          ▼                   │   │
              │        入库──────────────────┤   │
              │          │              出库单 │   │
              │          ▼                   │   │
              │        出库──────────────────┤   │
              │          │                   │   │
              └──────────▼───────────────────┘   │
                 建立初始档案编制档案号◄──────────┘
   PM/维修/保养     │
   记录及计量记录──►│
                    ▼
                过程档案
                    │
                    ▼
          ( 设备报废四年后销毁档案 )
```

7 **相关文件**

7.1 《医疗器械监督管理条例》

7.2 《中华人民共和国计量法》

7.3 《中华人民共和国进出口商品检验法》

7.4 《中华人民共和国政府采购法》

7.5 《医疗卫生机构医学装备管理办法》

8　使用表单

8.1　《十万元以下医疗设备验收报告单》

8.2　《十万元以上医疗设备验收报告单》

8.3　《医疗设备试运行报告单》

8.4　《医疗设备入库单》

8.5　《医疗设备出库单》

8.6　《医疗设备退库单》

8.7　《医疗设备退货单》

　　　　　　　　批准人：　　　　　　　　　　　签署日期：

　　　　　　　　审核人：　　　　　　　　　　　发布日期：

附件1

十万元以下医疗设备验收报告单

文件编号:BD－SB－×××　版本号:1.0

设备名称				生产厂家			
供应商				规格型号			
使用科室		安装地点			保修期限(月)		
出厂日期		安装日期			合同到货日期		
合同编号		验收日期			到货日期		
数量		单价			国别		
联系人		联系电话					
出厂编号					档案编号		
验收项目	验收内容	结果	验收项目	验收内容			结果
A 论证资料	A01 医学装备购置申请单			D01 生产企业－营业执照			
B 招标资料	B01 合同/供货协议			D02 生产企业－生产企业许可证			
C 医学装备验收资料	C01 合格证/出厂检测报告			D03 经营企业－营业执照			
	C02 快速操作手册			D04 经营企业－经营企业许可证			
	C03 说明书纸质版			D05 经营企业－授权书			
	C04 说明书电子版		D 资质资料	D06 经营企业－法定代表人授权书			
	C05 维护保养手册			D07 经营企业－无重大违法记录声明			
	C06 操作人员培训记录表			D08 产品注册证			
	C07 工程人员培训记录表			D09 海关报关单			
	C08 外包装完整			D10 进出口商品检验检疫报告单			
	C09 医疗设备外观完好		E 物流信息	E01 生产厂家至供应商物流信息			
	C10 主机配置齐全			E02 供应商至医院物流信息			
	C11 附件配置齐全			E03 生产厂家至医院物流信息			
按合同规定:该设备最终调试验收							
使用科室意见:　　　　　　　　设备供应科意见:　　　　　　　　供应商意见: 签名:　　　　　　　　　　　　签名:　　　　　　　　　　　　签名:							

注:该表由设备供应科验收人员填写

附件2

十万元以上医疗设备验收报告单

文件编号:BD‒SB‒××× 版本号:1.0

根据医院大型设备验收管理制度,设备到达安装地点后,由医院相关部门、厂商、代理商、外贸公司等共同开箱验收。厂商应向医院提供海关检测报告、质检报告及商检报告。

设备名称		生产厂家		
经营企业		规格型号		
使用科室		安装地点		保修期限(月)
合同编号		档案编号		国别
出厂日期		合同到货日期		
联系人		实际到货日期		
合同金额		开箱验收日期		
联系电话		出厂编号		

验收项目	验收内容	结果	验收项目	验收内容	结果
A 论证资料	A01 医学装备购置申请单			D01 生产企业‒营业执照	
B 招标资料	B01 合同/供货协议			D02 生产企业‒生产企业许可证	
C 医学装备验收资料	C01 合格证/出厂检测报告		D 资质资料	D03 经营企业‒营业执照	
	C02 快速操作手册			D04 经营企业‒经营企业许可证	
	C03 说明书纸质版			D05 经营企业‒授权书	
	C04 说明书电子版			D06 经营企业‒法定代表人授权书	
	C05 维护保养手册			D07 经营企业‒无重大违法记录声明	
	C06 操作人员培训记录表			D08 产品注册证	
	C07 工程人员培训记录表			D09 海关报关单	
	C08 外包装完整			D10 进出口商品检验检疫报告单	
	C09 医疗设备外观完好		E 物流信息	E01 生产厂家至供应商物流信息	
	C10 主机配置齐全			E02 供应商至医院物流信息	
	C11 附件配置齐全			E03 生产厂家至医院物流信息	

续表

开箱验收结论: 合格 不合格
设备供应科意见:□ 同意验收　　　　□ 不同意验收 　　　　　签名:_____　　日期:_____年_____月_____日
使用科室意见:□ 同意验收　　　　□ 不同意验收 　　　　　签名:_____　　日期:_____年_____月_____日
生产厂家意见:□ 同意验收　　　　□ 不同意验收 　　　　　签名:_____　　日期:_____年_____月_____日
外贸公司意见:□ 同意验收　　　　□ 不同意验收 　　　　　签名:_____　　日期:_____年_____月_____日
经营企业意见:□ 同意验收　　　　□ 不同意验收 　　　　　签名:_____　　日期:_____年_____月_____日

续表

十万元以上医疗设备调试验收报告			
设备名称		使用科室	
开箱验收日期		调试验收日期	

设备供应科意见:□ 同意验收　　　　□ 不同意验收

　　　　　　　　签名:_____　　　　日期:_____年_____月_____日

使用科室意见: □ 同意验收　　　　□ 不同意验收

　　　　　　　　签名:_____　　　　日期:_____年_____月_____日

审计科意见: □ 同意验收　　　　□ 不同意验收

　　　　　　　　签名:_____　　　　日期:_____年_____月_____日

招标采购办意见:□ 同意验收　　　　□ 不同意验收

　　　　　　　　签名:_____　　　　日期:_____年_____月_____日

生产厂家意见: □ 同意验收　　　　□ 不同意验收

　　　　　　　　签名:_____　　　　日期:_____年_____月_____日

外贸公司意见: □ 同意验收　　　　□ 不同意验收

　　　　　　　　签名:_____　　　　日期:_____年_____月_____日

经营企业意见: □ 同意验收　　　　□ 不同意验收

　　　　　　　　签名:_____　　　　日期:_____年_____月_____日

续表

十万元以上医疗设备调试验收报告（附表一）
1. 设备的所有验收资料及文件是否齐全（见《十万元以上医疗设备验收报告单》）   2. 医疗设备参数是否符合招投
需方（甲方）：××医院　　　　　　　　　供方（乙方）： 主管副院长：＿＿＿＿＿＿＿＿＿＿＿　　法定代表人或委托代理人：＿＿＿＿＿＿＿ 盖章：＿＿＿＿＿＿＿＿＿＿＿＿　　　　盖章：＿＿＿＿＿＿＿＿＿＿＿＿＿ 盖章日期：＿＿＿年＿＿＿月＿＿＿日　　盖章日期：＿＿＿年＿＿＿月＿＿＿日

续表

十万元以上医疗设备调试验收报告(附表二)
该设备在运行及验收过程中出现的问题及解决方案:招标文件要求

需方(甲方):××医院　　　　　　　　供方(乙方):

主管副院长:＿＿＿＿＿＿＿　　　　　法定代表人或委托代理人:＿＿＿＿＿＿

盖章:＿＿＿＿＿＿＿＿＿　　　　　　盖章:＿＿＿＿＿＿＿＿＿

盖章日期:＿＿＿年＿＿＿月＿＿＿日　盖章日期:＿＿＿年＿＿＿月＿＿＿日

附件3

医疗设备试运行报告单

文件编号:BD－SB－×××　版本号:1.0

设备名称				安装日期	
使用科室		检查使用次数		运行日期	

填表时间:＿＿＿＿＿＿＿＿＿＿＿　　科室负责人:＿＿＿＿＿＿＿＿＿＿＿

　　注:报告内容含设备安装时间、运行时间、用于临床患者数,运行期间有无问题、有无进一步要求等

附件 4

医疗设备入库单

文件编号:BD－SB－×××   版本号:1.0

仓库: 入库日期:

供应商: 入库单号:

设备名称	规格型号	单位	数量	单价	金额	序列号	生产厂家
合计人民币大写				合计人民币小写			

制表单位: 送货人 :   制单人:

附件5

医疗设备出库单

文件编号:BD - SB - ×××　版本号:1.0

仓库:　　　　　　　　　　　　　　　　　出库日期:

领用科室:　　　　　　　合同编号:　　　　出库单号:

设备名称	规格型号	单位	数量	单价	金额	序列号	生产厂家
合计人民币大写				合计人民币小写			

制表单位:　　　　　　　领用人 :　　　　　　制单人:

附件6

医疗设备退库单

文件编号:BD－SB－×××　版本号:1.0

仓库:　　　　　　　　　　　　　　　　　退库日期:

退库科室:　　　　　　　合同编号:　　　　　退库单号:

设备名称	规格型号	单位	数量	单价	金额	生产厂家
合计人民币大写				合计人民币小写		

制表单位:　　　　　　　　领用人:　　　　　　　制单人:

附件7

医疗设备退货单

文件编号:BD－SB－×××　　版本号:1.0

仓库:　　　　　　　　　　　　　　　　　　退货日期:

供货单位:　　　　　　　　　　　　　　　　退货单号:

设备名称	规格型号	单位	数量	单价	金额	生产厂家
合计人民币大写			合计人民币小写			

制表单位:　　　　　　　　　领用人 :　　　　　　　制单人:

第十八节　医疗设备操作培训管理制度

文件名称	医疗设备操作培训管理制度	文件编号	YY－HA－×××
制定部门	×××	版本号	1.0
生效日期	20××－××－××	页数/总页数	×/××
修订日期	20××－××－××	有效期至	20××－××－××

1　**目的:**加强对医疗设备使用操作人员的管理,保证医疗设备使用操作人员得到有效培训,从而促进医疗设备的安全、有效使用。

2　**范围:**全院和管理医疗设备的工作人员。

3　**定义:**医疗设备是指与医疗活动直接相关的设备,包括诊断类、治疗类和辅助类设备。

4　**权责**

4.1　**医疗设备使用操作人员:**接受医院和科室组织的培训,能够正确使用操作医疗设备并做好降低所管理使用的医疗设备的安全风险,达到岗位要求。

4.2　**医疗设备使用科室:**按照要求做好科室医疗设备使用操作人员的培训及考核工作。

4.3　**设备供应科:**负责制订医疗设备使用操作人员的培训计划,协助使用科室做好医疗设备使用操作人员的培训。

5　**内容**

5.1　**使用操作人员的教育与培训**

5.1.1　新引进医疗设备特别是贵重精密仪器设备在投入使用前,使用操作人员必须经过培训学习、熟悉操作、考核合格后才能正式上岗使用操作仪器设备。对新安装的医疗设备应由设备提供方负责对使用操作人员进行设备操作和日常保养方面的培训。

5.1.2　根据实际情况确定培训学习途径:到生产厂家培训学习;到已有同类设备的兄弟单位学习;向安装工程师和验收维修人员学习;仔细阅读说明书自学等。

5.1.3　医疗设备使用操作人员在熟悉设备使用操作后,必须及时制定出操作规程和安全维护保养制度。

5.1.4　大中型医疗设备及精密贵重医疗设备要求专人管理、专人操作。因工作需要必须移交他人使用操作时,应由原使用操作人员负责教会使用并移交操作规程和安全维护保养注意事项。

5.1.5　使用科室负责人必须定期检查仪器设备使用者执行操作规程的情况,定期考核,不合格者不得继续使用操作仪器设备。

5.1.6　通过教育和培训,医疗设备使用操作人员应熟悉下列内容。

5.1.6.1　设备的使用操作过程、应用范围和安全注意事项。

5.1.6.2　设备出现故障时的紧急预案。

5.1.6.3　设备故障时的报告流程。

5.2　**医疗设备工程师的教育和培训:**通过继续教育和在职培训等多种形式,加强医疗设备工程师对专业技术知识的学习,使医疗设备的维护者具有必要的知识和技能去维护和保养设备。相应的培训内容见设备供应科培训计划和培训记录。

5.3 **设备供应科新入职员工须接受相应岗前培训**

    5.3.1 设备供应科管理制度的培训学习。

    5.3.2 与工作相关的安全培训。

    5.3.3 对设备的维修、管理、预防性维护、性能测试等的操作培训。

6 流程:无。

7 相关文件:无。

8 相关表单

《医疗设备使用操作人员培训记录单》

批准人: 签署日期:

审核人: 发布日期:

附件

医疗设备使用操作人员培训记录单

文件编号:BD－SB－××× 版本号:1.0

交货设备名称:			规格型号:		
培 训 内 容					
1.					
2.					
3.					
4.					
参加培训人员					
姓名	科室	联系电话	姓名	科室	联系电话

参加培训人员经考核: □合格　　□不合格	培训工程师(签名):
培训时间段(用户填写,非厂家技术人员填写)	
从_____年___月___日___时___分开始 至_____年___月___日___时___分结束,共计:___小时	
您对此次培训的评价: □非常满意　□满意 □一般　　□不满意	用户代表(签名):

供应商（签名）:

第十九节　医疗设备风险评估管理及维护保养制度

文件名称	医疗设备风险评估管理及维护保养制度	文件编号	YY－HA－×××
制定部门	×××	版本号	1.0
生效日期	20××－××－××	页数/总页数	×/××
修订日期	20××－××－××	有效期至	20××－××－××

1　**目的**:降低医疗设备的使用风险,保障患者和医务人员的生命安全,医疗设备能得到有资质人员的维修和保养,促进医疗设备的安全、有效使用。

2　**范围**:全院医疗设备的风险评估及维护保养。

3　**定义**:医疗设备是指与医疗直接相关的设备,包括诊断类、治疗类和辅助类设备,其具有政府监管部门颁发的医疗器械注册证或备案凭证。

4　**权责**

4.1　**设备供应科**

4.1.1　在医学装备管理委员会的领导下具体负责医院医疗设备风险评估管理工作。

4.1.2　负责管理医院各类医疗设备的二级保养、维护维修,医疗设备巡检计划拟订和医用计量器具的计量管理工作,与业务管理部门配合做好医疗器械不良事件监测和报告工作。

4.2　**使用科室及其使用操作人员**:负责管理本科室的医疗设备,制定使用管理制度,做好日常检查保养(一级保养)和使用登记工作。

4.3　**制造厂方及第三方机构负责医院各类医疗设备的三级保养**。

5　**内容**

5.1　**风险评估与管理的依据**:依据《中华人民共和国医药行业标准》(YY/T0316－2016/ISO14971:2007更正版),为了降低医疗设备的使用风险,根据生产厂商建议、风险等级和当前使用经验,制定医院医疗设备风险评估标准,对全院医疗设备清单中的医疗设备确定其风险等级,并至少每两年讨论修改一次。

5.2　**医疗设备评估分级标准**

5.2.1　总分在30分以上,为高风险控制目录设备。

5.2.2　总分在15分到30分,为中风险控制目录设备。

5.2.3　总分在15分以下,为低风险控制目录设备。

5.3　**医疗设备预防性维护清单的编制**:设备供应科根据风险评估结果及时将医院内医疗设备列入预防性维护清单。在新装设备使用之前,设备供应科根据风险判定标准来识别、评估和判断风险等级,并把其加入医疗设备计划中相应类别的预防性维护清单。

5.4　**检查和维护策略**:使预防性维护清单中的医疗设备能有效、安全和可靠运行,采用了不同的检查和维护策略,主要包括预防性维护、定期检查、校正性维护和设备巡查中的目视检查。

5.4.1　高风险设备二级保养周期每年至少两次,三级保养周期每年至少一次;中、低风险设备二级及三级保养周期每年至少一次。

5.4.2　一级保养:使用科室指定专人对设备进行一级保养,定期设备表面清洁;用前开机检查、使用环境条件检查及规范操作;用后工作状态记录、附件清点管理及清洁处理。

5.4.3 二级保养:设备供应科工程师对其所负责区域内医疗设备进行二级保养。

  5.4.3.1 月度巡检:对一级保养执行情况、标签等目视化检查。

  5.4.3.2 定期检测:针对不同类型的设备进行不同的性能检测。

    5.4.3.2.1 各类电子设备内部除尘,电器性能检测调校。

    5.4.3.2.2 机电一体化设备易损件更换,机械转动部位润滑,水路、气路检查。

    5.4.3.2.3 光电一体化设备光路、能量检测校正,冷却水补充,灰尘污染处理。

    5.4.3.2.4 仪器设备接地、漏电流检测校正。

    5.4.3.2.5 设备报警功能检查。

    5.4.3.2.6 设备内置电池的测试。

  5.4.4 三级保养:由制造厂方或第三方机构定期进行设备维护和参数校正,并记录。

5.5 **检查测试和维护间期**:为了降低医疗设备的使用风险,设备供应科根据设备的功能、类别、生产厂商建议、风险等级评估结果和既往使用经验,结合本院实际情况,对预防性维护清单中的医疗设备确定检查测试和维护的间期。

5.6 根据维护和测试方案对预防性维护清单中的所有医疗设备进行检测、维护及保养,记录检测结果并设定维护间期以减少临床使用风险。

6 **流程**:医疗设备风险评估管理流程。

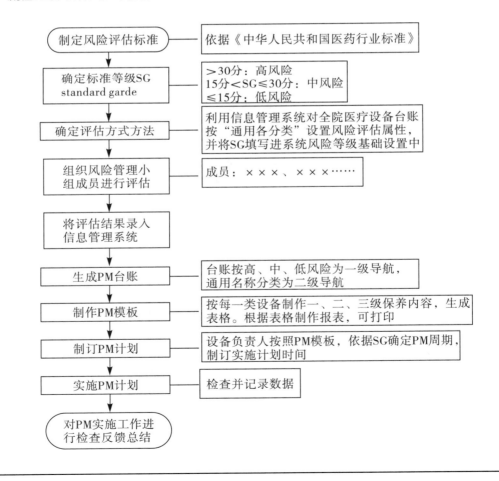

7 相关文件

7.1 《医疗器械监督管理条例》

7.2 《医疗器械不良事件监测和再评价管理办法(试行)》

7.3 《医疗器械召回管理办法(试行)》

7.4 《医疗卫生机构医学装备管理办法》

7.5 《医疗器械临床使用安全管理规范(试行)》

8 使用表单

8.1 《医疗设备(低风险)一级维护保养表》

8.2 《医疗设备(中、高风险)一级维护保养表》

8.3 《医疗设备二级保养月度巡检表》

8.4 《医疗设备二级保养检测表》

8.5 《医疗设备三级保养检测表》

批准人: 签署日期:

审核人: 发布日期:

附件1

医疗设备（低风险）一级维护保养表

文件编号:BD－SB－×××　版本号:1.0

科室：		日期： 年 月																											
项目		日期																											
		1				2				3				4				5				6				7			
设备编号	设备名称	表面清洁	开机检查	工作状态	附件清点	表面清洁	开机检查	工作状态	附件清点	表面清洁	开机检查	工作状态	附件清点	表面清洁	开机检查	工作状态	附件清点	表面清洁	开机检查	工作状态	附件清点	表面清洁	开机检查	工作状态	附件清点	表面清洁	开机检查	工作状态	附件清点
签名																													

附件2

医疗设备（中、高风险）一级维护保养表

文件编号：BD－SB－×××　版本号：1.0

设备名称：　　　　　　　　　　科室：　　　　　　　　　　日期：　　年　　月

日期	项目						
	表面清洁	开机检查	环境检查	工作状态	附件清点	备注	签名
1							
2							
3							
4							
5							
6							
7							
8							
9							
10							
11							
12							
13							
14							
15							
16							
17							
18							
…							

附件3

医疗设备二级保养月度巡检表

文件编号:BD－SB－×××　版本号:1.0

科室:　　　　　　巡检人员:　　　　　　　　　　　　日期:　　　年　　月　　日

设备编号	设备名称	一级保养执行情况	运行状态		附件情况	标签情况	外观情况	备注
			正常	故障				

附件4

医疗设备二级保养检测表

文件编号:BD－SB－×××　版本号:1.0

科室:　　　　　　维护保养人员:　　　　　　日期:　　年　月　日

设备编号	设备名称	外观及附件检查	开机检查	电池检查	报警测试	电气安全检查	参数及性能校验	备注

附件5

医疗设备三级保养检测表

文件编号:BD－SB－×××　　版本号:1.0

科室:　　　　　　　维护保养人员:　　　　　　　　　日期:　　　年　　月　　日

设备编号	设备名称	外观及附件检查	开机检查	报警测试	电池检查	电气安全检查	参数及性能校验	备注

第二十节　医疗设备维修管理制度

文件名称	医疗设备维修管理制度	文件编号	YY－HA－×× ×
制定部门	×× ×	版本号	1.0
生效日期	20× ×－× ×－× ×	页数/总页数	×/× ×
修订日期	20× ×－× ×－× ×	有效期至	20× ×－× ×－× ×

1　**目的:**保障医疗设备的安全使用,提高医疗设备使用率、完好率,减少或杜绝人为损坏,保证医疗设备处于最佳状态。

2　**范围:**医疗设备出现故障时。

3　**定义:**医疗设备是指医疗相关的设备,包括诊断类、治疗类和辅助类设备。

4　**权责**

4.1　**设备供应科**

4.1.1　对送修的小型设备、器具或器械,应及时维修。

4.1.2　工程师维修后应做好医疗设备维修登记。

4.1.3　大中型设备报修时,工程师应及时响应并到达报修科室维修设备。

4.2　**使用科室**

4.2.1　医疗设备使用操作人员要爱护医疗设备,精心管理,切实做好日常维护保养工作,严格按操作规程操作仪器,以减少故障的发生。

4.2.2　小型设备、器具或器械发生故障时,使用科室使用操作人员应及时联系设备供应科维修组并送至设备供应科维修。

4.2.3　科室大中型设备发生故障时,使用操作人应在使用记录本上详细记录故障现象,并及时电话通知设备供应科维修组,告知内容包括报修科室、报修设备名称、故障现象及报修人员姓名。

4.2.4　维修需要审批的,报修科室应填写设备维修申报单,及时完成维修审批工作。

5　**内容**

5.1　**日常维修:**设备供应科负责管理本院所有医疗设备的维修工作。分管区域工程师应根据维修流程负责自己分管区域的医疗设备维修,记录每次维修过程并进行原因分析,及时录入计算机系统。

5.2　**保修合同评估管理:**医疗设备使用科室在保修申请表上填写申请理由,设备供应科分管区域工程师根据设备使用情况和购买保修原则进行评估,经设备供应科负责人审核,院领导审批,批准后由招标采购办公室和设备供应科负责具体实施。分管区域工程师和使用科室使用操作人员应对保修合同的实施情况按规定进行评估。

5.3　医疗设备在使用中出现故障或损坏,使用科室要及时通知设备维修人员。

5.4　对于高风险医疗设备及价值在10万元以上且医院无维修能力的大中型设备,如CT、MRI、彩超等,医院应与厂方售后服务部门或第三方维修机构签定年度维修保养合同。

5.5　小型设备、器具或器械发生故障时,使用科室使用操作人员应及时联系设备供应科维修组,并送设备供应科维修,设备供应科工程技术人员应做好医疗设备维修登记。

5.6　科室大中型设备发生故障时,操作人员应在使用记录本上详细记录故障现象,并及时电话通知设备供应科维修组,告知内容包括报修科室、报修设备名称、故障现象及报修人员姓名。工程技术人员接到报修后,及时到达报修科室维修设备。报修科室同时填写设备维修申报单,及时完成维修审批工作。

6　流程:医疗设备维修工作流程。

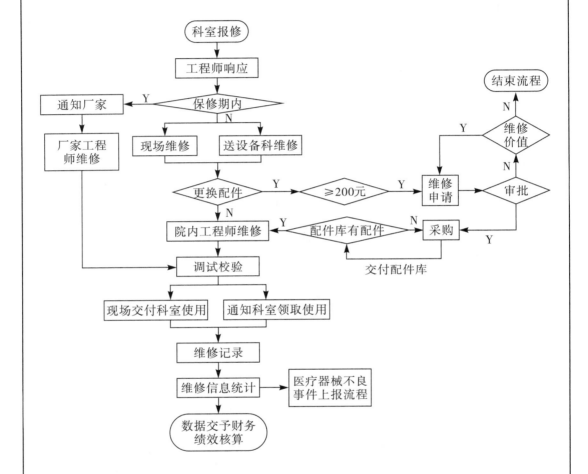

7　相关文件:无。

8　使用表单

《医疗设备维修申请表》

批准人:　　　　　　　　　　　　　签署日期:

审核人:　　　　　　　　　　　　　发布日期:

附件

医疗设备维修申请表

文件编号:BD－SB－×××　版本号:1.0

设备名称			
报修时间		使用科室	
故障现象			
故障可能原因			
拟解决方案和预估费用			
使用科室论证意见	签名：　　　　　　　　　　年___月___日		
设备主管部门审批意见	签名：　　　　　　　　　　年___月___日		
主管设备院领导审批意见	签名：　　　　　　　　　　年___月___日		
院长审批意见	签名：　　　　　　　　　　年___月___日		

第二十一节　医疗设备报废报损制度

文件名称	医疗设备报废报损制度	文件编号	YY－HA－×××
制定部门	×××	版本号	1.0
生效日期	20××－××－××	页数/总页数	×/××
修订日期	20××－××－××	有效期至	20××－××－××

1　**目的**:规范医疗设备报废报损行为,提高医疗设备利用率,维护医院的经济利益。

2　**范围**:医疗设备的报废报损。

3　**定义**:

　3.1　**医疗设备报废**:指设备存在,但不能继续使用或不能满足临床需求而淘汰,并按有关规定对其进行销账处理。

　3.2　**医疗设备报损**:指因丢失、损坏等非正常事件造成的资产损失,并按有关规定对其进行销账处理。

4　**权责**

　4.1　**使用科室**:负责对医疗设备的盘点清查,对待报废和发现丢失或毁损的医疗设备应及时写明情况并提出报废报损申请。

　4.2　**财务科**:负责依据最终审批意见办理报废报损手续。

　4.3　**设备供应科**:负责医疗设备报废的技术鉴定工作及其他相关事宜。

　4.4　**院领导**:对医疗设备报废报损申请进行审批。

　4.5　**院长办公会**:负责讨论年度固定资产报废报损审批。

5　**内容**

　5.1　**报废报损条件**:凡符合下列条件的,不能用于临床使用的医疗设备应予以报废报损。

　　5.1.1　由国家主管部门发布的强制性淘汰医疗设备。

　　5.1.2　使用年限已超规定,仪器设备老化,技术性能落后。

　　5.1.3　设备故障无法修理或修理费用过高。

　　5.1.4　有较高使用风险,危害患者或工作人员的安全及健康,改造费用昂贵。

　　5.1.5　计量器具按《计量器具管理制度》规定,已无法满足计量基本标准要求。

　　5.1.6　对设备进行质量控制检测不达标的设备,经维修后仍然不达标。

　　5.1.7　国家明文禁止使用的医疗设备。

　　5.1.8　对固定资产进行盘点时发现的毁损、盘亏及丢失等,应查清原因、分清责任,及时递交报废报损申请。

　5.2　申请报废报损医疗设备,由使用科室提出并填写报废报损申请,交设备供应科。科室可以手写报废报损申请表,也可以在医学装备管理系统中提交电子申请表。对低值易耗设备的报废报损,由资产使用部门提出申请和毁损或丢失说明,经设备管理部门技术人员鉴定,报主管领导审批同意后,生成报废报损申请报表,由院领导签字、批准并存档。对固定资产的报废报损申请,由资产使用部门提出申请和毁损或丢失说明,设备管理部门组织相关部门及技术人员进行论证,最后经院长办公会讨论通过后,由院领导签批形成设备报废报损最后决策并存档。使用科室、设备管理部门、财务部门将依据最终审批意见办理报废报损手续。

　5.3　已批准报废报损的医疗设备由医学装备管理部门会同财务、审计部门一起清收后按废旧物资作价处理,对作价处理的所得资金上缴财务入账。同时在进行报废报损处理后,应及时办理财务销账手续。

5.4　经批准报废报损的医疗设备,任何科室和个人不能擅自处理,应一律交回设备供应科,按医院财务规定统一处理。

6　**流程:**医疗设备报废工作流程。

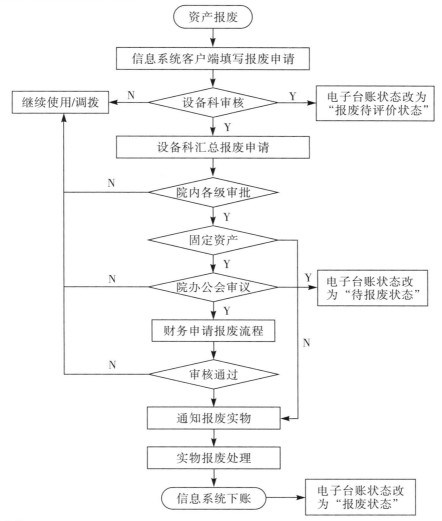

7　**相关文件:**

7.1　《计量器具管理制度》

7.2　《医疗器械监督管理条例》

8　**使用表单**

8.1　《医疗设备报废汇总表》

8.2　《医疗设备报废明细表》

批准人:　　　　　　　　　　　　　　签署日期:

审核人:　　　　　　　　　　　　　　发布日期:

附件1

医疗设备报废汇总表

文件编号:BD-SB-×××　版本号:1.0

序号	使用科室	资产类型	报废数量	金额	回收情况
	合计				

附件2

医疗设备报废明细表

文件编号:BD－SB－×××　版本号:1.0

使用科室	资产类型	设备条码	设备名称	规格型号	购入时间	单价	报废数量	报废金额	回收情况

第二十二节 医疗器械召回管理制度

文件名称	医疗器械召回管理制度	文件编号	YY－HA－××
制定部门	××	版本号	1.0
生效日期	20××－××－××	页数/总页数	×/××
修订日期	20××－××－××	有效期至	20××－××－××

1 **目的**:加强对医疗器械的监管,保障患者的健康和生命安全。

2 **范围**:医疗器械的召回管理。

3 **定义**

  3.1 **医疗器械**:指与医疗活动直接相关的设备、器具、耗材等,其具有政府监管部门颁发的医疗器械注册证或备案凭证。

  3.2 **医疗器械召回**:指医疗器械生产企业按照规定的程序,对其已上市销售的存在缺陷的某一类别、型号或批次的产品,采取警示、检查、修理、重新标签、修改,并完善说明书、软件升级、替换、收回、销毁等方式消除缺陷的行为。

  3.3 **医疗器械召回管理**:指本院响应医疗器械生产企业的召回工作或食品药品监督局召回指令,或根据本院医疗器械使用情况提交的召回申请开展的相关工作。

4 **权责**

  4.1 **使用科室及其使用操作人员**:参与召回医疗器械的评估、封存和替代方案的制订,并负责现场的管理工作。

  4.2 **医务处、护理部、质量控制科等业务主管部门**:参与召回医疗器械的评估、封存和替代方案的制订。

  4.3 **设备供应科**:在医学装备管理委员会的领导下具体负责医院医疗器械召回管理工作。

5 **内容**

  5.1 **医疗器械召回信息来源**

    5.1.1 使用科室工作人员或工程技术人员发现医院使用的医疗器械存在缺陷。

    5.1.2 食品药品监督管理部门发布的医疗器械警讯。

    5.1.3 医疗器械生产企业通知的缺陷召回。

  5.2 **根据医疗器械缺陷的严重程度,医疗器械召回分为**

    5.2.1 一级召回:使用医疗器械可能或者已经引起严重健康危害。

    5.2.2 二级召回:使用医疗器械可能或者已经引起暂时或可逆的健康危害。

    5.2.3 三级召回:使用医疗器械引起危害的可能性较小但仍需要召回。

  5.3 接到召回通知或经本院缺陷评估达到召回标准的,医院立即停止使用该医疗器械,通知各使用科室封存。

    5.3.1 如使用部门发现其使用的医疗器械存在缺陷的,应当立即暂停使用该医疗器械及同类器械,及时通知医疗设备管理部门,医疗设备管理部门负责查询该类器械在院的数量、批次及使用科室分布等信息,通知各科室停止使用该类器械,同时通知医疗器械生产企业或供货商,并向药品监管部门和卫生行政部门报告。

5.3.2 药品监管部门发布的医疗器械警讯、医疗器械生产企业通知或工程技术人员在维护过程中发现的缺陷召回,医疗设备管理部门负责查询该类器械在院的数量、批次、使用科室分布等信息,通知各科室停止使用该类器械,协助生产企业对缺陷器械的评估调研。

5.3.3 如该医疗器械正在使用,医疗设备管理部门应通知医务处,由医务处协调护理部、质量控制科、感染控制科等业务主管部门和主管医务人员进行评估,在不影响患者安全的前提下确定替代方案。

5.3.4 医疗设备管理部门负责督促医疗器械生产企业及时修复召回的医疗器械。

5.3.5 如果召回的医疗器械不能修复或者不能再使用,对于在医疗器械生产企业质量保证范围内的医疗器械,应与该医疗器械生产企业和供货单位协商,由其负责回收处理。对于不在医疗器械生产企业质量保证范围内的医疗器械,如果财务分类为耗材或低值易耗品,应当按财务报损规定处理;如果财务分类为固定资产,应当按财务固定资产报废规定处理。

6 流程:无。

7 相关文件

7.1 《医疗器械监督管理条例》

7.2 《医疗器械不良事件监测和再评价管理办法(试行)》

7.3 《医疗器械召回管理办法(试行)》

7.4 《医疗卫生机构医学装备管理办法》

7.5 《医疗器械临床使用安全管理规范(试行)》

8 使用表单

《医疗器械不良事件及召回事件信息查询登记表》

批准人: 签署日期:

审核人: 发布日期:

附件

医疗器械不良事件及召回事件信息查询登记表

文件编号:BD – SB – ××× 版本号:1.0

日期: 年 月

登记日期	CFDA 网站查询内容(√/×)				是否涉及本院在用医疗器械	明细	记录人	处理情况	备注
	质量公告	召回	警戒	曝光栏					

第二十三节　非购置医疗设备准入使用管理制度

文件名称	非购置医疗设备准入使用管理制度	文件编号	YY－HA－×××
制定部门	×××	版本号	1.0
生效日期	20××－××－××	页数/总页数	×/××
修订日期	20××－××－××	有效期至	20××－××－××

1　**目的:**加强接受捐赠医疗设备及其他非购置医疗设备的管理,保障相关行为遵守国家法律法规,保证非购置医疗设备由医院统一接受和管理。

2　**范围:**适用于医院接受捐赠医疗设备及其他非购置医疗设备的管理。

3　**定义:**非购置医疗设备包括但不限于捐赠、上级单位调拨、学科建设及科研项目投入、长期借用等医疗设备。

4　**权责**

4.1　**捐赠人:**应遵守国家法律法规,自愿无偿,符合公益性、非营利性。

4.2　**使用科室:**应充分进行内部讨论,对拟接受捐赠的设备提出书面申请,投入使用后应严格按照捐赠协议约定开展公益非营利性业务活动。

4.3　**设备供应科:**对拟捐赠医疗设备质量、资质进行严格审核并纳入监管。

5　**内容**

5.1　**医院接受医疗设备捐赠的准入和使用管理**

5.1.1　按照《卫生计生单位接受公益事业捐赠管理办法(试行)》规定医院接受医疗设备捐赠应当遵循下列原则:遵守国家法律法规,自愿无偿,符合公益性,非营利性,医院统一接受和管理,勤俭节约、注重实效,信息公开、强化监管。

5.1.2　捐赠人申请医疗设备捐赠,不得与试剂、耗材招标采购挂钩,不得涉嫌不正当竞争。

5.1.3　医院在接受医疗设备捐赠前应当对捐赠项目进行接受捐赠预评估。接受捐赠预评估主要包括下列内容。

5.1.3.1　是否符合国家有关法律法规。

5.1.3.2　是否符合医院职责、宗旨、业务范围和活动领域。

5.1.3.3　捐赠接受必要性。

5.1.3.4　捐赠方背景、经营状况及其与本单位关系。

5.1.3.5　捐赠实施可行性。

5.1.3.6　捐赠用途是否涉及商业营利性活动。

5.1.3.7　捐赠是否涉嫌不正当竞争和商业贿赂。

5.1.3.8　捐赠方是否要求与捐赠事项相关的经济利益、知识产权、科研成果、行业数据及信息等权利和主张。

5.1.3.9　捐赠医疗设备质量、资质是否符合国家标准与要求等。

5.1.3.10　是否附带政治目的及其他意识形态倾向。

5.1.3.11　是否损害公共利益和其他公民的合法权益。

5.1.3.12　医院认为必要的其他内容。

5.1.4 拟接受捐赠医疗设备的使用科室应当根据科室业务及工作需要,并结合政府部门和医院有关接受捐赠的相关规定,在科室内部讨论通过后,书面提出接受医疗设备捐赠申请,经业务管理部门,以及财务、资产、审计、纪检监察部门审核;主管院领导签批后,由医院招标采购和价格管理委员会,以及医学装备管理委员会联合组织进行接受捐赠预评估并提出评估意见。必要时,可以引入第三方机构及有关监管部门参与评估。

5.1.5 接受捐赠预评估意见应当经院长办公会集体研究确定。是否接受医疗设备捐赠的确定意见应当及时通知捐赠方。

5.1.6 医院如果确定接受医疗设备捐赠,应当与捐赠方协商一致,自愿平等签订书面捐赠协议。捐赠协议由医院法定代表人或经法定代表人书面授权与捐赠方签订,并加盖医院公章。

5.1.7 捐赠财产依法需要办理登记、入境、许可申请等手续的,捐赠方有义务协助医院按照国家有关规定办理。

5.1.8 医院接受捐赠的医疗设备,财务部门,应当会同资产管理部门、使用部门,按照捐赠协议验收无误后,入库登账,纳入单位资产统一管理。达到固定资产核算起点的,应当按照固定资产有关规定管理。

5.1.9 医院特别是接受医疗设备捐赠的使用科室,应当尊重捐赠人意愿,严格按照本单位宗旨和捐赠协议约定开展公益非营利性业务活动,不得用于营利性活动。

5.1.10 医院接受捐赠,管理部门、财务部门、资产管理部门、审计部门和相关业务部门,应当按照各自职责加强捐赠财产使用管理。

5.2 其他任何形式的非购置医疗设备(包括但不限于上级单位调拨、学科建设及科研项目投入、长期借用等)的准入和使用管理,参照医院接受医疗设备捐赠进行管理。

6　**流程**:非购置设备管理流程。

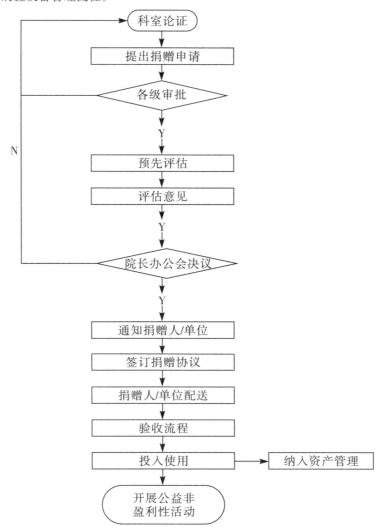

7　**相关文件**

7.1　《医疗器械监督管理条例》

7.2　《中华人民共和国政府采购法》

7.3　《卫生计生单位接受公益事业捐赠管理办法(试行)》(国卫财务发〔2015〕77号)

8　**使用表单**

《接受非购置设备申请表》

批准人:　　　　　　　　　　　　　签署日期:

审核人:　　　　　　　　　　　　　发布日期:

附件

接受非购置设备申请表

文件编号:BD－SB－×××　版本号:1.0

医疗设备名称＿＿＿＿＿＿＿＿＿＿＿＿＿＿＿＿＿＿＿

接　受　科　室＿＿＿＿＿＿＿＿＿＿＿＿＿＿＿＿＿＿＿

负　　责　　人＿＿＿＿＿＿＿＿＿＿＿＿＿＿＿＿＿＿＿

联　系　电　话＿＿＿＿＿＿＿＿＿＿＿＿＿＿＿＿＿＿＿

电　子　邮　箱＿＿＿＿＿＿＿＿＿＿＿＿＿＿＿＿＿＿＿

填　报　日　期＿＿＿＿＿＿年＿＿＿＿月＿＿＿日

填 表 说 明

1. 使用科室拟接受非购置医疗设备，须填写此申请表。

2. 此申请表作为院内进行接受非购置预评估的依据，须存档保存。设备申请科室负责人应按要求如实、全面填写，文字叙述应当重点突出、简明扼要、层次分明，可采用计算机打印或者用黑色（或蓝色）签字笔手工填写。如有关栏目内容较多，可另外附页。

一、非购置医疗设备概况

设备名称	中文：	
	英文：	
非购置数量		预估金额
设备用途（在右列各项中画"√"）	1. 医疗　2. 科研　3. 教学　4. 其他	
生产厂家		
规格型号		

1. 非购置医疗设备的主要功能描述及在院内的业务范围：

2. 非购置医疗设备的接受必要性及可行性：

3. 非购置医疗设备提供方的背景、经营状况及其与本单位关系：

4. 非购置医疗设备质量、资质是否符合国家标准与要求：

5. 非购置医疗设备提供方是否有其他要求（与非购置事项相关的经济利益、知识产权、科研成果、行业数据及信息等权利和主张；或与试剂、耗材招标采购挂钩，涉嫌不正当竞争）：

二、可行性

设备使用维护人员情况				
设备使用管理负责人		专业		职称
日常使用维护人员情况				
姓名	年龄	专业	职称	职责

安装使用的环境及设施条件(主要从设备安置地点、占用面积,水、电、气、温度、技术环境等保障要求,对安全、环保有何影响及预防措施等方面进行阐述):

安装地点条件、技术环境落实承诺签名:

项目负责人承诺:

经科室慎重考虑和讨论,本人代表科室提交接受非购置医疗设备申请表,并承诺保证符合国家相关法律法规,符合医院相关管理制度规定。

项目负责人签名:　　　　年　　　月　　　日

三、审核审批意见

业务主管部门（医务/护理/教学/科研等主管部门）审核意见：	医学装备管理部门审核意见：
审计部门审核意见：	申购科室分管院领导审批意见：
纪检监察部门审核意见：	主管医疗设备院领导审批意见：
财务部门审核意见：	院长审批意见：
医院招标采购和价格管理委员会及医学装备管理委员会联合预评估意见：	
院长办公会审议结果：	

第二十四节　急救和生命支持类医学装备管理制度

文件名称	急救和生命支持类医学装备管理制度	文件编号	YY－HA－××××
制定部门	×××	版本号	1.0
生效日期	20××－××－××	页数/总页数	×/××
修订日期	20××－××－××	有效期至	20××－××－××

1　**目的**:有效保障医院急救类、生命支持类医学装备正常使用,保障操作者和患者的生命安全。

2　**范围**:全院急救和生命支持类医学装备管理。

3　**定义**:急救和生命支持类医学装备是指直接抢救或为患者提供生命支持的医疗设备,主要包括除颤仪、呼吸机、麻醉机、洗胃机、简易呼吸囊、心肺复苏机、体外膜式肺氧合系统、人工心肺机、主动脉球囊反搏泵等。

4　**权责**

4.1　**医务人员**:应熟知急救和生命支持类医学装备的操作规程并能熟练使用操作设备。

4.2　**设备供应科**:第一时间到达事发地点进行故障判断,同时向科室负责人汇报情况。

4.3　**院领导**:负责协调向其他医院联系借调或进行应急采购。

5　**内容**

5.1　急救和生命支持类医学装备应相对固定放置,医务人员应知晓放置位置。

5.2　使用科室应安排专人每日检查设备状况,确保设备处于良好待用状态,如发现故障不能自行解决的,应立即按规定程序报修。

5.3　对配有蓄电池的设备,使用科室应安排专人定期充放电,使蓄电池处于良好状态。

5.4　在使用设备过程中,医务人员应随时观察设备运行状态是否正常。

5.5　当发生重大突发公共卫生事件时,可根据应急需要从各使用科室调配急救设备。急救及生命支持类医学装备所在科室,应提供操作技术支持,并按照正确的操作规程指导、协助各调用科室正确操作使用。各科室不允许以任何理由拒绝调用本科室非在用急救和生命支持类医学装备。

5.6　当医院遇到突发重大群体事件,而备用急救和生命支持类医学装备又无法满足各科室使用时,应及时报告院领导,由院领导协调向其他医院联系借调或进行应急采购,并报告卫生行政主管部门。

5.7　急救和生命支持类医学装备使用完毕,调用科室应做好装备的清洁、消毒工作,并及时送回医学设备至所借出科室。

5.8　临床工作中出现急救和生命支持类医学装备突然故障,设备使用操作人员应及时报告科室主任,并通知设备维修人员或总值班。

5.9　急救和生命支持类医学装备突然故障时,操作人员应按程序关闭故障设备,与患者连接的急救和生命支持类医学装备应脱机,并采取补救措施,如简易呼吸器、人工气囊替代呼吸机,除颤、监护仪替代心电监护仪,漏斗洗胃替代电动洗胃机等。同时根据现场情况决定是否向其他相关科室借用,以保证患者的救治,使设备故障对患者救治造成的影响程度降至最低。

5.10　设备维修人员应第一时间到达事发地点进行故障判断,将设备挪出现场进行维修,同时向医学装备管理部门负责人报告设备状况。

5.11　设备维修人员根据故障性质程度,决定是否停用该设备。使用科室应当根据患者情况决定是否从其他相关科室借用设备或院外借用,以保证患者的救治,使医学装备故障对患者救治造成的影响程度降至最低。

6　流程:无。

7　相关文件:无。

8　使用表单:无。

<table>
<tr><td>批准人:</td><td>签署日期:</td></tr>
<tr><td>审核人:</td><td>发布日期:</td></tr>
</table>

第二十五节　医疗材料（器械）申购管理制度

文件名称	医疗材料(器械)申购管理制度	文件编号	YY－HA－××
制定部门	×××	版本号	1.0
生效日期	20××－××－××	页数/总页数	×/××
修订日期	20××－××－××	有效期至	20××－××－××

1 **目的**:加强本院医疗材料(器械)的申购管理,尤其是规范一次性消耗材料、植入性材料及介入性材料等的申购流程,保证医疗材料(器械)的安全性及有效性,同时降低采购成本,减轻患者负担。

2 **范围**:全院医疗材料(器械)的申购管理。

3 **定义**:医疗材料(器械)是指与医疗活动直接相关的除医疗设备以外的器具、耗材等,其具有政府监管部门颁发的医疗器械注册证或备案凭证。

4 **权责**

　4.1 **使用科室**:根据科室使用需求提交医疗材料(器械)申购计划并对医疗材料(器械)的采购、验收、使用及付款进行全过程监督。

　4.2 **医务处、护理部等业务主管部门**:负责使用科室的医疗材料(器械)申请的可行性(必要性、科学性、经济性)审批。

　4.3 **招标采购办公室**:负责医疗材料(器械)采购、招标的组织实施;负责医疗材料(器械)价格的市场调研及信息收集工作。

　4.4 **设备供应科**:在医学装备管理委员会的领导下,具体负责医院医疗材料(器械)的申购管理工作。

5 **内容**

　5.1 **医疗材料(器械)采购原则**

　　5.1.1 医疗材料(器械)的采购,实行招标、定点及金额管理,按程序、计划采购。

　　5.1.2 医疗材料(器械)的采购,严格执行政府采购规定,属于政府集中招标目录中的品种,从中择优选取。对年采购金额较大的材料品种或类别(不论是否为政府集中采购中标品种),医院定期进行招标,协议定点采购。

　　5.1.3 医疗材料(器械)的采购,坚持择优选择,执行质量、价格双控制措施,对采购、验收、使用、付款全过程管理。医疗材料(器械)的采购,实行"总量控制,结构调整"政策。

　　　5.1.3.1 优化和整合采购渠道,逐步向质量优、价格廉、品种全、服务好、实力强的生产商或经销商适度集中,以量大优势获取较低的采购成本。

　　　5.1.3.2 严格医疗材料(器械)的审批控制。

　　　5.1.3.3 在保证医疗质量的前提下,对一些不符合我国国情或过重增加患者负担的医用材料应限制或停止使用;在保证医疗质量的前提下,为中、低收入患者提供可选择性的中、低价格水平的高值医用材料(器械)品种(植入性材料等);采购与临床各部门相互配合、协调下,经过调研、使用、总结后,以高质廉价的国产消耗性医疗材料(器械)等替代总体使用成本较高的进口或高价产品。

5.2　医疗材料(器械)的采购按照申购—审批—采购与招标—验收—付款的程序进行。

5.2.1　首次采购、非常用及非库存常备品种,须由使用科室提出申请,填写《新增普通医用耗材申请表》《新增高值医用耗材申请表》,由医务处、护理部审核临床应用可行性并签署审核意见,经院领导审批后由招标采购办和设备供应科,按采购质量、价格控制标准及规定进行采购。

5.2.2　招标后协议定点的经常性采购品种要根据各使用科室的实际需求,由使用科室每月28日前以书面,或电子形式向设备供应科采购员提出下月购置计划申请,写明产品名称、规格、所需数量,采购员将计划申请汇总后,报设备供应科主任审核、院领导审批,审批后按供货协议价格执行采购任务。月度计划外临时采购须填写《普通医用耗材临时计划申请表》,再逐级审批后采购。

5.2.3　属下列情况之一者,相关部门不予受理。

5.2.3.1　无书面申请,没有填写相应申购单。

5.2.3.2　申购单无护士长或科室主任、业务主管部门负责人和院领导签字的。

5.2.3.3　违反采购规定,自行订货采购的。

5.2.3.4　未经医院同意擅自试用的。

5.2.3.5　不符合采购程序的。

5.2.3.6　没有验收记录或验收签字的。

5.2.4　对年消耗量或年采购金额较大的医疗材料(器械)应当实施招标采购。

5.3　购进的医疗材料(器械)须同时符合下列基本条件

5.3.1　合法企业生产或合法经营的医疗器械。

5.3.2　具有医疗器械注册证。

5.3.3　具有产品合格证。

5.3.4　产品的标签、包装标识和说明书符合规定,且使用规范化汉字。

5.4　首次采购应严格审核供货商和产品资质,审核由设备供应科会同招标采购办公室共同进行,审核合格后方可进货。审核时应查明下列证件、材料并建立档案。

5.4.1　加盖企业印章的《医疗器械经营企业许可证》或《医疗器械生产企业许可证》,《医疗器械产品注册证》或《医疗器械产品备案凭证》复印件,仔细核对生产或经营的范围及证件是否有效。

5.4.2　加盖企业印章和法定代表人印章或签字的销售委托授权书,委托授权书应明确委托授权范围。

5.4.3　销售人员身份证复印件。

6 **流程:** 医用耗材申购流程。

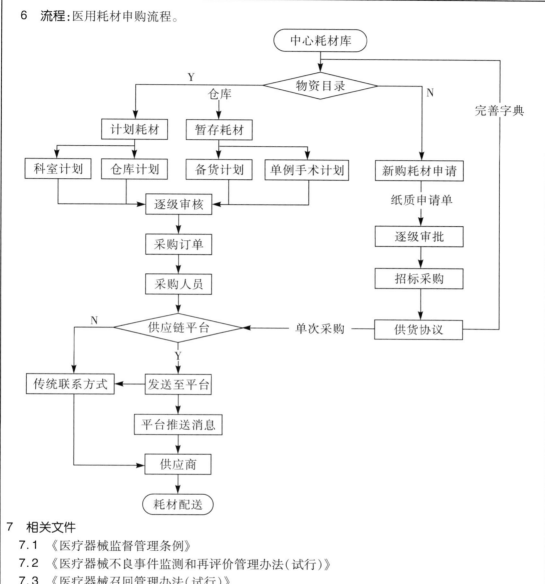

7 相关文件
7.1 《医疗器械监督管理条例》
7.2 《医疗器械不良事件监测和再评价管理办法(试行)》
7.3 《医疗器械召回管理办法(试行)》
7.4 《医疗卫生机构医学装备管理办法》
7.5 《医疗器械临床使用安全管理规范(试行)》

8 使用表单
8.1 《新增高值医用耗材申请表》
8.2 《新增普通医用耗材申请表》
8.3 《普通医用耗材临时计划申请表》
8.4 《医用耗材月度计划汇总表》

批准人: 签署日期:

审核人: 发布日期:

附件1

新增高值医用耗材申请表

文件编号:BD - SB - ×××　版本号:1.0

申请科室:　　　　　　　　　　　　　　　　日期:　　年　月　日

医用耗材名称			
生产企业名称及产地			
医疗器械注册证号		规格、包装	
供应商名称			
供应商联系人		联系电话	
省级集中采购限价目录编号及单价			
拟购数量			
预估金额			
在用同类产品名称及使用情况			
申购理由			

使用科室论证报告(医用耗材的主要功能和作用原理,与本院现有同类产品比较,国内或省内使用情况简介,性能及价格分析):
使用科室论证意见: 科室负责人签名(盖章):
医院专家小组论证意见: □ 同意引进使用　　　　□ 同意采购使用一次 □ 暂缓引进使用　　　　□ 不同意引进使用 新增医用耗材论证结果汇总表复印件附后
医务处审批意见:

申购科室分管院领导审批意见:	主管设备院领导审批意见:

院长审批意见:

附件2

新增普通医用耗材申请表

文件编号:BD - SB - ×××　版本号:1.0

申请科室				申请日期		
物品名称	规格型号	单位	数量	生产厂家		注册证号

申购理由	
申请科室主任意见: 　　　　　　　　签名:　　　　　　年　　月　　日	
医务处(护理部)审核意见: 　　　　　　　　签名:　　　　　　年　　月　　日	
主管院领导审核意见: 　　　　　　　　签名:　　　　　　年　　月　　日	
院长审核意见: 　　　　　　　　签名:　　　　　　年　　月　　日	

附件3

普通医用耗材临时计划申请表

文件编号:BD－SB－×××　版本号:1.0

申请科室			申请日期			
序号	物品名称		规格型号	单位	数量	金额
1						
2						
3						
4						
5						
6						
合计						
申购理由						
申请科室主任意见: 　　　　　　　　　　　　签名:　　　　　　　年　　月　　日						
医务处(护理部)审核意见: 　　　　　　　　　　　　签名:　　　　　　　年　　月　　日						
主管院领导审核意见: 　　　　　　　　　　　　签名:　　　　　　　年　　月　　日						
院长审核意见: 　　　　　　　　　　　　签名:　　　　　　　年　　月　　日						

附件4

医用耗材月度计划汇总表

文件编号:BD - SB - ×××　版本号:1.0

计划日期:　　年　　月　　日　　　　　　　　　　计划单号:

序号	物资名称	规格型号	单位	数量	供应商	申请科室	备注

设备供应科审核:　　　　　　　　　　　　　主管院领导审核:

院长审核:

第二十六节 医疗器械不良事件报告及监测管理制度

文件名称	医疗器械不良事件报告及监测管理制度	文件编号	YY－HA－×××
制定部门	×××	版本号	1.0
生效日期	20××－××－××	页数/总页数	×/××
修订日期	20××－××－××	有效期至	20××－××－××

1 **目的**:做好全院的医疗器械不良事件报告及监测工作,推动安全合理使用医疗器械,保障医疗安全。

2 **范围**:全院医疗器械不良事件管理。

3 **定义**:

  3.1 **医疗器械不良事件**:指已上市的医疗器械,在正常使用情况下发生的,导致或者可能导致人体伤害的各种有害事件。

  3.2 **医疗器械不良事件监测**:指对医疗器械不良事件的发现、报告、评价和控制的过程。

4 **权责**

  4.1 **医疗器械使用科室监测联络员**:负责宣传、组织本科室医务人员参加医疗器械不良事件监测报告工作,并负责收集引发不良事件的医疗器械。

  4.2 **医疗器械使用科室**:负责向设备供应科和医务处报告涉及在医院使用的医疗器械所发生的导致或可能导致严重伤害,或死亡的医疗器械不良事件,报告医疗器械不良事件应当遵循"可疑即报"的原则。

  4.3 **医务处**:负责全院医疗器械不良事件的分析、评价,并与设备供应科一起采取相应的控制措施。

  4.4 **设备供应科**:负责全院医疗器械不良事件监测报告资料的收集工作,对收集到的医疗器械不良事件或可疑不良事件进行初步分析后,及时交由医务处进行分析、评价,按照规定向省医疗器械不良事件监测技术机构报告,并与医务处一起采取相应的控制措施。

  4.5 **医院医疗器械不良事件监测领导小组**:协调指导全院的医疗器械不良事件监测工作,同时承担对医疗器械不良事件的因果关系、诱发因素、发生率与预防等问题,进行分析、评价、技术咨询和指导。

5 **内容**

  5.1 根据《医疗器械不良事件监测和再评价管理办法》规定,医院应当报告涉及其使用的医疗器械所发生的导致或可能导致的严重伤害,或死亡的医疗器械不良事件;报告医疗器械不良事件应当遵循"可疑即报"的原则。严重伤害是指有下列情况之一者。

    5.1.1 危及生命。

    5.1.2 导致机体功能的永久性伤害或机体结构的永久性损伤。

    5.1.3 必须采取医疗措施才能避免上述永久性伤害或损伤。

  5.2 **报告程序及要求**

    5.2.1 医疗器械不良事件实行逐级、定期报告,必要时可以越级报告。有关人员或使用科室越级报告后应及时告知被越过的设备供应科和医务处,以便采取控制措施。使用科室发现医疗器械不良事件,由科室监测联络员协同有关人员,进行分析、判断后按要求填报

《可疑医疗器械不良事件报告表》,报设备供应科或医务处(见附件1)。

5.2.2 设备供应科对收到的《可疑医疗器械不良事件报告表》进行汇总、整理并初步分析后,应当及时转交医务处,医务处应当组织相关专家对医疗器械不良事件进行调查、核实、分析、评价,并指导医务人员按要求填写《可疑医疗器械不良事件报告表》。设备供应科应根据分析评价结果及时向省医疗器械不良事件监测技术机构报告。其中导致死亡的事件于发现或知悉之日起 5 个工作日内报告,导致严重伤害、可能导致严重伤害,或死亡的事件于发现或知悉 15 个工作日内报告。

5.2.3 医院发现突发、群发的医疗器械不良事件,医务处和设备供应科应当立即向所在地药品监督管理部门、卫生主管部门和医疗器械不良事件监测技术机构报告,并督促相关科室在 24 小时内填写并报送《可疑医疗器械不良事件报告表》。

5.2.4 报告医疗器械不良事件后,医务处、设备供应科和医疗器械使用科室应当配合医疗器械生产企业和主管部门对所报告事件进行调查,提供相关资料并采取必要的控制措施。

5.2.5 设备供应科在每年 1 月底之前,对上一年度的医疗器械不良事件监测工作进行总结,并保存备查。

5.2.6 医院每年组织召开一次医疗器械不良事件监测工作会议,总结工作,进行学术交流,反馈医疗器械不良事件监测信息,并对医疗器械不良事件监测联络员进行培训。

5.2.7 要求全院医务人员积极参与医疗器械不良事件监测报告工作。

5.2.8 设备供应科及时收集医疗器械不良事件监测技术机构的相关反馈信息。

5.2.9 医院建立并保存医疗器械不良事件监测记录,医疗器械不良事件监测记录包括不良事件发现、报告、评价和控制过程中相关的文件记录。

5.2.10 医疗器械不良事件监测记录是重要的档案资料,内容应予保密,不得作为医疗纠纷、医疗诉讼的依据。

6 **流程:** 医疗器械不良事件上报流程。

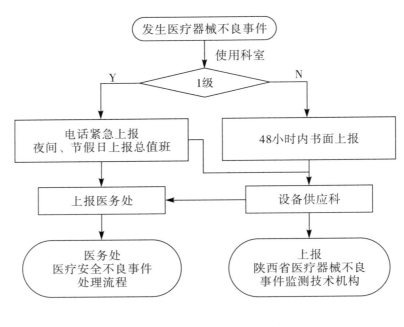

7　相关文件：

　　7.1　《医疗器械监督管理条例》

　　7.2　《医疗器械不良事件监测和再评价管理办法》

　　7.3　《医疗安全(不良)事件管理制度》

8　使用表单

《可疑医疗器械不良事件报告表》

批准人：　　　　　　　　　　签署日期：

审核人：　　　　　　　　　　发布日期：

附件

可疑医疗器械不良事件报告表

文件编号:BD - SB - × × ×　版本号:1.0

报告日期:　　　　　　　　　　　　　　上报科室:

报告来源:生产企业/经营企业/使用单位/个人　　单位名称:

联系地址:　　　　　　　　邮编:　　　联系电话:　　　编号:

患者资料					医疗器械情况	
患者姓名		出生年月日		性别	男/女	注册证号:
电话						产品名称:
预期治疗疾病与作用:						商品名称:
						生产企业名称:
						生产企业地址:
可疑不良事件						企业联系电话:
事件主要表现	器械故障					
	故障级别:□ 无警告的严重危害					规格型号:
	□ 有警告的严重危害					产品编号:
	□ 一般危害					产品批号:
	□ 无危害					
	主要伤害					操作人:专业人员/非专业人员/患者/其他
	伤害级别:□ 死亡					有效期至:
	□ 严重					生产日期:
	□ 一般					停用日期:
	□ 无					植入日期:
事件发生日期:						事件发生初步原因分析:
发现或知悉日期:						
医疗器械实际使用场所:						事件初步处理情况:
事件后果:						
						事件报告状态:　□ 已通知使用单位　□ 已通知生产企业　□ 已通知经营企业　□ 已通知药监部门

事件陈述(应当至少包括使用医疗器械的目的、依据,医疗器械的使用情况,预期效果,出现的非预期结果,对患者造成的影响,采取相应的治疗措施,结果如何,同类事件再次发生出现的最大危害是什么,同类事件再次发生最可能出现的危害是什么):	关联性评价
	1.使用医疗器械与已发生或可能发生的伤害事件之间是否具有合理的先后顺序? □ 是　　　　□ 否　　　　□ 无法确定 2.发生或可能发生的伤害事件是否属于所使用医疗器械可能导致的伤害类型? □ 是　　　　□ 否　　　　□ 无法确定 3.已发生或可能发生的伤害事件是否可以合用、并用药物和(或)器械的作用、患者病情,或其他非医疗器械因素来解释? □ 是　　　　□ 否　　　　□ 无法确定

报告人类别:　　　医师　　技师　　护士　　工程师　　其他　　　　报告人签名:

第二十七节　医院施工管理制度

文件名称	医院施工管理制度	文件编号	YY－HA－××
制定部门	×××	版本号	1.0
生效日期	20××－××－××	页数/总页数	×/××
修订日期	20××－××－××	有效期至	20××－××－××

1　**目的**:降低和控制医院施工过程中的风险和危害,保护患者及家属、员工和探访者的安全。

2　**范围**:院内所有施工项目。

3　**定义**

3.1　医院施工包括建筑物的新建、修缮及拆除作业。

3.2　建筑修缮是在原建筑上进行项目更新、改造、维修、更换、装饰及加固等施工作业,以恢复其使用功能。

3.3　**安全**:指确保建筑物、财产、医疗、信息技术、设备,以及系统不会给患者、患者家属、员工和探访者带来风险。

3.4　**防护**:指保护机构的财产基于患者、患者家属、员工和探访者,并使其远离危害。

4　**权责**

4.1　**基建科**:负责院内新建工程及拆除。

4.2　**总务科**:负责院内建筑修缮及改造项目。

4.3　**感染控制科**:参与施工前的风险评估;施工期间同总务科及基建科对施工场所进行安全巡查。

4.4　**保卫科**:参与施工前的风险评估;施工期间同感染控制科、总务科及基建科对施工场所进行安全巡查。

4.5　**施工单位**:参与施工前的风险评估,撰写施工方案,实施安全措施。

4.6　**申请科室**:做好替代方案,保障施工过程中医疗的连续性。

4.7　**主管副院长**:对施工项目进行审查。

4.8　**院长**:对施工项目进行审批。

5　**内容**

5.1　**新建、拆除**:根据医院的发展战略和规划,按照《××市城市规划管理条例》《建设工程安全生产管理条例(中华人民共和国国务院令第393号)》《建筑施工安全检查标准JGJ59－2011》《建设工程施工现场环境与卫生标准JGJ146－2013》《建设项目环境保护管理条例》(2017年7月16日修订),由基建科组织进行。

5.1.1　新建、拆除申请:第一阶段是立项选址阶段①到规划委办理《建设项目选址意见书》的审批;②到发改委办理建设项目立项审批。第二阶段是建设用地审批阶段,到规划局窗口办理用地审批。第三阶段是项目规划设计审批(招标)阶段①办理规划及建筑设计文件;②办理设计方案招标;③到规划局窗口办理初步设计审批;④到规划局窗口办理核发《建设工程规划许可证》的审批。第四阶段是监理、施工招标阶段,到发改委或经贸局窗口办理监理、施工招标的审批。第五阶段是报建、施工阶段,到规划局窗口办理工程报建、施工的审批。

5.1.2 施工前环境评估:委托具有相关资质的第三方出具政府认可的评估报告。

5.1.3 施工许可:施工单位做好施工前的准备工作后,向监理申请开工,基建科与监理对施工现场、进度表审核同意后,向施工单位下发核准后的开工报告。

5.1.4 动火申请:施工过程中如需电焊等动火作业,施工单位向监理提出动火申请,并填写《动火作业审批表》。

5.2 修缮、改造

5.2.1 修缮、改造申请:由申请科室填写《维修改造施工申请表》,申请部门科室主任、主管副院长、总务科同意,院长批准后交至总务科。

5.2.2 施工前的风险评估。

5.2.2.1 评估内容包括空气质量、感染控制、公用设施、噪声、振动、有害物质、紧急服务和其他医疗、服务影响。

5.2.2.1.1 感染控制评估详见《医院施工感染风险管理制度》。

5.2.2.1.2 噪声的评估根据《建设项目环境保护管理条例》《中华人民共和国城市区域环境噪声标准》《建筑施工场界环境噪声排放标准》执行。

5.2.2.2 施工现场风险评估:根据施工内容、消防要求及《医院施工感染风险管理制度》,由总务科、感染控制科、保卫科与施工单位项目负责人,使用《施工风险评估表》进行风险评估,确定风险等级及安全措施。若方案不可行,且没有相关参考资料,确实不能施工的,将评估情况反馈给施工科室,退回申请。

5.2.3 施工许可:风险评级为Ⅲ级及以上的维修项目,施工单位做好施工前的准备工作后,向总务科申请开工,总务科与感染控制科对施工现场、进度表审核同意后,向施工单位下发核准后的开工报告。

5.2.4 动火申请:风险评级为Ⅲ级及以上的维修项目,施工过程中如需电焊等动火作业,施工单位向保卫科提出动火申请,并填写《动火作业审批表》。

5.3 监管

5.3.1 新建、拆除项目:基建科、保卫科每日对施工现场进行安全巡查,如发现感染控制方面的问题,会同感染控制科巡查;感染控制科根据施工进程每周对施工现场进行安全巡查。

5.3.2 修缮、改造。

5.3.2.1 风险评级为Ⅰ级、Ⅱ级的项目,由总务科负责工程监督。

5.3.2.2 风险评级为Ⅲ级及以上的项目,保卫科、总务科及感染控制科每三日对施工现场进行一次安全巡查,并填写《医院建筑施工安全、感染控制和环境评估巡查表》,反馈需要整改的内容。

5.3.3 施工中如有连续20分钟以上的噪声时,需监测声音强度。

5.4 施工单位注意事项

5.4.1 施工单位如违反医院感染控制及消防等管理规定和防护要求,基建科及总务科有权要求停工整改或进行处罚。

5.4.2 施工产生的废物应装袋进行运输。

5.5 验收

5.5.1 新建项目。

5.5.1.1 工程竣工初验由监理单位负责,竣工验收由基建科负责。

5.5.1.2 竣工验收备案应具备的主要条件:①完成规划、水质、电梯、人防、消防、室内环境、环保、节能、分户验收及无障碍设施等专项验收,并取得相应证明文件;②有完整的技术档案和施工管理资料;③有工程使用的主要建筑材料、建筑构配件和设备的进场试验报告;④有勘察、设计、施工及监理等单位分别签署的质量合格文件;⑤有工程质量保证书及住宅使用说明书;⑥参建各方出具的评价报告及施工总结等;⑦当地档案部门出具的预验收证明;⑧施工单位签署的工程保修书。

5.5.1.3 施工单位向监理单位申请竣工初验,监理单位主持竣工初验,并组织工程部和施工单位参加初验。验收中的整改意见,由施工单位负责整改,监理单位监督实施,工程部负责验收。

5.5.1.4 初验整改完成后,由施工单位向工程部申请竣工验收,工程部组织监理单位、质监单位、施工单位及设计单位等相关部门共同参加竣工验收。

5.5.1.5 在完成专项验收和竣工验收并取得相应证明文件后,由工程部负责到建设管理委员会办理竣工验收备案手续,取得《项目竣工验收备案表》。

5.5.1.6 所有资料按验收意见整改完毕并验收合格,并且专项验收过程所有的各类专项验收证明书都已取得后,由工程部督促施工单位将竣工验收资料移交城建档案馆,并办理《市建设工程验收档案移交书》。

5.5.2 修缮。

5.5.2.1 施工单位自检合格后,向总务科提交相关资料,由总务科、审计科、招标采购办及申请科室对项目进行验收(Ⅲ级以上项目需保卫科和感染控制科参加验收)。

5.5.2.2 如发现需整改之处,汇总验收问题,责成施工单位落实整改,施工单位自检合格后,再次报请验收。

5.5.2.3 施工项目验收合格后,填写《工程验收报告》,该项目核准正式交付使用。

5.5.3 存档:基建科及总务科工程监管人员负责将施工过程中所有文档资料及影像资料整理成册,并由基建科及总务科负责人审核后存档。

6 流程:无。

7 相关文件

7.1 《建设工程安全生产管理条例》

7.2 《建筑施工安全检查标准》

7.3 《建设工程施工现场环境与卫生标准》

7.4 《建设项目环境保护管理条例》(2017年修订)

7.5 《环境噪声污染防治法》

7.6 《中华人民共和国城市区域环境噪声标准》

7.7 《建筑施工场界环境噪声排放标准》

7.8 《医院施工感染风险管理制度》

7.9 《消防安全管理制度》

8 相关表单

8.1 《维修改造施工申请表》

8.2 《施工前风险评估表》

8.3 《动火作业审批表》

8.4 《医院建筑施工安全、感染控制和环境评估巡查表》

批准人:　　　　　　　　　　　　签署日期:

审核人:　　　　　　　　　　　　发布日期:

附件1

维修改造施工申请表

文件编号:BD - ZW - ×××　版本号:1.0

申请部门/科室		申请人		
申请日期		预估金额		
施工地点				
需进行维修或改造的原因（请详细说明并附图纸及可行性报告）				
功能需求（设备增添请填写设备申请单）				
申请部门科室主任意见		签名:　　　　　　　　年　　月　　日		
申请部门主管副院长意见		签名:　　　　　　　　年　　月　　日		
总务科审批		签名:　　　　　　　　年　　月　　日		
主管副院长审批		签名:　　　　　　　　年　　月　　日		
院长审批		签名:　　　　　　　　年　　月　　日		

附件 2

施工前风险评估表

文件编号:BD - ZW - × × ×　版本号:1.0

施工区域:		
项目名称:	项目编号:	
项目负责人:	项目开始日期:	
承包单位:	预计工期:	
监督人/单位:	联系电话:	
项目概况:		
施工内容:		

类别	评估内容	是	否
噪声	是否产生能影响楼上、楼下和相邻部门的噪声(55 分贝以上)		
	如有,则应通知这些部门		
	如何使噪声减小至 55 分贝		
振动	是否产生能影响楼上、楼下和相邻部门的振动		
	如有,每次工作前应通知这些部门		
	如何减小振动		
应急	可能会严重影响患者的护理或生命安全的应急程序是否到位,并张贴到每个工作区域		
	紧急电话		
有害物质	是否使用有害物质		
	如有,请提供清单及其 MSDS		
	是否用到石棉(石棉纤维碎屑对呼吸有害)		
	是否配备相应的个人防护用品及溢洒处理用品		
	如何控制产生的烟和气味		
消防	在这个项目上是否有热工(焊接、钎焊)		
	如有,必须申请动火许可证		

续表

公用设施	在项目期间,下列系统中的任何一个系统是否会停止服务	1. 火警		
		2. 喷淋系统		
		3. 电		
		4. 生活用水		
		5. 氧气		
		6. 污水系统		
		7. 中央空调		
	如有,请提前1周通知总务科停止的时间及期限			
施工活动类别	□甲类:视察和非侵入性施工活动			
	□乙类:规模小、耗时短,灰尘产量少的活动			
	□丙类:产生中高水平灰尘,或者要求拆毁、移除任何固定建筑构件的施工			
	□丁类:大型拆除、建设和改造项目			
区域风险等级	□属于低度风险区域			
	□属于中度风险区域			
	□属于中、高度风险区域			
	□属于高度风险区域			
项目风险级别	□Ⅰ级　　　□Ⅱ级　　　□Ⅲ级　　　□Ⅳ级			
预防措施清单				
Ⅰ级	□采用最低限度降低扬尘 □立即复原拆下的天花板 □清洁施工现场			
Ⅱ级 (包括Ⅰ级)	□采取有效措施,预防浮沉扩散 □关闭施工区的通风、空调系统 □隔离或移除高效过滤系统 □堵住并密封送风及排风口 □用宽胶带密封不使用的门 □在物体表面喷水,以控制灰尘 □在施工区出入口放置吸尘垫 □尽快复原拆下的天花板 □用消毒剂擦拭表面 □用湿拖把拖地或吸尘 □垃圾装在有盖容器中进行运输 □恢复通风、空调系统及高效过滤系统			

续表

Ⅲ级 （包括Ⅱ级）	除Ⅱ级的措施外,还需: □获得感染控制许可证,方可施工 □施工前完成所有的屏障 □使用抽风机以保持工作室内相对负压;使用独立空调,防止粉尘污染气体区域 □移除或隔离空调系统、高效过滤系统,避免管道系统污染 □封堵洞口、管道、线管和钻孔 □完工后由感染控制科和总务科及基建科验收,并彻底清洁后,方能移除屏障 □小心拆除隔离设施,尽量避免扬尘
Ⅳ级 （包括Ⅲ级）	除Ⅲ级的措施外,还需: □所有进入施工区域的人员穿防护衣及鞋套 □设置缓冲区,并要求所有人员通过这个区域
其他要求:	
评估人员签名:	

评估日期： 年 月 日

附件3

动火作业审批表

文件编号:BD－BW－×××　版本号:1.0

申请动火科室		动火单位	
作业人员资格证编号			
动火部位		动火种类(用火、气焊、电焊等)	
动火作业起止时间	由　　年　　月　　日　　时　　分起 至　　年　　月　　日　　时　　分止		

动火原因:

<table>
<tr><td colspan="4">动火原因:</td></tr>
<tr><td></td><td>负责人:</td><td>时间:</td><td>年　　月　　日</td></tr>
</table>

审批意见:　□同意,将安排_____(姓名)负责监督 　　　　　　□不同意			
	审批人:	时间:	年　　月　　日

动火监护和作业后现场处理情况:

余火已熄灭,现场已清理。

监督人签名:　　　　　巡查人签名:　　　　　作业人签名:			
		时间:	年　　月　　日

动火监护和作业后现场处理情况:

余火已熄灭,现场已清理。

监督人签名:　　　　　巡查人签名:　　　　　作业人签名:			
		时间:	年　　月　　日

注:1.动火作业前请将作业范围内的易燃、易爆物品清理干净

　　2.动火作业区内设灭火器,以备急用

　　3.作业完成后应将作业区清理干净,确认余火熄灭后人员方可离开

附件4

医院建筑施工安全、感染控制和环境评估巡查表

文件编号：BD－ZW－××× 版本号：1.0

项目名称		项目编号		
施工区域		巡查日期		
A. 施工现场出口		是	否	备注
1. 施工出口和消防、紧急通道是否畅通无阻				
2. 其他出口是否有清晰标识				
3. 施工现场出入口是否有施工警示标志				
B. 消防安全设备		是	否	备注
4. 消防警报、探测和灭火系统运行状态是否良好				
5. 是否为施工人员提供了消防培训				
6. 在施工现场是否放置有足够的干粉灭火器				
7. "禁止吸烟"政策是否在施工现场及周围得到贯彻				
8. 施工材料、易燃等其他产品,垃圾和废料是否以一种降低建筑易燃可燃性的方式存放				
C. 危险监管和感染控制条款		是	否	备注
9. 如提出要求,施工单位是否可以出示员工知情的指导说明,感染控制及防跌倒危险等文件				
10. 在施工现场是否存在任何跌倒危险?				
11. 扶手、防护栏和隔板是否安装到位,且维护良好				
12. 每日施工结束时,电源是否已正确地保护好				
13. 拖板是否接地,且维护良好				
14. 电力工具是否状态良好,且插到了正确的插座上				
15. 施工人员是否根据需要使用个人防护设备(安全帽、护眼罩等)				
16. 是否正确、安全地进行焊接操作及拥有动火证				
D. 噪声		是	否	备注
17. 是否定期监测				

续表

	是	否	备注
18. 是否执行降噪措施			
E. 振动	是	否	备注
19. 是否通知楼上、楼下及相邻部门			
20. 是否执行减振措施			
F. 应急	是	否	备注
21. 是否张贴告示			
G. 环境事项	是	否	备注
22. 是否执行散烟、气味的措施			
23. 施工人员是否佩戴胸牌上岗工作			
24. 施工现场门窗是否保持关闭,且正确密封,防止灰尘渗入			
25. 新风口、回风口和排风口是否依照感染控制风险评估要求被密封及加罩			
26. 施工人员是否遵守先前所定的施工线路和电梯使用规定			
27. 施工运输车是否被盖住,以及其设计可最大限度减少因碎屑而生的浮尘			
28. 当天花板不被使用时,天花板是否复位			
29. 是否有水泄露痕迹、啃咬痕迹或其他(害虫)痕迹?			
30. 离开施工区域前,施工人员是否拍掉其衣服上的尘土,并保证鞋子干净			
H. 当天施工内容:			
I. 其他建议:			
保卫科巡查人:			
基建科/总务科巡查人:			
感染控制科巡查人:			

第二十八节 综合维修制度

文件名称	综合维修制度	文件编号	YY－HA－××
制定部门	×××	版本号	1.0
生效日期	20××-××-××	页数/总页数	×/××
修订日期	20××-××-××	有效期至	20××-××-××

1 **目的:**规范维修人员标准作业,更进一步降低公用设施设备故障率,保障安全。

2 **范围:**全院。

3 **定义:**无。

4 **权责**

4.1 总务科负责除医疗设备、消防设施以外的公用设施的维修。

4.2 保卫科负责全院消防系统的维修。

4.3 设备供应科负责全院医疗设备的维修。

5 **内容**

5.1 **工作范围**

5.1.1 维持高低压配电室、动力中心、污水站及电梯的正常运行。

5.1.2 维持医院内所有风机房、水泵房及配电房、管井的正常工作状态。

5.1.3 医院内建筑物(含门、窗等建筑辅助设施)的维护与修理。

5.1.4 病区内所有水、电、排风及空调的安装、维护及修理。

5.1.5 医院内生活用电器的维护与修理。

5.1.6 全院家具的维修。

5.1.7 医院备用发电机管理。

5.2 **机房管理**

5.2.1 高低压配电室、动力中心、污水站及电梯机房,均属机房重地,非授权者不得随意进入。未经指导不得擅自动用内部各项设施、开关、电闸及阀门。

5.2.2 高低压配电室、动力中心、污水站及电梯的各项规章制度,参照电力局、劳动部门等有关制度执行。

5.2.3 高低压配电室、动力中心、电器维修人员及从事相关特种工作人员,均需持有相关工种的上岗证。

5.3 **维修管理**

5.3.1 定时对所负责范围的各项设施进行巡查,发现问题及时处理,并做好巡查与维修记录。

5.3.2 医院各部门的有关设施、家具等需要进行修理时,应及时通知相应维修科室及时维修。

5.3.3 维修班组接到维修任务后,应详细记录、尽快维修,并尽量做到修旧利废、节约使用。

5.3.4 维修人员及时到达现场,小问题立即处理,大问题报告上级部门并提出处理意见,主要部位或紧急情况立即组织人员进行抢修。

5.3.5 医院内水、电、空调、电梯、锁具、建筑物及家具等均为公共财产,不得损坏,否则报告保卫科酌情处理。

5.3.6 设备供应科负责对医院医疗设备进行开箱验收,查验装箱单、合格证及备配件,并将相关资料存档,如发现问题及时与有关厂商联系解决。

5.3.7 设备供应科对全院的医疗设备进行安装、调试与维护维修。

5.3.8 医院内原有安装的电源插座、保险丝、开关、灯具、冷热水管道、空调、阀门及龙头等,未经总务科同意不得擅自拆装、移位及改动。如需改动,须经电工组或维修组技术上认可报总务科书面批准后方可改动。

5.3.9 部门、科室在房屋结构上要改动、分割及装修等,需上报相关领导签字确认后,递交总务科实施。论证原则如下。

5.3.9.1 确因原建筑物结构、布局不合理,影响到正常使用。

5.3.9.2 不影响水、电、风、中央空调及消防等系统。

5.3.9.3 不影响建筑物主体结构、外观及承重等方面。

6 **流程:**无。

7 **相关文件:**无。

8 **使用表单:**无。

批准人:　　　　　　　　　签署日期:

审核人:　　　　　　　　　发布日期:

第二十九节 库房管理制度

文件名称	库房管理制度	文件编号	YY－HA－×××
制定部门	×××	版本号	1.0
生效日期	20××－××－××	页数/总页数	×/××
修订日期	20××－××－××	有效期至	20××－××－××

1 **目的**:保证医院库房对各项物资保管调配得当,使用合理、安全、高效及有序。

2 **范围**:医院所有生活用品、办公用品、卫生被服及维修物资库房等。

3 **定义**:无。

4 **权责**

  4.1 **库房管理人员**:每月查看库房中的物资,协调科室需求,将缺少的物资报给采购员,采购员将采购申请给予领导,签字批准即可采购。库房管理人员负责物料的收料、入库、发料、储存、保管、入账、盘点及防护工作。

  4.2 **财务科**:负责定期盘库,盈亏及时查明原因。

5 **内容**

  5.1 **计划申购,合理库存**

    5.1.1 物资采购实行计划申请采购。申请多少领用多少,原则上不留库存。

    5.1.2 被服、办公、维修、卫生用品等,按照每月消耗和配发领用标准,在保证周转的原则下,合理计划库存。

    5.1.3 低值易耗品实行定量配置、以旧换新的管理办法。

    5.1.4 有保质期限的物品,严格控制库存数量,用多少进多少,申购计划要具体详细;出现积压或过期的物品要追究申购部门和当事人的责任。

  5.2 **验收入库,手续完备**

    5.2.1 物品验收把好"三关",不合格物品严禁入库。

      5.2.1.1 质量关:检查商品有无商标、产地、合格证及保质期等。

      5.2.1.2 数量关:核对数量与发票是否相符。

      5.2.1.3 价格关:在验收质量、数量的基础上,比较同类商品的价格。

    5.2.2 办理入库手续:物品验收无误后,对照发票的品名、数量及价格开入库单。药品入库遵循售价入库制度,入库单一式两联,有部门负责人、采购及库管签字确认,并登记库存物资账。

  5.3 **物品保管,规范一致**

    5.3.1 分类存放:总务材料的存放规定分类存放。

    5.3.2 标识清楚:库存物品建立登记卡片,标明物品数量,便于账卡核对。

    5.3.3 整齐一致:各类物品上架存放,摆放有序,做到整齐一致,离墙 5 cm,离地 20 cm,离顶 50 cm。

  5.4 **规定标准,开票出库**

    5.4.1 领取物资时,经科室主任或委托领用人签字后,方可办理出库手续,并在出库单上签字。

5.4.2　行政职能业务部门的办公用品,领用规定的品种范围,部门领导控制本部门指标的使用。科室主任或委托领用人签字后,可办理出库(指标用物资管理部门根据编制人数及工作量的大小确定指标数,由仓库保管填卡登记,控制指标)。

5.4.3　部门申购的物品,由申购部门负责人或委托领用人签字领用,办理出库手续。

5.4.4　特殊申购的物品,由申购部门负责人签字、物资主管负责人审批后,方可办理出库。

5.5　日清月盘,账物相符

5.5.1　建立健全物资账。库房会计设置固定资产账、分类账、明细账和低值易耗品账。

5.5.2　出入库物资必须当天入账,填写科室固定资产账和低值易耗品账。

5.5.3　每月 25 日对库存物资进行盘点,核对账、物是否相符。

5.5.4　每月的库存消耗品报表上报财务科和主管部门,并统计有关详细数据。

5.6　财务科及资产管理部门定期盘库,盈亏及时查明原因,分清责任。

5.7　库存物资不得私自出借,特殊情况经院长批准,并须在限定期内归还。若有损坏,应酌情赔偿。

7　相关文件:无。

8　使用表单:无。

批准人:　　　　　　　　　　　签署日期:

审核人:　　　　　　　　　　　发布日期:

第三十节　便携式电器及延长线管理制度

文件名称	便携式电器及延长线管理制定	文件编号	YY－HA－×× ×
制定部门	×× ×	版本号	1.0
生效日期	20×× －×× －××	页数/总页数	×/××
修订日期	20×× －×× －××	有效期至	20×× －×× －××

1　**目的:**规范医院内所用便携式电器及延长线的安全使用。

2　**范围:**全院便携式电器及电源延长线。

3　**定义:**无。

4　**权责**

4.1　**总务科:**负责便携式电器及延长线的采购及管理。

4.2　**电工组:**负责便携式电器及延长线的检查与维修。

4.3　**使用部门:**负责便携式电器及延长线的日常清洁、维护与保养。

5　**内容**

5.1　**便携式电器使用规范**

5.1.1　便携式电器指电吹风机、台灯、充电器、剃须刀、电热水壶、电风扇、微波炉及电饭锅等,用插座供电的小电器设备。

5.1.2　所有便携式电器第一次使用前均应经过科室负责人检查和认可,并符合下列要求。

5.1.2.1　达到国家标准且外观完整。

5.1.2.2　仅可连接220伏交流电源出口。

5.1.2.3　禁止在富氧环境中使用,并距离氧气出口至少30厘米。

5.1.2.4　在电器元件可能受潮的环境中禁止使用。

5.1.2.5　便携式电风扇防护罩完好。

5.1.3　患者禁止使用自带的便携式电器。

5.1.4　禁止使用拥有开放式加热元件(如电加热棒)的电器。

5.1.5　微波炉使用符合下列要求。

5.1.5.1　使用三孔插座并符合国家要求。

5.1.5.2　有正确使用说明。

5.1.5.3　只可用于食物加热,如有其他用途须经保卫科批准。

5.2　**电源延长线使用规范**

5.2.1　电源延长线必须符合国家认证标准。

5.2.2　电源延长线尺寸及长度符合国家规定的电气设备的电负荷。

5.2.3　电源延长线只有在不会造成火灾、绊倒时方可使用。

5.2.4　电源延长线需靠墙延伸。

5.2.5　在需电设备和墙壁插座之间不可使用多于一条的电源延长线。

5.2.6　不应在公共区域及病房内永久使用电源延长线。

5.3　便携式电器及延长线每半年检修一次并粘贴合格标识,未粘贴合格标识的便携式电器及延长线一律不得使用

6　流程:无。

7　相关文件

 7.1　《电工组管理制度》

 7.2　《非医用载体管理制度》

8　相关表单

 8.1　《生活用电器检查记录表》

 8.2　《非医用载体检查记录表》

批准人: 签署日期:

审核人: 发布日期:

附件1

生活用电器检查记录表

文件编号:BD – ZW – ××× 版本号:1.0

楼层	科室	电器品名	编号	检修日期	检修人	下次检修日期

附件2

非医用载体检查记录表

文件编号:BD－ZW－×××　版本号:1.0

区域

房门编号	插座编号	插座外观 正常(√) 异常(×)	极性状态 正常(√) 异常(×)	开关面板编号	外观及状态 正常(√) 异常(×)	移动插线板编号	外观及状态 正常(√) 异常(×)	空调开关编号	外观及状态 正常(√) 异常(×)	灯具编号	外观及状态 正常(√) 异常(×)	整改措施及结果

第三十一节 医用冷藏箱和冻存箱使用管理制度

文件名称	医用冷藏箱和冻存箱使用管理制度	文件编号	YY－HA－×××
制定部门	×××	版本号	1.0
生效日期	20××－××－××	页数/总页数	×/××
修订日期	20××－××－××	有效期至	20××－××－××

1 **目的**:加强医院医用冷藏箱和冻存箱的使用和维护管理,保证存储物品的安全。

2 **范围**:适用于全院医用冷藏箱和冻存箱的管理,医院生活冰箱参照本制度管理。

3 **定义**

 3.1 **医用冷藏箱**:通常用于放置药品、试剂、标本、血浆及组织等,冷藏温度一般在 2～10 ℃。

 3.2 **医用冻存箱**:通常用于冻存药品、试剂、标本、血浆及组织等,根据物品冻存要求的冷冻温度不同,又分为低温冻存箱和超低温冻存箱,冷冻温度可设定在不同范围。医院现在用的冻存箱温度范围均在 －15～－150 ℃之间。

 3.3 **生活冰箱**:常用于存放食品及其他物品,有效容积一般在 20～500 L,通常同时具备冷藏及冷冻功能,冷藏温度一般在 0～10 ℃,冷冻温度一般在 －15～－25 ℃。

4 **权责**

 4.1 **设备供应科**:负责医用冷藏箱和冻存箱的台账建立和管理。

 4.2 **总务科**:负责生活冰箱与冷库的台账建立和管理。

 4.3 **使用科室**:确定专人负责冰箱的使用与管理,做好冰箱内外清洁擦拭、疏水口清洁及冰箱除霜等日常检查维护工作。

5 **内容**

 5.1 **温度管控**

  5.1.1 温度监测。

   5.1.1.1 医用冷藏箱和冻存箱均应有温度监测记录。

   5.1.1.2 医用冷藏箱根据所存放物品的具体要求而具有不同的正常温度范围。

   5.1.1.3 生活冰箱的冷藏室正常温度范围是 0～10 ℃,冷冻室正常温度范围 －15～－25 ℃。

   5.1.1.4 低温和超低温冻存箱根据所存放物品的具体要求而具有不同的正常温度范围。

   5.1.1.5 记录要求:使用科室应有专人检查记录医用冷藏箱和冻存箱的温度,每日至少记录一次。原始记录至少保存 1 年。

  5.1.2 冷链温度监测的管理:安装有冷链温度监测的医用冷藏箱和冻存箱,实行 24 小时温度监控,并带有短信或微信报警功能。冷链温度监测记录应每月拷贝存档。

 5.2 **存储要求**

  5.2.1 医用冷藏箱和冻存箱严禁存储食物及其他生活用品;污染物品与清洁物品应分开放置。

  5.2.2 生活冰箱与冷库严禁存储试剂、标本、药品及血液等医疗物品,放入冰箱冷藏室的物品应标签醒目、分类放置,各类食品应根据有效期的远近及时取用,同类食品批量存储应优先使用购入早、存储时间久的食品,易于变质的食品冷藏储存时间不宜超过 24 小时。

  5.2.3 所有冷藏箱和冻存箱的存放容量不应超过该冷藏箱和冻存箱容积的 4/5;放入已开启及

散装的物品,应标明开启、制作时间及有效期。

5.3 人员操作防护要求

5.3.1 超低温冰箱:操作人员存放与取用物品应戴保温手套。

5.3.2 冷库:操作人员进出需穿保温棉衣、戴保温手套,防止冻伤。

5.4 日常维护及维修

5.4.1 日常维护。

5.4.1.1 冰箱清洁:使用科室安排专人每日进行一次冰箱内、外清洁擦拭,以及每周进行一次疏水口清洁。

5.4.1.2 冰箱除霜:使用科室安排专人每月进行一次冰箱除霜,并做记录。

5.4.2 维修及维保:由资产管理部门负责,预防性维护周期为每年一次。

5.5 紧急处置预案

5.5.1 医用冷藏箱和冻存箱的故障处置。

5.5.1.1 使用科室当班人员立即联系临近科室准备接收,妥善转移故障医用冷藏箱和冻存箱内的物品。

5.5.1.2 及时联系资产管理部门进行维修。

5.5.2 医用冷藏箱和冻存箱停电的处置。

5.5.2.1 发生区域性停电:将冰箱转移至最近的应急电源处,保证冰箱的正常供电。

5.5.2.2 发生 1 小时以上的大范围供电中断:使用科室应及时联系总务科电工组。非工作时间可联系总值班协调处理。

5.5.2.3 无法确认医用冷藏箱故障发生的具体时间,并且冷藏箱内温度已超过正常储存温度范围。如果存储物品为药品或血液,应当根据医院药品或血液主管部门的规定,决定是否弃用冷藏箱内保存的药品或血液。

5.6 注意事项

5.6.1 各使用科室要认真落实执行本制度,设备供应科、总务科负责督查,保证制度得到有效执行。

5.6.2 对医用冷藏箱和冻存箱因故障无法及时修复;停电造成医用冷藏箱和冻存箱内的标本、试剂无法转移;无法确认故障发生的具体时间需弃用箱内保存的药品或标本等情况,均应按不良事件进行上报。

5.6.3 对医用冷藏箱和冻存箱的温度监测记录可参考样表《医用冷藏箱/冻存箱温度监测记录》,各相关主管部门或使用科室可根据管辖范围内医用冷藏箱和冻存箱,或生活冰箱中所存放的物品不同,制订与所存放物品要求相适应的表单。

6 流程:无。

7 相关文件:无。

8 使用表单

《医用冷藏箱/冻存箱温度监测记录》

批准人: 签署日期:

审核人: 发布日期:

附件

医用冷藏箱/冻存箱温度监测记录

文件编号:BD – SB – ×××　版本号:1.0

使用科室:　　存放地点:　　冷藏箱/冻存箱编号:　　登记日期:＿＿＿＿年＿＿＿月
主要存放物品:＿＿＿＿＿＿　所要求的正常温度范围:＿＿＿ ～ ＿＿＿℃

日期	时间	温度(℃)	签名	时间	温度(℃)	签名
1						
2						
3						
4						
5						
6						
7						
8						
9						
10						
11						
12						
13						
14						
15						
16						
17						
18						
19						
20						
21						
22						
23						
24						
25						
26						
27						
28						
29						
30						
31						

注:冷藏箱或冻存箱温度在正常范围内请用黑笔填写,温度超出正常范围请用红笔填写;进行月度除霜时请在签名栏注明

第三十二节　病床、轮椅和平车管理制度

文件名称	病床、轮椅和平车管理制度	文件编号	YY－HA－×××
制定部门	×××	版本号	1.0
生效日期	20××－××－××	页数/总页数	×/××
修订日期	20××－××－××	有效期至	20××－××－×

1　**目的**:保持病床、轮椅、平车清洁与性能良好,保证患者在转运过程中的安全。

2　**范围**:医院内所有病床、轮椅和平车。

3　**定义**:无。

4　**权责**

4.1　**保洁人员**:负责病床、轮椅、平车表面的清洁与消毒,并在医务人员的指导下进行终末清洁和消毒工作。

4.2　**护士**:在诊疗过程中发生患者血液等体液的污染时,应立即采用污点清洁和消毒工作;发现问题及时上报。

4.3　**护士长**:全面负责,及时发现并解决存在的问题。

4.4　**感染控制科**:参与环境清洁质量监督,并对保洁人员开展业务指导。

4.5　**总务科**:协调各科室间的日常清洁;对所有保洁人员开展上岗培训和定期培训;对发生故障的普通病床及时进行维修。

4.6　**设备供应科**:对特殊病床、轮椅和平车进行日常维护保养工作。

5　**内容**

5.1　病床、轮椅、平车消毒参照《医院环境物表清洁消毒制度》执行。

5.2　**病床的使用和维护**

5.2.1　医务人员应掌握正确的使用病床的方法,抬高、降低整张病床或局部的高度至极限时,须立即停止操作,以免损坏病床。

5.2.2　除治疗或操作需要外,病床在任何时候都需保持在最低水平。

5.2.3　除转运状态外,床脚的轮子必须保持上锁状态。

5.2.4　床档的使用。

5.2.4.1　常规使用床档的患者。

5.2.4.1.1　任何原因造成视觉障碍的患者。

5.2.4.1.2　任何意识改变的患者。

5.2.4.1.3　入院诊断"药物过量或药物中毒"的患者。

5.2.4.1.4　镇静或麻醉恢复阶段的患者。

5.2.4.1.5　躯体、肢体移动障碍的患者。

5.2.4.1.6　儿科患者、活动不便的老年患者。

5.2.4.1.7　产后或手术后的患者。

5.2.4.2　护士须向患者及家属解释使用床档的目的及必要性。

5.2.4.3　升降床档时,注意检查患者身体各部位,避免夹伤。

5.2.4.4　调节床档时应妥善固定,并指导患者采取正确坐卧姿势及正确使用床档的方法。

5.2.5　对在使用中发生故障的病床,及时将患者转至其他病床,并向总务科及设备科提出修理要求。

5.2.6　总务科:每季度对全院普通病床维护保养一次。

5.2.7　设备科:每月对全院特殊病床进行一次巡检,每年维护保养一次。

5.3　轮椅和平车的使用及维护

5.3.1　使用轮椅、平车运送患者前,应将患者安置在合适的体位。

5.3.2　使用轮椅、平车转运患者去检查或转病房时,必须有人员陪同。

5.3.3　患者上下轮椅时,护士要将刹车固定好,防止滑倒。

5.3.4　推轮椅下坡时,应倒行,并嘱咐患者抓紧扶手,保证患者安全。

5.3.5　避免轮椅前倾,必要时为患者系安全带,防止摔倒。

5.3.6　患者上下平车或在平车上翻身时,护士要将平车固定稳妥,防止滑倒。

5.3.7　使用平车转运患者时,应拉上两侧护栏,避免坠车摔伤。

5.3.8　推平车上下坡时,患者头部位于高处,以减轻患者不适。

5.3.9　推动轮椅或平车时,应避开障碍物,注意安全。

5.3.10　告知患者及家属使用轮椅或平车的注意事项。

5.3.11　轮椅和平车应存放在指定的区域。

5.3.12　患者自带轮椅使用前需检查轮椅性能,如有问题及时向设备科提出修理要求。

5.3.13　对在使用中发生故障的轮椅和平车,及时向设备科提出修理要求。

5.3.14　设备科:每月对全院轮椅和平车进行一次巡检,每年维护保养一次。

6　流程:无。

7　相关文件:无。

8　使用表单:无。

批准人:　　　　　　　　　　　　　　签署日期:

审核人:　　　　　　　　　　　　　　发布日期:

第三十三节 危险化学品管理制度

文件名称	危险化学品管理制度	文件编号	YY－HA－××
制定部门	××	版本号	1.0
生效日期	20×× － ×× － ××	页数/总页数	×/××
修订日期	20×× － ×× － ××	有效期至	20×× － ×× － ××

1 **目的**:规范本院危险化学品的申领、储存、使用及废物处置等,保障人员、设施及环境安全。

2 **范围**:储存、使用及监管危险化学品的科室。

3 **定义**

  3.1 **危险化学品**:指具有毒害、腐蚀、刺激、爆炸、燃烧及助燃等性质,对人体、设施与环境具有危害的化学品。

  3.2 **储存基数**:根据危险化学品储存环境、使用量及申领频率等,科室确定的存储数量。

4 **权责**

  4.1 **员工**:遵守行业标准要求与操作规范,安全使用及处置危险化学品;熟练掌握防护设施、用品的检查与使用,泄漏或暴露后的处置流程。

  4.2 **管理专员**:各科室指定一名管理专员负责科室危险化学品的管理。负责科室危险化学品清单的报备与更新;落实安全储存规范;监管"危险化学品每日监测记录",做到账物相符;每周检查洗眼器、冲淋设施、防护用品及有害物质应急处置箱等,确保设施、物品完好与齐全;负责对科室员工进行危险化学品安全使用等相关知识的培训及考核。

  4.3 **科室负责人**:负责确认科室危险化学品清单;对科室危险化学品的储存、使用、废物处置、防护用品及设施等进行监管及改进;每年至少组织一次科室员工进行危险化学品泄漏与暴露应急演练。

  4.4 **总务科**:负责对全院洗眼器、冲淋设施的安装、维修及每季度巡检。

  4.5 **感染控制科**:负责督导科室个人防护用品的配备与规范使用;监管科室化学废物的处置;对化学废物进行回收、暂存及处理。

  4.6 **医务处**:负责审批危险化学品的采购及报废;危险化学品泄漏等不良事件管理。

  4.7 **保卫科**

    4.7.1 负责制定及修订《危险化学品管理制度》《有害物质泄漏/暴露应急预案》;制定、更新全院《危险化学品安全技术说明书(MSDS)》、安全警示标签及标示卡。

    4.7.2 负责审批危险化学品的采购及报废;每年审核、更新、公示全院危险化学品清单。

    4.7.3 监管全院危险化学品的申领、储存、使用及废弃处置。

    4.7.4 配备及监管科室有害物质应急处置箱。

    4.7.5 每年对科室管理专员进行危险化学品管理相关知识的培训,至少一次;督导科室危险化学品泄漏及暴露应急演练。

5 **内容**

  5.1 **危险化学品清单**

    5.1.1 医院危险化学品实行备案管理。使用科室填报《科室危险化学品清单》,一式两份,通过保卫科审核后,科室留存一份,保卫科备案一份;当品名、规格及数量等发生变化时,五个工作日内对科室清单进行更新、审核及备案。

5.1.2 保卫科对全院《科室危险化学品清单》进行审核与汇总,撰写《医院危险化学品清单》,包括品名、规格、主要成分、危险类别、生产厂商、联系方式、储存(使用)科室、基数及MSDS编号等内容,每年更新并在院内办公平台公示。

5.2 危险化学品标签

5.2.1 储存危险化学品的容器应根据 MSDS 的危险性张贴安全警示标签。其形状为直立四十五度角的正方形,大小需能辨别清楚,使用黑色,背景为白色,图示的红框宽度能起到足够的警示作用。如下表所示。

全球化学品分类和标签制度(GHS)标示的象征符号说明		
爆炸物	加压气体	易燃物
●不稳定爆炸物 ●爆炸物(第1.1、1.2、1.3、1.4项) ●起火或迸射危险 ●自反应物质和混合物 A型、B型 ●有机过氧化物 A型、B型	●压缩气体 ●液化气体 ●冷冻液化气体 ●溶解气体	●易燃气体(1级) ●气雾剂(1、2级) ●易燃液体(1、2、3级) ●易燃固体(1、2级) ●自反应物质和混合物 B型、C型、D型、E型和F型 ●发火液体(1级) ●发火固体(1级) ●自热物质和混合物(1、2级) ●遇水放出易燃气体的物质和混合物(1、2、3级) ●有机过氧化物(B型、C型、D型、E型和F型) ●退敏爆炸物(1、2、3、4级)
氧化物	警告	健康危害

●氧化性气体(1级) ●氧化性液体(1、2、3级) ●氧化性固体(1、2、3级)	●急毒性4级 ●皮肤腐蚀/刺激(2级) ●严重眼损伤/眼刺激(2/2A级) ●皮肤致敏物(1级) ●特定目标器官毒性(单次接触)(3级) ●危害臭氧层	●呼吸致敏物(1级) ●生殖细胞致突变型 ●致癌性 ●生殖毒性(1、2级) ●特定目标器官毒性(单次接触)(1、2级) ●重复接触后的特定目标器官毒性 ●吸入危险
有毒	腐蚀	水生环境危害
●急毒性(1、2、3级)	●金属腐蚀物(1级) ●皮肤腐蚀/刺激(1级) ●严重眼损伤/眼刺激(1级)	●水生环境危险,短期(急性)(急性1) ●水生环境危险,长期(慢性)(慢性1级、慢性2级)

5.2.2　科室领取危险化学品后立即在最小包装上粘贴相应安全警示标签,若最小包装上印有,则不需粘贴。使用中的危险化学品安全警示标签需保持完整、清洁。

5.3　危险化学品安全技术说明书(MSDS)

5.3.1　保卫科根据《医院危险化学品清单》中的品规数,通过供货商提供、上网查询等方式,编撰全院《危险化学品安全技术说明书(MSDS)》,每两年需进行审核(修订)一次,并在院内办公平台进行公布,MSDS内容如下表所示:

第一部分 化学品名称	第二部分 危险性概述	第三部分 成分/组成信息	第四部分 急救措施
第五部分 消防措施	第六部分 泄漏应急处理	第七部分 操作处置与储存	第八部分 接触控制/个体防护
第九部分 理化特性	第十部分 稳定性和反应性	第十一部分 毒理学资料	第十二部分 生态学资料
第十三部分 废物处置	第十四部分 运输信息	第十五部分 法规信息	第十六部分 其他信息

5.3.2　使用科室根据《科室危险化学品清单》品种,从院内办公平台下载、打印 MSDS,放置于危险化学品储存处,方便员工随时查阅。

5.4　危险化学品申领

5.4.1　医院购买危险化学品时,相关采购部门需在保卫科备案。

5.4.2 科室需要使用《医院危险化学品清单》以外的品种时,需填写《危险化学品采购申请单》,完成审批程序后,方可采购、领用。

5.4.3 使用科室只能申领《科室危险化学品清单》内的品种,数量不能超过储存及使用基数;领取危险化学品时,应使用篮筐,防止转运途中洒落、碰撞。

5.5 危险化学品储存

5.5.1 各类危险化学品必须存放于专用场所或储存箱内,禁止随意更换盛装容器,实行专人上锁保管;易燃、易爆、有毒及腐蚀性化学品实行双人双锁管理,每日对储存量进行监测并记录,管理专员每周至少审核一次,做到账物相符。

5.5.2 储存场所或储存箱需张贴所存放危险化学品的标识卡,内容包含物品名称、安全警示标签、危害成分、健康危害、少量泄漏处理、危害防范措施及院内应急电话,方便员工查阅。

5.5.3 储存场所应符合相关安全规范,有防火、控温、消除静电等安全措施;室内或附近备有消防器材;配备温湿度计,每日进行监测并记录。

5.5.4 储存条件必须符合各产品相关规定,需进行分类存放;混合后会发生危险的要分开存放;氧化剂不得与易燃、易爆物品混放;化学性质不同或灭火方法相抵触的物品不得同室存放。

5.5.5 受光照射容易燃烧、爆炸,或产生有毒气体的危险化学品和桶装、瓶装的易燃液体,应存放于防爆柜中,并阴凉通风;遇潮的易燃易爆及产生有毒气体的危险化学品,不得在潮湿的地方存放。

5.5.6 各类气体钢瓶需分区储存,稳妥放置,防止倾倒,避免受到撞击,做到防火、防油、防热及防震。

5.5.7 危险化学品储存与使用科室需配备有害物质应急处置箱,方便员工及时获取;应急处置箱内物品使用后立即进行补充,确保处于备用状态;管理专员每周检查、保养一次。

5.6 危险化学品使用

5.6.1 危险化学品仅限规定用途使用,使用前需查看有效期,按照"先进先出"的原则,即领即用;启封后粘贴标签,注明启用日期、失效日期及启用人,过期的化学品禁止使用;危险化学品分装后须粘贴分装标签,并注明失效日期。

5.6.2 使用人员应熟知危险化学品的理化性质、危险特性、正确的使用方法、泄漏或暴露应急处置流程及急救措施,使用时做好个人防护;如对发生溢出、泄漏的危险化学品性质不清,可查询 MSDS 第六部分泄漏应急处理,并立即报告保卫科。

5.6.3 使用有健康危害的危险化学品的场所,应配备应急处置箱、洗眼器及冲淋设施。

5.6.4 如发生危险化学品溢出、泄漏及暴露,按照《有害物质泄漏/暴露应急预案》进行处置,并按不良事件上报流程进行报告及改进。

5.6.5 使用易燃、易爆危险化学品时,必须远离火源;其蒸汽具有刺激性的危险化学品必须在通风较好的场所中使用。

5.6.6 使用后的剩液、废液及空包装按《医疗废物管理制度》执行。

5.7 危险化学品报废

5.7.1 当科室不再使用(院内无法调剂)或出现危险化学品过期时,需填写《危险化学品报废申请单》,完成审批流程后,按《医疗废物管理制度》执行。

5.7.2 报废流程结束后,科室立即更新危险化学品清单,保卫科更新全院清单。

6 流程:无。

7　相关文件

7.1　《国际联合委员会(JCI)医院评审标准》(第六版)

7.2　《全球化学品统一分类和标签制度》(GHS)(第 7 版)

7.3　《危险化学品安全管理条例》(国务院第 645 号令,2013 年修订)

7.4　《危险化学品目录实施指南(试行)》(2015 年版)

7.5　《有害物质溢出/泄漏处置预案》

7.6　《医疗安全(不良)事件管理制度》

7.7　《医疗废物管理制度》

8　使用表单

8.1　《科室危险化学品清单》

8.2　《科室危险化学品每日监测记录表》

8.3　《危险化学品采购申请单》

8.4　《危险化学品报废申请单》

批准人：　　　　　　　　　　　　签署日期：

审核人：　　　　　　　　　　　　发布日期：

附件1

_____科危险化学品清单

文件编号:BD－BW－××× 版本号:1.0

序号	品名	规格	存储基数	类别	储存地点	备注
1						
2						
3						
4						

科室负责人签名(盖章):

　　　　　　　　　　年　月　日

保卫科负责人签名(盖章):

　　　　　　　　　　年　月　日

注:此表由各科室负责人(科室主任或护士长)负责填报,保卫科进行确认;一式两份,科室留存一份,保卫科备案一份;品名、规格、数量等发生变化时,随时进行更新、审核及确认

附件2

＿＿＿＿＿＿＿＿科危险化学品每日监测记录表

文件编号:BD－BW－×××　版本号:1.0

品名					管理专员		
规格							
储存基数							
日期 （年月日）	入量	出量	结存	入量	出量	结存	入量	出量	结存	入量	出量	结存	签名

注:管理专员每周至少审核一次,用"※"标示并签全名

附件3

危险化学品采购申请单

文件编号:BD－BW－×××　版本号:1.0

申请科室:　　　　　　　　　　　　　　　　　　　　　　　　　年　　月　　日

品名	规格	数量	主要成分	危险类别	推荐生产厂商	备注

申购理由	签名:　　　　年　　月　　日
医务处意见	签名:　　　　年　　月　　日
保卫科意见	签名:　　　　年　　月　　日
主管院长意见	签名:　　　　年　　月　　日
院长意见	签名:　　　　年　　月　　日

附件4

危险化学品报废申请单

文件编号:BD – BW – ×××　版本号:1.0

科室			经办人		填报日期		
品名	规格	数量	危险类别		失效日期		报废原因
科室意见				签名:　　　　　年　　　月　　　日			
医务处意见				签名:　　　　　年　　　月　　　日			
保卫科意见				签名:　　　　　年　　　月　　　日			
主管院长意见				签名:　　　　　年　　　月　　　日			
院长意见				签名:　　　　　年　　　月　　　日			

　　注:此申请单原件在保卫科留存,申请科室及医疗废物暂存点(感染控制科)留存复印件,保存期限为三年

第三十四节　门禁管理制度

文件名称	门禁管理制度	文件编号	YY－HA－××
制定部门	×××	版本号	1.0
生效日期	20××－××－××	页数/总页数	×/××
修订日期	20××－××－××	有效期至	20××－××－××

1　**目的**:建立医院门禁的安装和使用规程,保障医院员工与患者安全。

2　**范围**:全院。

3　**定义**:门禁是医院对各个通道和门的权限控制,通过门禁卡或在规定允许的探访时间内方可进入。

4　**权责**

　4.1　**科室**:负责区域内门禁的日常使用和管理。

　4.2　**总务科**:负责联系厂家安装门禁和维修,定期对门禁系统检查和维护,以确保其正常工作。

　4.3　**保卫科**:负责全院门禁的监督和管理。

5　**内容**

　5.1　**实行门禁管理的区域**

　　5.1.1　进入病区的主要通道和各病区治疗室及高危观察室。

　　5.1.2　门诊检验科、基建科、行政楼、住院部手术室、输血科、重症医学科、产房、血液净化室、介入诊疗科、静脉配置室、肠内营养配置室、消毒供应室、住院楼天台等区域。

　5.2　**门禁安装及要求**

　　5.2.1　需要安装门禁的科室、部门及区域应书写申请,经批准方可安装。

　　5.2.2　经保卫科对安装区域的安全进行论证,经批准后交由总务科安装。

　　5.2.3　门禁系统除安装常规出入装置外,需安装应急开启装置。

　　5.2.4　所有门禁系统不得影响消防疏散通道的畅通,应保证其应急时全部能打开。

　　5.2.5　安装厂家在门禁安装完毕后应对科室进行门禁系统正常操作的培训。

　5.3　**门禁的使用要求**

　　5.3.1　使用门禁系统的科室保持门处于关闭状态,确保其发挥作用。

　　5.3.2　各科室应规范使用门禁系统,不得人为使门禁失灵。

　　5.3.3　员工的门禁钥匙仅限本人使用,禁止转借。

　　5.3.4　各科室应做好对患者、患者家属和探访者的宣教工作,正确使用该系统,落实安全管理。

　5.4　**门禁权限管理**

　　5.4.1　科室区域的门禁仅本科室人员有使用权限,由科室具体划分权限,门禁权限授在门禁卡上。

　　5.4.2　区域门禁仅该区域工作人员有使用权限,门禁权限授在门禁卡上。

　　5.4.3　探访者、陪护人员进入病区门禁需出示陪人卡,经门口管理员同意后方可入内,非探访时间禁止入内。

5.4.4 外来工作人员进入门禁区域需提前由管理部门与门禁区域人员沟通,并佩戴保卫科发放的临时工作证方可入内。

6 流程:无。

7 相关文件:无。

8 使用表单:无。

批准人: 签署日期:

审核人: 发布日期:

第三十五节　钥匙管理制度

文件名称	钥匙管理制度	文件编号	YY－HA－×××
制定部门	×××	版本号	1.0
生效日期	20××－××－××	页数/总页数	×/××
修订日期	20××－××－××	有效期至	20××－××－××

1　**目的**:规范全院钥匙管理,在突发状况时能及时处理。

2　**范围**:全院。

3　**定义**:无。

4　**权责**

 4.1　**保卫科**:为全院备用钥匙的管理单位,与总值班一起管理。

 4.2　**临床护理单元**:保管本单元的所有钥匙。

5　**内容**

 5.1　**钥匙编号**:按照房间编号＋流水号的形式对全院的门进行编号。若房间有多个门,则按顺时针方向编号。

 5.2　设置备用钥匙专柜,用于放置全院备用钥匙。

 5.3　**钥匙管理**

  5.3.1　备用钥匙专柜存放于保卫科消防控制室,双人双锁管理,钥匙由消防控制中心与总值班当班人员共同管理。

  5.3.2　如需领用备用钥匙,必须请示总值班,经批准同意后,由总值班人员和消控中心值班人员共同打开备用钥匙专柜,并据实记录,包括使用时间、使用原因、使用钥匙名称、使用钥匙数量,并由领用人签字,再由总值班、消防控制中心值班人员共同签字确认后方可领用,使用时必须由执勤保安人员陪同申请人到现场开锁,使用完后,需登记归还时间。

  5.3.3　保卫科值班室存放一套巡逻所需钥匙,主要负责医院各通道和夜间无人区域锁的开关。

  5.3.4　医院各办公室钥匙分设个人保管和专柜放置(备用钥匙)两种并存保管形式,发生办公地点有变动时,由员工个人保管的钥匙需交至保卫科。

  5.3.5　因各类原因需更换门锁的,应及时到保卫科报备并提交备用钥匙。

  5.3.6　医院所有员工不得私自配制、损坏个人保管及非个人保管的医院钥匙,不得随意将钥匙交于第三人,以防造成不良后果。

6　**流程**:无。

7　**相关文件**:无。

8　**使用表单**

《备用钥匙借用登记表》

批准人:	签署日期:
审核人:	发布日期:

附件

备用钥匙借用登记表

文件编号:BD－BW－×××　版本号:1.0

使用时间	使用原因	钥匙名称	数量	领用人	消防监控室值班人员	总值班	归还时间	归还人

第三十六节　微波炉管理制度

文件名称	微波炉管理制度	文件编号	YY－HA－××
制定部门	×××	版本号	1.0
生效日期	20××－××－××	页数/总页数	×/××
修订日期	20××－××－××	有效期至	20××－××－××

1　**目的**:规范微波炉管理,确保安全有效使用。

2　**范围**:全院工作人员、患者及陪护人员。

3　**定义**:无。

4　**权责**

　4.1　**总务科**:负责微波炉的采购、检查与维修。

　4.2　**使用科室**:负责微波炉的日常清洁、维护与保养;对患者及陪护人员进行宣教与指导,确保其能够正确使用。

5　**内容**

　5.1　**使用要求**:微波炉只可用于食物加热;须用三孔插座并符合国家相关要求;有正确使用说明。

　5.2　微波炉应放置在平稳的台面上,且通风良好,远离带磁场的医疗设备。

　5.3　使用微波炉专用器皿盛放食物,如耐热的玻璃、陶瓷或塑料容器,禁止使用金属、铝箔、搪瓷或带金属花纹的容器盛装食物进行加热。

　5.4　不能将食物直接放置在转盘上或炉腔内加热;盛放液态食物的分量不能超过容器的三分之二;带壳的鸡蛋、密封包装的食品不能直接加热。

　5.5　炉内未放食品时,不可通电,避免空载运行损坏磁控管;运行中不可拔掉电源插头,每次使用后应拔下插头。

　5.6　关好炉门,确定连锁开关和安全开关闭合,方可启动微波炉;使用科室每周检查炉门四周和门锁。如有损坏、闭合不良,应停止使用,以防微波泄漏;不宜把脸贴近微波炉观察窗,防止眼睛因微波辐射而受损伤。

　5.7　按照食物的种类和量,调节定时及功率(温度)旋钮,应以较短时间为宜,可视食物的加热程度再追加时间,以免食物过分加热烧焦甚至起火;端取食物时,应注意防护,避免烫伤。

　5.8　使用中如发现烟雾,应立即关掉电源或拔掉电源插头,并保持炉门关闭,等待烟雾消失后方可打开炉门。

　5.9　保持微波炉洁净,每周使用清水或洗洁精擦拭至少一次;每次使用后对食物残渣及汤汁要立即清理,并将凝结在腔体的水擦干净。

　5.10　严禁金属物或异物,如铁丝、手指等伸入微波炉的吸气口或排气口;微波炉外罩上禁止放置任何物品。

　5.11　微波炉出现故障或不能正常使用时,立即通知电工组(×××)进行检查、维修,待恢复正常后方可使用;总务科每六个月对全院微波炉进行一次巡检,并粘贴检测标识。

　5.12　禁止智力障碍人士、自立能力缺陷患者及儿童操作。

6　**流程**:微波炉使用操作流程。

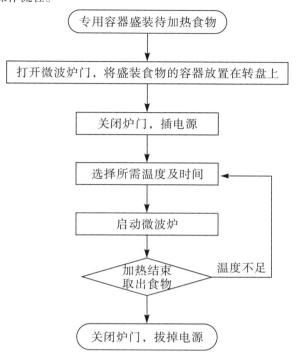

7　**相关文件**:无。

8　**使用表单**

《生活用电器巡检记录表》

批准人:　　　　　　　　　签署日期:

审核人:　　　　　　　　　发布日期:

附件

生活用电器巡检记录表

文件编号：BD－ZW－×××　版本号：1.0

科室	巡查日期	电器名称	编号	巡查结果	巡查人	下次巡查时间

第三十七节 紧急冲淋及洗眼器管理制度

文件名称	紧急冲淋及洗眼器管理制度	文件编号	YY－HA－×××
制定部门	×××	版本号	1.0
生效日期	20××－××－××	页数/总页数	×/××
修订日期	20××－××－××	有效期至	20××－××－××

1 **目的**:建立紧急冲淋及洗眼器操作与维护保养规程,工作人员掌握使用操作和维护保养方法,使其随时处于备用状态,保障应急使用。

2 **范围**:全院有紧急冲淋及洗眼器的科室。

3 **定义**:紧急冲淋及洗眼器是指当有害物质喷溅到工作人员身体、颜面、眼睛或火灾引起其衣物着火时,采用的一种迅速将危害降到最低限度的安全防护设施。

4 **权责**

  4.1 **总务科**:负责紧急冲淋及洗眼器的采购、安装、检查与维修。

  4.2 **使用科室**:负责对工作人员进行紧急冲淋及洗眼器操作培训;负责使用、检查及维护保养管理。

5 **内容**

  5.1 **紧急冲淋及洗眼器配备**

    5.1.1 依据科室储存、使用有害物质的种类及危害类别,配备紧急冲淋和(或)洗眼器。

    5.1.2 因环境因素受限无法安装紧急冲淋及洗眼器时,配置单瓶生理盐水,供紧急使用。

  5.2 **使用方法**

    5.2.1 洗眼器可用于眼部、颜面的紧急冲洗;冲淋设备可用于身体表面的紧急冲洗。

    5.2.2 洗眼器:当有害物质喷溅到工作人员颜面、眼睛时,打开防尘盖,用手轻推手推阀,清洁水从洗眼喷头自动喷出,立即对准污染部位进行冲洗,冲洗眼睛时,需提起眼睑,时间至少10分钟,如为单头洗眼器,需左右眼交替冲洗。用后需将手推阀复位并盖好防尘盖。

    5.2.3 紧急冲淋设施:当有害物质喷溅到工作人员衣物、身体等部位时,用手向下拉阀门拉杆,水从喷淋头自动喷出,对污染部位进行冲洗,时间至少10分钟。用后需将拉杆向上复位。

  5.3 **使用管理**

    5.3.1 紧急冲淋及洗眼器属于专用防护设施,禁止用于冲洗仪器等其他用途。

    5.3.2 每日对紧急冲淋及洗眼器进行擦拭,保持清洁;洗眼器备用状态,防尘盖应盖在喷头上,防止喷嘴污染。

    5.3.3 为防止管道水质腐化或阀门失灵,每日对其进行启动试水,一次出水10秒以上,同时查看是否正常工作并做记录。发现故障及时通知总务科维修;科室危险化学品管理专员每周进行检查、测试并做记录。

    5.3.4 总务科每季度对紧急冲淋及洗眼器进行巡查,检测设施是否处于完好状态。

  5.4 **注意事项**

    5.4.1 紧急冲淋及洗眼器只用于紧急情况下处理,暂时减缓有害物质对眼睛和身体的进一步伤害,不能代替医学治疗,冲洗后如仍有不适应立即到眼科或皮肤科就诊。

　　5.4.2　为保障紧急冲淋及洗眼器的安全使用,标识应清晰,周围无障碍物;1.5 米半径范围内,不能有电器开关,以免发生电器短路;冬季需做好管路防冻工作。

6　流程:无。

7　相关文件

　　7.1　《危险化学品管理制度》

　　7.2　《有害物质泄漏及暴露应急预案》

8　使用表单

　　8.1　《紧急冲淋及洗眼器季度检测记录表》

　　8.2　《紧急冲淋及洗眼器每日检测记录表》

批准人:　　　　　　　　　　签署日期:

审核人:　　　　　　　　　　发布日期:

附件1

紧急冲淋及洗眼器每日检测记录表

文件编号:BD－ZW－×××   版本号:1.0

科室:_____   设施编号:_____

检查日期	喷头是否正常	开关是否顺畅	水质是否清澈	水位是否正常	连接管是否完好	出水是否持续	检查人	采取措施

注:每日进行检测,正常打"√",异常打"×"并报修

附件2

紧急冲淋及洗眼器季度检测记录表

文件编号:BD－ZW－×××　版本号:1.0

设施地点		测试日期	年　月　日	测试人员	
设施类型	□紧急冲淋　　　　□洗眼器				
检点测试项目	检点测试结果		结果评价		备注
设施周围是否有杂物堆放	□是,通知改善		□正常 □异常		
	□是,已当场改善				
	□否,没有杂物堆放				
设施是否有污垢	□是,通知改善		□正常 □异常		
	□是,已当场改善				
	□否,没有污垢				
设施是否生锈	□是,通知改善		□正常 □异常		
	□是,已当场改善				
	□否,没有生锈				
洗眼器喷头	□有盖子,会因开启水压而自动喷开		□正常 □异常		
	□有盖子,需手动拿开				
	□没有盖子				
洗眼器开关	□开关顺畅		□正常 □异常		
	□开关不顺畅				
紧急冲淋开关	□开关顺畅		□正常 □异常		
	□开关不顺畅				
水质	□外观清澈		□正常 □异常		
	□外观有颜色,味道或杂质				
水幕均匀度	□水幕均匀		□正常 □异常		
	□水幕偏向(中间,两边,一边)				
冲淋水速	□不会对手皮肤刺痛		□正常 □异常		
	□太快,对手皮肤刺痛				
下水管道是否通畅	□是,通畅		□正常 □异常		
	□否,不通畅				

第五章　应　急　管　理

第一节　××××年度灾害应急管理计划

文件名称	××××年度灾害应急管理计划	文件编号	YY－YJ－×××
制定部门	×××	版本号	1.0
生效日期	20××－××－××	页数/总页数	×/××
修订日期	20××－××－××	有效期至	20××－××－××

1　**目的**:为加强医院对灾害应急事件及重大医疗救治事件的应变处置能力,使全体员工均能熟悉医院灾害应急事件逃生与紧急伤病处理的作业程序及规定,并使医院在灾害应急事件发生时保持动员应变及处置能力,以保障患者、家属、员工的安全,使灾害损失减至最低。

2　**范围**:全院员工。

3　**定义**:灾害应急事件是指突然发生,造成或者可能造成严重社会危害,需要采取应急处置措施予以应对的自然灾害、事故灾难、公共卫生事件和社会安全事件。

4　**权责**

4.1　**院长**:统筹年度计划及执行情况。

4.2　**医院质量与安全管理委员会**:核准《年度灾害应急管理计划》。

4.3　**风险管理委员会**:审核《年度灾害应急管理计划》。

4.4　**应急管理领导小组**:负责应急事件处置的统一指挥和组织协调。

4.4.1　组长:院长任应急管理领导小组总指挥,统筹和决策医院突发紧急事件应变管理。

4.4.2　副组长:主管院领导,负责处理分管范围内的突发公共事件,及时接收、负责启动绿色通道。

4.4.3　成员:院长办公室、党委办公室、医务处、护理部、门诊部、人力资源部、感染控制科、药学部、设备供应科、保卫科、基建科、总务科、信息科、宣传策划部等职能部门负责人。

4.5　**应急管理办公室**:设在医务处,负责医院应急管理工作;传达上级行政部门关于突发公共事件的紧急通知;协助组长组织工作会议;督促各部门落实领导小组的各项决策。具体如下。

4.5.1　组织员工学习各类应急预案和安全知识,提高员工对灾害应急事件的应急处理能力和安全防范意识,防止灾害应急事件的发生,积极参与应急处理。

4.5.2　定期评估各类应急预案,传达上级部门的指示,制订应急防范措施。

4.5.3　收集、分析院内发生的灾害应急事件,并制订和实施改进计划。

4.5.4　督查各类灾害应急事件的预案应急演练。

4.6　**行政支持组**:由院长办公室、党委办公室、人力资源部、财务科、病案管理科、宣传策划部组成,负责应急事件发生时的行政支持工作。其职责如下。

4.6.1　院长办公室。

4.6.1.1　协助做好突发公共卫生事件应急处理的综合协调工作。

4.6.1.2　负责医院应急办公室组成部门职责界定。

4.6.1.3　保证医院总值班工作制度的落实。

4.6.1.4　保证通信畅通,并具有随时增加通信的能力。

4.6.2　**党委办公室:**对患者、医务人员、家属等进行解释安抚工作,并协调解决实际困难。

4.6.3　**人力资源部:**会同医务处、护理部完成应急管理的岗前培训和应急人员的调配,以及派出人员的统计和分类管理。

4.6.4　**财务科:**负责应急管理的预算和应急物资的财务审批。

4.6.5　**病案管理科:**负责收集相关疾病的病历资料,并整理、审核。

4.6.6　**宣传策划部:**负责宣传、接待媒体;标识的设计、制作。

4.7　物资保障组:由总务科、药学部、设备供应科、消毒供应室组成。

4.7.1　总务科。

4.7.1.1　保证电力、热力、通风、水源的供应。

4.7.1.2　保证临时设施的建设。

4.7.1.3　保证参与抢救人员的膳食供应。

4.7.1.4　负责被服、食品及其他后勤应急物资的管理及紧急调配。

4.7.2　药学部。

4.7.2.1　负责应急药品的保障及紧急调配。

4.7.2.2　负责突发公共卫生事件消毒用药品的采购、储备及供应。

4.7.2.3　参与药物治疗方案的制订。

4.7.3　设备供应科。

4.7.3.1　保证重点部门设备完好,随时可用。

4.7.3.2　随抢救进程及时提供所需设备。

4.7.3.3　负责医疗器械的应急调配。

4.7.4　**消毒供应室:**负责消毒灭菌及一次性物品的供应。

4.8　设备抢修组:由总务科、基建科、信息科、设备供应科组成。

4.8.1　**总务科:**保障抢救所需物资及必要日用品的供给。

4.8.2　**基建科:**负责基建方面的维护、维修。

4.8.3　**信息科:**负责通信、信息系统的应急管理及抢修。

4.8.4　**设备供应科:**负责应急医疗设备的维护,设备故障预案的制订和管理,以及应急设备的调配。

4.9　安全保卫组:由保卫科组成。

4.9.1　负责全院消防、防爆、防盗、危险品泄漏和流失等应急预案的制订工作。

4.9.2　做好灾害应急事件现场警戒工作,维持现场秩序。

4.9.3　与公安部门保持联系,实施对嫌疑人的监控。

4.9.4　严格门卫管理,加强巡逻,做好医院重点要害部门的守护、保卫工作。

4.10　医疗救护组:由医务处、护理部、门诊部、感染控制科及各临床、医技科室组成。

4.10.1　医务处。

4.10.1.1　负责组织救灾、反恐、中毒、各类传染病和放射事故等突发公共卫生事件中重大人员伤亡事故的医疗救治工作。

4.10.1.2　负责全院范围内应急事件相关信息的收集、整理、分析和通报,组织对报告的应急事件相关信息进行核实、确认和分级。

4.10.1.3 负责组织医院突发公共卫生事件专家救治组和卫生应急队伍,调配各专业医疗人员。

4.10.1.4 定期对医疗队员进行灾害应急事件应急处理相关知识、技能的培训,定期进行灾害应急事件应急演练,推广最新知识和先进技术,提高队伍整体应急处置能力。

4.10.1.5 负责汇总年度医院应急工作预算,拟订医院物资储备、装备与设备的管理使用计划,并组织相关科室实施。

4.10.1.6 根据公共卫生事件性质和上级指示选派医疗队,负责院内应急人员调配、管理。

4.10.1.7 负责与各科室主任、应急队队员联络,并保持通信畅通。

4.10.2 护理部。

4.10.2.1 负责组织应急事件医疗救治中护理人员的调配。

4.10.2.2 负责护理人员突发公共卫生事件的培训、消毒隔离技术及护理安全工作。

4.10.2.3 配合医务处组织的应急队伍演练,加强医务人员的配合。

4.10.3 门诊部。

4.10.3.1 协助组织应急事件的医疗救治,负责门诊区域的布局、工作流程、人员安排。

4.10.3.2 负责门诊传染病疫情上报。

4.10.4 感染控制科:医院感染暴发、突发公共卫生事件的上报;负责微生物污染和传播等院内感染控制工作,与总务科共同制订医疗废物流失的应急预案,并承担管理工作。

4.10.5 各临床、医技科室:负责各种灾害应急事件的医疗救治工作。

4.11 **现场处理组**:遇到特别重大的灾害应急事件时,由以上各科室临时抽调人员组成。

4.11.1 初期处理组:第一时间赶到现场,负责协调现场秩序及配合应急办公室工作。

4.11.2 接警组:负责协助公检法部门开展调查等工作。

4.11.3 疏散组:紧急疏散人群,并引导家属及轻伤患者在临时医疗救助区域诊治。

4.11.4 指引组:负责指引疏散轻伤患者及家属,负责伤亡人员家属的接待引导工作。

5 内容

5.1 组织架构

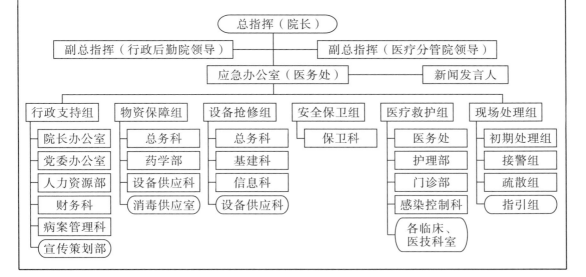

5.2 报告流程

5.2.1 发生任何灾害应急事件,有关部门/科室值班人员及知情人员必须立即向应急管理办公室/总值班报告,应急管理办公室/总值班向应急管理领导小组报告。如事件情节严重,可以越级报告。

5.2.2 应急管理领导小组根据事件的性质与严重程度,决定是否向卫生行政主管部门报告及是否启动应急预案。

5.3 报告内容

5.3.1 初级报告:包括事件名称、事件类别、事发部门、联系人及联系方式,事件发生的时间、地点、可能原因,事件的主要经过、人员伤亡程度,已采取的措施,事态发展趋势等。

5.3.2 进度报告:事态发展及变化、处置进程、事态评估及控制措施。

5.3.3 结案报告:事件发生和处理情况的总结,今后的预防措施。

5.4 报告方式和时限

5.4.1 电话、传真及邮件等任何有效的报告方式均可。

5.4.2 预测为较大级事件,初次报送时间不得超过 6 小时,不得迟报、谎报、瞒报和漏报。对本身比较敏感或发生在敏感时期、敏感人群,或者可能演化、衍生、次生为突发公共事件的信息,要按重大级事件的要求在 2 小时内报送。

5.4.3 如发生突发公共卫生事件,经专家组诊断确定后,由医院感染控制科向院领导报告,在 2 小时内由医院感染控制科以电话或传真的方式向市疾病预防与控制中心报告,由医务处以电话或传真的方式向市卫生健康委员会报告。

5.5 院内通信系统

5.5.1 座机:院内各个办公室、诊疗室均配有座机,内线联系后 4 位数字,拨打外线可在号码前加拨"9"。

5.5.2 手机:各部门员工大部分配备自用手机,医院院长办公室已将全院座机号码及手机号码编制成《应急人员通讯录》发放至每个科室。

5.5.3 医院设置应急总机×××(总值班),24 小时值班,座机和手机均可拨打。员工如遇任何灾害应急事件,均可拨打此号码报警。由总机通知相关部门。

5.5.4 短信平台:医院设有短信公共平台,如遇紧急状况,院长办公室专职人员可以在最短时间通过该平台向相关人员发送短信。

5.5.5 应急广播系统:本院配有应急广播系统,值班人员在接到报警电话后会通过应急广播向全院播报,另外为了避免引起无谓的困扰或患者的惊慌,以代码系统包括不同的状况,应急广播呼叫:地点 + 应急代码 5 遍,如住院楼骨科病房发生火灾,应急广播呼叫:住院骨科 111。

灾害应急事件	应急代码
内部火灾	111
婴儿失窃/儿童走失	444
伤医暴力事件	777
治安事件	888
院内呼吸、心搏骤停	999

5.6 人员调配管理:医院将利用座机、手机、短信、广播、人力通知等各种可用资源调配人员。

5.7 应急物资的管理:院内各应急物资的数量及分布,详见《应急物资清单》。

5.8 疏散场地:院区提供两个疏散场地,并贴有标识。

5.9 培训和演练

5.9.1 全院性岗前培训:所有新员工均须参加医院岗前培训,灾害应急事件管理计划作为医院岗前培训的一部分,须特别强调在紧急事件发生时特定人员在应对过程中承担的角色。

5.9.2 部门特定和工作角色特定的岗前培训:除了全院性岗前培训外,部门负责人要为员工进行部门特定和工作角色特定的在职教育培训,包括在紧急事件发生时的要求和角色。

5.9.3 应急预案制订:部门组织全院进行在职培训,下列项目必须进行培训。

 5.9.3.1 灾害应急事件发生时本部门承担的职责和应对程序。

 5.9.3.2 灾害应急事件指挥系统。

 5.9.3.3 员工在灾害应急事件指挥系统指挥下承担的角色及职责。

 5.9.3.4 灾害应急事件通知程序及紧急状态下的交流程序。

 5.9.3.5 物品和设备的获取。

 5.9.3.6 火灾应对计划。

 5.9.3.7 灭火器的位置。

 5.9.3.8 灾害应急事件疏散程序。

5.9.4 风险评估(××××年医院灾害脆弱性分析):医院风险管理委员会依据医院的历史与经验,对××项危害项目进行评估。风险值前5位的事件是内部火灾、信息系统故障/瘫痪、伤医暴力事件、院内呼吸心搏骤停、大雪,重点进行应急预案及流程的完善,并加强培训和应急演练。

5.9.5 灾害演练:由应急管理办公室制订年度演练计划。

内容	形式
内部火灾演练	
院内呼吸、心搏骤停	
信息系统故障/瘫痪	多部门配合
伤医暴力事件	情景模拟演练
大雪	
婴儿失窃/儿童走失	
院内感染暴发	

5.10 应急预案

5.10.1 预测与预警:各部门要针对可能发生的灾害应急事件,完善预测预警机制,建立预测预警系统,早发现、早报告、早处理。预警信息的发布、调整和解除,可以通过广播、通信、信息网络、警报器等方式进行。

5.10.2 先期处理:灾害应急事件发生后,事发科室或病区在报告灾害应急事件的同时,要根据职责对灾害应急事件进行及时、有效地处置,控制事态。

5.10.3 应急处理:一旦启动应急预案后,有关人员均应在信息发布后的第一时间内到达岗位,按相应的规定各司其职。

5.10.4　应急结束:在处置灾害应急事件过程中,应急管理领导小组要准确研究判断事件发展的势态,当事件得到有效控制并趋向缓和时,应及时请示卫生行政主管部门降低事件预警级别或终止应急预案;降低级别或终止预案由应急管理领导小组发布信息;应急管理领导小组要形成完整的总结材料上报卫生行政主管部门。

5.11　**持续性监测指标:**×××年持续性重点监测指标为院内呼吸、心跳骤停抢救人员在 5 分钟内到达率,目标值 100%。

5.12　**计划的更新:**在医院环境发生变化时,对这些计划进行审核和更新,或至少每年审核和更新一次。

6　**流程:**无。

7　**相关文件**

7.1　《国际联合委员会(JCI)医院评审标准》(第六版)

7.2　《中华人民共和国灾害应急事件应对法》

7.3　《×××省人民政府突发公共事件总体应急预案》

7.4　《×××省实施〈突发公共卫生事件应急条例〉办法》

7.5　《内部火灾应急预案》

7.6　《院内呼吸心搏骤停应急预案》

7.7　《伤医暴力事件应急预案》

7.8　《大雪应急预案》

7.9　《信息系统故障/瘫痪应急预案》

7.10　《婴儿失窃/儿童走失应急预案》

7.11　《院内感染暴发应急预案》

8　**使用表单**

8.1　《后勤应急物资清单》

8.2　《医疗应急物资清单》

8.3　《×××年医院风险评估汇总表》

批准人:　　　　　　　　　　　　签署日期:

审核人:　　　　　　　　　　　　发布日期:

附件1

后勤应急物资清单

文件编号:BD-YW-××× 版本号:1.0

编号	名称	单位	数量	所在位置	备注
1	大帐篷	顶	1	库房	
2	帐篷	顶	3	库房	
3	睡袋	个	14	库房	
4	冲锋衣	件	13	库房	
5	发电机	台	1	库房	
6	背包	个	14	库房	
7	钢盔	个	14	库房	
8	军用水壶	个	17	库房	
9	雨衣	件	20	库房	
10	应急照明灯	个	2	库房	
11	安全警示带	卷	1	库房	警示专用
12	雨鞋	双	6	库房	
13	喊话喇叭	个	4	库房	
14	疏散指挥棒	根	10	库房	
15	行李绳	条	15	库房	
16	应急包	个	2	库房	
17	工作手套(绝缘)	个	20	库房	
18	急救绳	米	100	库房	
19	铁锹镐	个	5	库房	
20	饮用水	箱	400	库房、超市	
21	方便面	箱	400	库房、超市	
22	抽水泵	台	3	库房	

附件2

医疗应急物资清单

文件编号:BD - YW - ××× 版本号:1.0

种类	物品名	规格	设备编号	计量单位	数量	放置地点
急救医疗器材	氧气袋	普通		个	2	设备供应科
	急救呼吸气囊	成人		个	2	设备供应科
	氧气流量表	普通	140351734/140354940	个	2	设备供应科
	血压计	普通	19618886/19620074	台	2	设备供应科
	除颤仪	SCHILLER DG5000 - A		台	1	介入诊疗室
	除颤仪	SCHILLER DG5000 - A		台	1	心血管内科
	负压吸引器			台	1	急诊科
急救医疗设备	呼吸机	飞利浦 V200	SN:VS0002792	台	1	呼吸内科
	呼吸机	Trilogy202	SN:TVO13032612	台	1	急诊科
	呼吸机	飞利浦 V200	SN:VS0002807	台	1	急诊科
	监护仪	金科威 UT4000B	SN:CN12805879	台	1	设备供应科
	监护仪	金科威 UT4000B	SN: CN4BAAJ101987	台	1	设备供应科
	监护仪	金科威 UT4000B	W4BS8793	台	1	设备供应科
	输液泵			台	1	急诊科
	便携式心电图			台	1	心电图
	血气分析仪			台	1	重症医学科
急救医用材料	一次性输液器	7#、5.5#		只	1000	消毒供应室
	一次性注射器	2 mL、5 mL、20 mL		只	1000	消毒供应室
	医用手术手套	7 号和7.5 号		副	500	消毒供应室
	导尿包			套	100	消毒供应室
	气管切开包	普通		个	100	消毒供应室
	胸穿包			个	100	消毒供应室
	腰穿包			个	100	消毒供应室
	深静脉穿刺包			个	100	消毒供应室
	绷带			个	100	消毒供应室
	氧气面罩			个	100	消毒供应室

续表

种类	物品名	规格	设备编号	计量单位	数量	放置地点
医用防护	防护眼镜/眼罩			副	10	感染控制科
	N95 口罩或FFP3 口罩			个	100	感染控制科
	一次性防护服			套	50	感染控制科
药品	药学部可提供满足 7 日用量的所有药品					

附件 3

××××年医院风险评估汇总表

文件编号:BD - YW - ××× 版本号:1.0

潜在风险	可能性					严重度					准备度					风险评分
	非常可能 5	可能 4	一般 3	不大可能 2	绝不可能 1	灾难性的 5	重大的 4	中等的 3	轻度的 2	轻微影响 1	没有 5	较差 4	一般 3	很好 2	充分 1	
内部火灾	5						4					4				80
信息系统故障/瘫痪	5					5							3			75
伤医暴力事件		4				5							3			60
院内呼吸心跳骤停	5					5								2		50
大雪			3				4					4				48
患者跌倒	5							3					3			45
大批伤员救治			3			5							3			45
治安事件	5						4							2		40
多重耐药菌管理			3				4						3			36
医用气体故障		4					4							2		32

第二节 风险管理制度

文件名称	风险管理制度	文件编号	YY－YJ－××
制定部门	××	版本号	1.0
生效日期	20×× － × × － × ×	页数/总页数	×/× ×
修订日期	20×× － × × － × ×	有效期至	20×× － × × － × ×

1 **目的:**建立科学、高效的风险防控体系,及时识别、报告、处置、防范各类风险事件的发生,保障患者、医务人员及探访者的安全。

2 **范围:**全院。

3 **定义**

  3.1 **医院风险管理:**指针对医院风险识别、评估、控制、管理备案采取的应对策略,制订相应措施,规避各项风险,控制并保证医院目标实现的科学管理活动。

  3.2 **医院风险识别:**指在医院风险发生之前,工作人员运用系统的方法,认识所面临的各种风险及分析引发风险发生的潜在因素。

  3.3 **医院风险评估:**指对医院风险进行鉴定并量化,确定风险项目发生的可能性及其危害的严重性。

  3.4 **医院风险控制:**医院风险评估的最终目标,即综合各项医院风险评估结果,使风险规避、降低、转移或可接受改善。

  3.5 **医院灾害脆弱性:**即医院受到某种潜在灾害影响的可能性(概率),以及医院对灾害的承受能力。

  3.6 **灾害脆弱性分析(HVA):**确定潜在的紧急事件,以及这些紧急事件可能给医院运行和医院服务需求带来直接或间接的影响。

  3.7 **失效模式和效应分析(FMEA):**前瞻性的风险管理工具。对可能发生的失效模式进行优先排序,以帮助医院进行改进从而获得最大效益。

4 **权责**

  4.1 **员工:**学习掌握风险管理制度,参加医院风险相关培训,了解风险管理流程,识别与通报各类风险因子,积极参与医院风险管理工作。

  4.2 **科室负责人:**评估、分析和确认各种风险发生的可能性和风险级别,及时采取风险管理措施,做好应急预案演练工作。

  4.3 **职能部门:**定期分析所分管领域内的风险事件,采取措施降低流程中的风险或重新设计流程,进行分管领域内应急预案演练、评价分析及持续改进。

  4.4 **医务处:**负责制度的制定及相关协调工作;汇总职能科室的风险事件,拟订风险评估数据及风险分析报告,提交医院风险管理委员会。

  4.5 **风险管理委员会:**负责医院风险管理。审核风险管理制度、风险评估数据分析及报告;每年组织一次灾害脆弱性分析(HVA)及失效模式和效应分析(FMEA),确定优先改善项目、制订改善计划并督导落实;审议医院风险管理项目,组织实施风险管理,每季度向医院质量与安全管理委员会报告一次。

  4.6 **医院质量与安全管理委员会:**审核、批准医院风险管理项目。

5　内容

5.1　**建立医院风险防范联动机制**:利用灾害脆弱性分析(HVA)进行风险评估;运用失效模式和效应分析(FMEA)进行流程改善;进行应急预案演练,形成医院、部门、科室应急管理网络。

5.2　**风险识别**

5.2.1　风险来源。

5.2.1.1　不良事件报告。

5.2.1.2　医院投诉管理。

5.2.1.3　委员会报告。

5.2.1.4　员工会议和部门报告。

5.2.1.5　同行评议和质量结果。

5.2.1.6　安全文化调查问卷。

5.2.1.7　患者满意度调查。

5.2.1.8　国家卫生健康委员会通报的严重事件。

5.2.1.9　××省/××市相关疾控、安全生产、自然灾害等报告。

5.2.2　风险种类:主要指战略风险、运营风险(含临床与患者安全、人力资源)、财务风险、合规风险、声誉风险、自然灾害、技术类灾害、人员类灾害、医院感染控制风险。

5.2.3　根据风险来源及风险种类列出医院风险项目清单,由风险管理委员会讨论确定风险项目。

5.3　**风险评估**

5.3.1　对风险项目采用加权计算、量化的方式,评估风险项目的发生概率和危害严重度。

5.3.2　各职能部门在医务处的指导下开展本专业风险评估。

5.3.3　医务处汇总各职能部门的评估结果,提交风险管理委员会对医院面临的所有风险种类,应用灾害脆弱性分析(HVA)风险评估工具进行综合性评估,计算出每个风险项目的风险值,并进行排序。

5.4　**风险优先级确定**

5.4.1　不良事件中警讯事件及SAC 1级事件为优先级风险控制项目。

5.4.2　医院每年使用HVA进行全院风险评估与识别,根据风险积分和风险等级评估结果,经风险管理委员会打分讨论确定出年度风险管理的优先项目。

5.4.3　高风险流程运用失效模式和效应分析(FMEA),进行评估,确定优先级风险控制项目。

5.5　**风险报告**:风险管理委员会根据风险评估结果及风险优先级确定原则,将可能造成重大后果的事项及预防整改措施提交医院质量与安全管理委员会审核。

5.6　**风险管理**

5.6.1　医院风险管理委员会每年进行灾害脆弱性分析(HVA),根据各风险项目的风险值,从大到小排序,风险值前5位为高风险管理项目,6～10位中中风险管理项目。高风险管理项目需要医院、相关部门及科室分别进行应急预案的完善、培训及演练;中风险管理项目涉及的部门及科室完善应急预案并进行培训和演练。通过培训与演练,明确各级各类人员在应急状态下的职责和应急反应行动的程序。

5.6.2　医院确定的年度优先级风险项目,相关主管部门分别制订风险管理计划,计划中需要包括重点管理方案、教育培训与演练,提交医院风险管理委员会审核通过后,组织实施、执行。

5.6.3 对于已发生的警讯事件、SAC 1 级事件要进行根本原因分析(RCA)。

5.6.4 每年至少选择一项医疗运行中的高风险流程进行失效模式和效应分析(FMEA),通过选定主题、组成团队、绘制流程、分析失效模型、拟订改进计划、执行改善与再次评估等程序,对高风险流程进行持续改进,为患者的安全提供保障。

5.6.5 运用 PDCA 循环法对高风险流程、医疗安全(不良)事件等高风险项目进行改善。

5.6.6 每两年对制度、流程进行审阅和修订,对修订后的制度、流程进行培训。

5.6.7 医院遵守国家法律法规,按照相关要求对各类风险事件及时上报上级行政主管部门,履行法律义务;对于警讯事件、重大医疗纠纷、重大风险事件等,医务处负责对事件的调查、解释及相关索赔管理,由医院新闻发言人负责对事件的调查、整改情况进行披露和发布声明,未经医院同意,任何人不得擅自接受媒体采访。

5.7 风险管理评价

5.7.1 职能部门对改进项目实施监测,进行数据收集、分析与比较;数据及时上报医务处,风险管理委员会每季度至少召开一次工作会议,对各风险管理组的风险管理情况(包括风险管理培训率、应急预案演练情况等)进行评价;并将评价结论上报医院质量与安全管理委员会。

5.7.2 将风险管理纳入医院日常工作,对职能科室风险管理成效进行考核,改善效果不明显的项目要重新审视、分析原因,提出进一步改善措施。

5.7.3 医务处将风险管理相关资料进行存档。

6 流程:无。

7 相关文件

7.1 《国际联合委员会(JCI)医院评审标准》(第六版)

7.2 《医疗安全(不良)事件管理制度》

8 使用表单

8.1 《医院风险评估汇总表》

8.2 《医院风险评估评分标准》

8.3 《失效模式与效应分析表(FMEA)》

8.4 《失效模式与效应分析评分标准》

批准人: 签署日期:

审核人: 发布日期:

附件 1

医院风险评估汇总表

文件编号:BD－YW－×××　版本号:1.0

风险种类	潜在风险	可能性					严重度					准备度					风险评分（可能性×严重度×准备度）
		非常可能 5	可能 4	一般 3	不大可能 2	绝不可能 1	灾难性的 5	重大的 4	中等的 3	轻度的 2	轻微影响 1	没有 5	较差 4	一般 3	很好 2	充分 1	
战略风险	市场大幅丢失																
	重要合同方违约																
	医改体制更新（重大）																
运营风险（含临床与患者安全、人力资源）	特殊耗材供应不足																
	血液供应不足																
	人员流失																
	患者身份信息识别错误																
	危急值漏报																

续表

风险种类	潜在风险	可能性					严重度					准备度					风险评分（可能性×严重度×准备度）
		非常可能	可能	一般	不大可能	绝不可能	灾难性的	重大的	中等的	轻度的	轻微影响	没有	较差	一般	很好	充分	
		5	4	3	2	1	5	4	3	2	1	5	4	3	2	1	
运营风险（含临床与患者安全、人力资源）	患者交接不到位																
	患者跌倒																
	危重患者检查转运																
	化疗药物转运																
	患者投诉																
	患者标本丢失																
	人员梯队配备不合理																
	大额医疗纠纷赔偿																
财务风险	利率提高																
	收到伪造票据																
	坏账损失																
合规风险	知识产权侵权																
	缺少有资质的人员																
	合同证照过期																
	医疗广告违规发布																

续表

风险种类	潜在风险	可能性					严重度					准备度					风险评分（可能性×严重度×准备度）
		非常可能 5	可能 4	一般 3	不大可能 2	绝不可能 1	灾难性的 5	重大的 4	中等的 3	轻度的 2	轻微影响 1	没有 5	较差 4	一般 3	很好 2	充分 1	
声誉风险	声誉危机管理																
	出资者声誉管理																
	员工声誉																
自然灾害	雷暴雨																
	大雪																
	冰暴																
	地震																
	极端温湿度																
	干旱																
技术类灾害	电力故障																
	发电机故障																
	天然气短缺																
	供水故障																
	下水道故障																
	火灾报警故障																
	通信故障																

续表

风险种类	潜在风险	可能性					严重度					准备度					风险评分（可能性×严重度×准备度）
		非常可能 5	可能 4	一般 3	不大可能 2	绝不可能 1	灾难性的 5	重大的 4	中等的 3	轻度的 2	轻微影响 1	没有 5	较差 4	一般 3	很好 2	充分 1	
技术类灾害	医用气体故障																
	负压故障																
	空调系统故障																
	信息系统故障																
	内部火灾																
	内部水灾																
	内部危险品泄露																
	院内呼吸心跳骤停																
	电梯故障																
人员类灾害	治安事件																
	大批伤员救治																
	婴儿失窃																
	伤医暴力事件																
	员工罢工																
	炸弹威胁																
	麻醉镇静相关事件																

续表

风险种类	潜在风险	可能性					严重度					准备度					风险评分（可能性×严重度×准备度）
		非常可能 5	可能 4	一般 3	不大可能 2	绝不可能 1	灾难性的 5	重大的 4	中等的 3	轻度的 2	轻微影响 1	没有 5	较差 4	一般 3	很好 2	充分 1	
人员类灾害	给药差错事件																
	内部辐射暴露																
感染控制风险	突发疾病及传染病防控																
	发生食源性（食物、水源感染）传播的疾病																
	呼吸道法定传染病（如肺结核，埃博拉、非典）																
	院内医院感染暴发																
	多重耐药菌管理																
	医院感染病例病原送检率																
	呼吸机相关性肺炎																
	导尿管相关尿路感染																

续表

风险种类	潜在风险	可能性					严重度					准备度					风险评分（可能性×严重度×准备度）
		非常可能	可能	一般	不大可能	绝不可能	灾难性的	重大的	中等的	轻度的	轻微影响	没有	较差	一般	很好	充分	
		5	4	3	2	1	5	4	3	2	1	5	4	3	2	1	
感染控制风险	手术切口监控（感染率,手术分类感染率,感染病例分类记录,Ⅰ类手术切口感染率,）																
	新生儿皮肤黏膜感染发生率（脐炎,脓疱疹）																
	环境卫生学监测（空气,手术表面,物体表面等）																
	压力蒸汽灭菌生物监测合格率																
	医疗废物管理																
	清洁洗手或手消毒																
	无菌物品监测																

续表

风险种类	潜在风险	可能性					严重度					准备度					风险评分(可能性×严重度×准备度)
		非常可能 5	可能 4	一般 3	不大可能 2	绝不可能 1	灾难性的 5	重大的 4	中等的 3	轻度的 2	轻微影响 1	没有 5	较差 4	一般 3	很好 2	充分 1	
感染控制风险	一次性耗材监测																
	卫生洁具监测																
	被服管理																
	患者床单元终末消毒																
	员工健康监控，员工就诊的传染病监控																
	针刺伤监测																
	工程维修改建中的感染风险评估与监测																
	水质监测																
	免疫功能低下患者感染率																
	医护人员职业暴露发生率																
	使用中的消毒剂，灭菌剂监测																

附件2

医院风险评估评分标准

文件编号:BD－YW－×××　版本号:1.0

类别	评分	标准
可能性	1	在下一个50年内,发生概率极低
	2	在下一个50年内,不大可能会发生,但还是有发生的可能性
	3	在下一个30年内,至少会发生一次
	4	在下一个15年内,很可能会偶尔发生
	5	在下一个5年内,很可能会周期性地或每年都会发生
严重度	1	轻微影响,未造成任何人员伤害或其他损失,可自行恢复
	2	1~2人轻伤,财产损失在10万元以下,导致少部分服务不完整或者效率低,或其他轻度影响
	3	1~2人中度伤害或多人轻伤,财产损失在11万~50万元之间,某一主要服务作业无法正常开展,或其他中度影响
	4	1~2人严重伤害或多人中度伤,财产损失在51万~100万元之间,多个主要服务作业停止或者某一重要服务作业停止,如手术服务或其他重度影响
	5	人员死亡或3人以上严重伤害,财产损失估计超过100万元以上,医疗服务中止,或其他严重影响
准备度	1	有降低风险相关资料,过去1年内曾进行有效管理
	2	有降低风险相关资料,过去1年以上曾进行管理
	3	有降低风险相关资料,部分职工了解如何应用
	4	有降低风险准备资料,资料无法有效应用
	5	没有任何能降低风险准备资料

附件3

失效模式与效应分析表(FMEA)

文件编号:BD - YW - ×××   版本号:1.0

流程及子流程	失效模式	潜在原因	潜在后果	改善前危害分析			行动计划	负责部门	完成时间	改善后危害分析		
				严重度	发生率	危害指数				严重度	发生率	危害指数

附件4

失效模式与效应分析评分标准

文件编号:BD - YW - ××× 版本号:1.0

严重度(S)评分标准

	评分项目	评分	严重程度级别
严重度(S)	可能影响到人员,范围局限,不需要外部协助,可能影响系统,无明显危害	1	轻度
	严重系统问题,人员轻度损伤,范围于工作区附近,需要区域内协助	2	中度
	人员中度损伤,范围扩及院内其他工作区,需要医院支援	3	重度
	严重的伤害或死亡,范围扩及医院以外,需要院外支援	4	严重

频率(F)评分标准

	评分项目	评分	发生概率
频率(F)	很少发生,指在特定情形下发生或5~30年内发生一次	1	很少
	某些情况下,可能再次发生或2~5年内发生一次	2	偶尔
	很可能再次发生或1~2年内发生几次	3	不常
	预期很短时间内会再次发生或一年内发生数次	4	经常

第三节 信息系统应急预案

文件名称	信息系统应急预案	文件编号	YY－YJ－××
制定部门	×××	版本号	1.0
生效日期	20××－××－××	页数/总页数	×/××
修订日期	20××－××－××	有效期至	20××－××－××

1 **目的**：为确保医院信息系统安全运行，保证医院正常的医疗服务和就医秩序，加强系统的安全运行管理，提高突发信息系统宕机事件的应对能力。

2 **范围**：门（急）诊、住院部、药学部、检验科、放射科、财务科、信息科、后勤等信息系统使用部门。

3 **定义**：一类故障，如服务器、存储不能工作或工作不稳定，主干光纤损坏，核心交换机故障，磁盘损坏，局部网络故障，重点终端故障，规律性的整体或局部软、硬件故障等严重影响医院业务运行的故障。

4 **权责**

4.1 **信息科管理员**：负责初步查明，及时排除及上报信息系统故障。

4.2 **信息科**：负责系统应急恢复的技术保障。

4.3 **信息系统使用部门**：根据应急预案实施相应的应急措施。

4.4 **信息管理委员会**：负责全院突发事件的应急预案实施和全院信息系统日常安全运行管理的组织协调及决策工作。

5 **内容**

5.1 **应急预案实施条件和通报制度**

5.1.1 应急预案实施条件。

5.1.1.1 信息系统发生故障30分钟内不能排除时，报告主管院长经批准，决定是否启动应急预案的实施。

5.1.1.2 信息系统应急预案适用于一类故障。

5.1.2 应急预案通报制度。

5.1.2.1 各信息系统使用部门发现系统故障业务不能正常进行时，应及时通知信息科并通知主管部门负责人。

5.1.2.2 信息科应在最短的时间内查明初步原因，评估恢复所需时间，及时向主管院长报告并提出建议，由主管院长决定是否启动应急预案。

5.1.2.3 主管院长决定启动应急预案后，由信息科及时通知各应用部门，启动应急预案中相关的应急措施。

5.1.2.4 信息科应在故障排除后，立即通知各应用部门，同时报告主管院长，请求结束应急预案的实施。

5.1.2.5 信息科应在事后将详细的故障原因及处理结果报告主管院长，并向信息管理委员会通报总结。

5.2 **信息系统故障分类、处理方案及技术保障实施细则**

5.2.1 结合本院实际情况把信息系统故障分为下列三类。

5.2.1.1　一类故障:服务器、存储不能工作或工作不稳定,主干光纤损坏,核心交换机故障,磁盘损坏,局部网络故障,重点终端故障,规律性的整体或局部软、硬件故障等严重影响医院业务运行的故障。

5.2.1.2　二类故障:单一终端软件、硬件故障,网络主要节点设备故障,个别数据报表错误,偶然性的数据处理错误,某些科室违反工作流程错误。

5.2.1.3　三类故障:各终端由于不熟练、使用不当造成的错误,或其他硬件故障。

5.2.2　针对上述故障将等级分类,处理方案如下。

5.2.2.1　一类故障:由信息科科长上报主管院长,并组织相关技术人员协调恢复工作,同时评估故障恢复带来的影响,适时启动应急预案。

5.2.2.2　二类故障:由信息科管理员上报信息科科长,由信息科查明原因并集中解决。

5.2.3.3　三类故障:由信息科管理员单独解决,并告知注意事项。

5.2.3　一类故障应急预案技术保障实施细则:一类故障泛指各种原因,如存储故障、服务器故障、网络故障、应用服务故障、病毒等造成客户端程序无法正常使用的情况。按照恢复时间分为下列两类。

5.2.3.1　恢复时间小于 30 分钟的情况。

5.2.3.1.1　存储故障:本院主要存储为 2 台 HP P6350,同时写数据,若 1 台发生故障,需要登录到存储管理平台进行手工切换。一般切换时间为 20 分钟内。

5.2.3.1.2　服务器故障:本院 HIS 和电子病历两个主服务器均采用双机热备的模式,如主服务器出现故障,备用服务器会在 5 分钟之内自动接管服务,从而保证了医院业务的正常运行。其他服务器,如无线服务器、应用服务器、IMC 服务器、HRP 服务器、LIS 服务器、合理用药服务器、一卡通服务器等服务器仅配备 1 台,出现故障及时处理,确保医院业务的正常运行。

5.2.3.1.3　网络故障:核心交换机和服务器区交换机均分为主备 2 台,采用虚拟化技术连接 1 台,若其中 1 台出现故障基本不会影响业务,只要及时报修故障交换机即可;汇聚交换机为 4 台,门诊楼、住院楼、办公楼各 1 台,备用 1 台,若其中 1 台出现故障,需将故障交换机的配置文件(每台交换机的配置文件会定期保存在 IMC 服务器上)导入备用的汇聚交换机并替换即可;接入交换机故障,接入交换机门诊楼 7 台,住院楼 13 台,办公楼 2 台,门诊药房 1 台,教学楼 1 台,备用 2 台,出现故障导入相应配置并替换即可。操作时间不超过 20 分钟。

5.2.3.1.4　应用服务故障、病毒等造成客户端程序无法正常使用,根据实际情况采取相应措施,如重新启动服务,全网查杀病毒等。

5.2.3.2　恢复时间大于 30 分钟的情况。

5.2.3.2.1　存储故障:因各种原因导致两台存储同时故障,或备用存储无法及时恢复时,各门诊、住院、医技、行政后勤科室等和医院信息系统有关的业务,均连接到异地实时备份服务器上(具体连接方法由信息科负责),保障主要业务的连续性。

5.2.3.2.2　服务器故障:因各种原因导致主备服务器同时故障,或者备用服务器无法及时接管时,各门诊、住院、医技、行政后勤等科室和医院信息系统有关的业务,均连接到异地实时备份服务器上。

5.2.3.2.3　网络故障:因各种原因导致的网络核心、汇聚、接入交换机无法及时恢复时,视情况采取相应的处理措施。

5.2.3.2.4 应用服务器故障、病毒等造成客户端程序无法正常使用且短时间内无法恢复时,各门诊、住院、医技、行政后勤科室等和医院信息系统有关的业务,均连接到异地实时备份服务器上。

5.3 信息科应急措施

5.3.1 信息科工作人员监测到系统故障或接到业务部门信息系统故障的消息后,应立即向本部门负责人汇报,排查通信线路、网络设备、服务器、数据库、应用程序,以及供电设备运行情况,在短时间内初步汇总,找出故障原因并估计恢复时间。

5.3.2 信息科负责人应立即将故障原因和估计恢复时间汇报主管院长,如估计恢复时间超过30分钟应建议主管院长启动应急预案。信息科工作人员应按各自岗位职责分别将故障原因和估计恢复时间通知有关业务部门负责人。

5.3.3 信息科工作人员应立即按技术保障细则进行故障排除,如需要应立即联系相应供应商技术支持。

5.3.4 如故障恢复时间较长,信息科负责人应向主管院长及时报告,由主管院长根据实际情况组织解决。

5.3.5 当信息系统故障排除,信息科负责人应立即报告主管院长,由主管院长决定是否停止应急预案的实施。信息科工作人员应协助通知各业务部门停止应急预案的实施,并做好事后检查总结工作。

5.4 各业务应用部门应急措施:在信息系统故障短时间内不能排除,应急预案启动后相关业务部门应立即采取下列措施。

5.4.1 医务处、护理部、财务科、药学部等部门应协调处理启动应急预案后的相关事宜,对可能造成的影响做好宣传、解释和疏导工作。相关部门负责人应及时赶到现场组织协调工作。

5.4.2 应急预案启动后,各使用业务部门应及时检查数据的连续性并做好记录,待系统恢复后核对、补录数据。

5.4.3 医务处、质量控制科、护理部、财务科、药学部等部门协调处理应急预案启动期间手工申请单、报告单等的处理流程。

5.4.4 对信息系统故障期间产生的手工数据,根据情况在故障排除后予以核对、补录。

6 **流程**:信息系统应急预案流程。

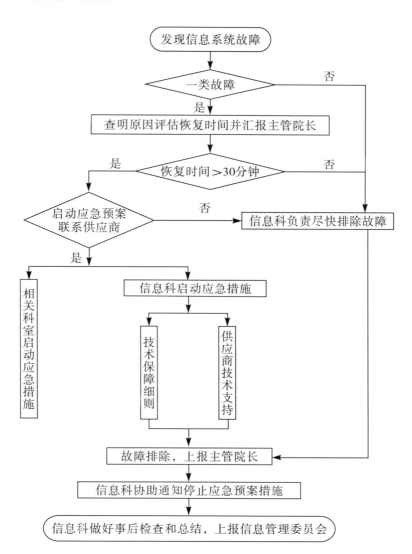

7 **相关文件**

7.1 《国际联合委员会(JCI)医院评审标准》(第六版)

7.2 《三级综合医院评审标准实施细则》(2011年版)

8 **使用表单**:无。

批准人: 签署日期:

审核人: 发布日期:

第四节　全院急救处理作业标准规范

文件名称	全院急救处理作业标准规范	文件编号	YY－YJ－×××
制定部门	×××	版本号	1.0
生效日期	20××－××－××	页数/总页数	×/××
修订日期	20××－××－××	有效期至	20××－××－××

1　**目的:**当医院场所内任何人员突发危及生命的情况时,专业医务人员能立即在最短时间内迅速给予最有效的急救。

2　**范围:**全院员工。

3　**定义:**无。

4　**权责**

  4.1　**非医务人员:**目击危及生命的紧急情况时,实施基础生命支持,同时拨打院内应急专线(消防监控室:×××),消防监控室接到电话后立即启动全院紧急急救呼叫系统。

  4.2　**医务人员:**判断是否需要启动全院紧急急救呼叫系统,若不需要启动,现场医务人员负责抢救,必要时可请相关科室会诊,按照《会诊制度》执行。若需要启动,立即电话通知消防监控室,启动全院紧急急救呼叫系统。急诊科及呼吸与危重症医学科负责后期急救。

  4.3　**急救小组成员:**负责院内紧急医疗救护的具体实施,接到通知后在5分钟内到达现场实施抢救。急救小组实行24小时值班制及岗位负责制。

  4.4　**保卫科:**负责急救现场安保及患者的转运工作。

  4.5　**医务处:**负责组织院内急救演练并做好记录及急救小组所管辖物品的补充。

  4.6　**质量控制科:**负责急救演练的质量督查工作。

  4.7　**护理部:**负责急救物品的督查及演练的参与工作。

5　**内容**

  5.1　**人员组成**

    5.1.1　急救小组成员:分为成人组和儿童组,各急救小组至少需要5人组成。组长分别由取得ACLS或PALS资质的医师担任。

    5.1.2　急救小组成员由当日值班的医师和护士组成。

    5.1.3　安保人员:由保卫科人员组成。

  5.2　**人员职责**

    5.2.1　组长。

      5.2.1.1　指导及协调参与急救的所有人员的行为。

      5.2.1.2　给在场人员分配任务。

      5.2.1.3　评估患者病情并做出进一步治疗的决定。

      5.2.1.4　决定复苏持续时间及何时放弃复苏抢救。

      5.2.1.5　按医嘱记录,在《心肺复苏记录单》上记录抢救过程。

    5.2.3　医师。

      5.2.3.1　评估患者并立即进行有效的生命支持。

5.2.3.2　在急救小组组长的指导下协助抢救。

5.2.4　护士。

5.2.4.1　协助医师实施抢救。

5.2.4.2　复述并给予急救药物。

5.2.5　安保人员:接到紧急呼叫后在 5 分钟内携带警戒线、担架赶到事发地点,负责维持现场秩序及协助患者转运。

5.3　**通报系统**:由消防监控室以"999 + 地点 + 成人/儿童"的形式向急救小组发出急救呼叫。需要呼叫 5 遍。

5.4　**急救小组责任区域**

5.4.1　第 1 组:负责门诊大楼、行政楼及住院部以北地面区域,包括院前急救、医院大门广场、门诊药房、影像科、设备供应科、总务科、自行车棚。

5.4.2　第 2 组:负责住院部负 1 层至 4 层、住院部门口及以南的地面区域,包括教学楼、宿舍楼、餐厅的急救工作。

5.4.3　第 3 组:负责住院部 5 层至 15 层。

5.5　**急救设备配置**。

5.5.1　急救设备放置。

5.5.1.1　非病区内的急救设备放置于医院规定的位置。

5.5.1.2　各病区的急救设备放置在该病区指定的位置。

5.5.2　急救药品及物品。

5.5.2.1　配备:参见《抢救设备管理制度》。

5.5.2.2　携带要求:急救小组成员携带便携式急救包、除颤仪等前往急救地点,就近临床科室听到呼叫广播后负责将急救车及转运平车送往急救地点,急救车及平车分布表见附件。

5.5.2.3　使用:急救包、除颤仪、气道用物仅供急救小组成员抢救患者或急救演练时使用,不得随意挪用。急救包为闭锁状态,打开条件仅为院内急救(包括演练)及检查时,打开后按照《抢救设备管理制度》执行,且在《急救包开启核查记录单》上登记并记录锁扣编码。在急救工作完成后,物品和药品在 1 小时内整理归位上锁,如未领回物品、药品,在《急救包开启核查记录单》上登记,使用黄色编码锁锁闭,班班交接,直至物品、药品归位后使用红色编码锁锁闭备用。急救包每班交接检查是否处于有效锁闭状态,核对锁扣编码,并记录在《急救包日常检查记录单》上。护士长每周二检查一次,并记录在《急救包日常检查记录单(护士长)》上。除颤仪管理具体参见《抢救设备管理制度》。

5.5.2.4　物品的补充:若急救包内药品、物品已使用或即将到有效期,由当班组长负责提交申请至医务处,由医务处审批并补充。各科室抢救车内药品或物品使用后,由该科室派专人写申请,护理部签字,由药学部、消毒供应室及设备供应科负责配发。可参见《药房外药品管理制度》。

5.5.2.5　消毒:对于需要重复使用的急救器械,使用后由当班人员负责消毒处理。

5.5.2.6　护理部负责每季度抽查各急救小组急救包及急救设备的日常维护情况。

5.6　**患者身份识别**

5.6.1　根据本院《患者身份识别制度》的规定,对于有陪护的急救患者,陪护者陈述患者的姓名及出生日期;对身份信息不明的患者,使用"无名氏 01、02……(男/女) + 出生日期(急诊护士对患者目测年龄为当年的 1 月 1 日)"作为识别标志,无名氏患者身份信息确认后参照《患者身份识别制度》执行。

    5.6.2 对于"三无"人员,予以先抢救治疗,后补费的流程。急救小组使用耗材费用由各组组长统计后报于急诊科,由急诊科后期协调患者统一补费。对于后期无法补费的患者,参照《药房外药品管理制度》。

  5.7 **急救事件记录:**《心肺复苏记录单》《急救事件资料收集表》,记录完成由医师签名。《心肺复苏记录单》留存于病历中,《急救事件资料收集表》交至医务处。

6   **流程:**急救小组启动流程。

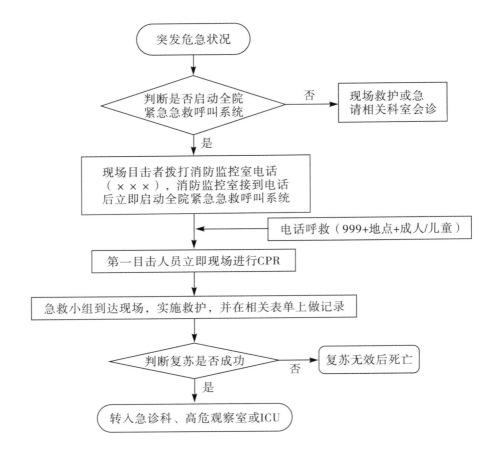

7   **相关文件**

  7.1 《国际联合委员会(JCI)医院评审标准》(第六版)

  7.2 《会诊制度》

  7.3 《抢救设备管理制度》

  7.4 《患者身份识别制度》

8　使用表单

8.1　《心肺复苏记录单》

8.2　《急救事件资料收集表》

8.3　《急救设备分布表》

8.4　《急救包开启核查记录单》

8.5　《急救包日常核查记录单》

8.6　《急救包日常核查记录单（护士长）》

8.7　《急救包内药品和物品标准配置目录》

批准人：　　　　　　　　　　签署日期：

审核人：　　　　　　　　　　发布日期：

附件1

心肺复苏记录单

文件编号:BL – BD – ZK – ×××　　版本号:1.0

科室:　　　　　　　姓名:　　　　　　　出生年月日:

病案号/门诊 ID 号 :　　　　性别:　　　　　年龄:　　　　　　床号:

时间（时:分）	意识	瞳孔对光反射		瞳孔大小（mm）		心率	心律	血压（mmHg）	呼吸（次/分）	氧饱和度（%）	通气方式	氧流量（升/分）	抢救记录	记录者签名
		左	右	左	右									

注:意识状态项可填写数字(0.清醒 1.嗜睡 2.昏睡 3.浅昏迷 4.中昏迷 5.深昏迷)

续表

静脉推注								
盐酸肾上腺素注射液(mg)			硫酸阿托品注射液(mg)					
时间(时:分)			时间(时:分)					
执行人			执行人					
盐酸胺碘酮注射液(mg)			尼可刹米注射液(mg)					
时间(时:分)			时间(时:分)					
执行人			执行人					
地塞米松磷酸钠注射液(mg)								
时间(时:分)			时间(时:分)					
执行人			执行人					

静脉滴注								
0.9%氯化钠注射液/5%葡萄糖注射液(mL)			0.9%氯化钠注射液/5%葡萄糖注射液(mL)			0.9%氯化钠注射液/5%葡萄糖注射液(mL)		
盐酸多巴胺注射液(mg)			重酒石酸去甲肾上腺素注射液(mg)			盐酸胺碘酮注射液(mg)		
滴速/泵速			滴速/泵速			滴速/泵速		
时间(时:分)			时间(时:分)			时间(时:分)		
执行人			执行人			执行人		
0.9%氯化钠注射液/5%葡萄糖注射液(mL)			0.9%氯化钠注射液/5%葡萄糖注射液(mL)			0.9%氯化钠注射液/5%葡萄糖注射液(mL)		
滴速/泵速			滴速/泵速			滴速/泵速		
时间(时:分)			时间(时:分)			时间(时:分)		
执行人			执行人			执行人		
5%碳酸氢钠注射液(mL)								
滴速/泵速			滴速/泵速			滴速/泵速		
时间(时:分)			时间(时:分)			时间(时:分)		
执行人			执行人			执行人		
参与抢救医师签名			参与抢救护士签名					

抢救日期：　　　　　　　　　　　　记录人：

附件2

急救事件资料收集表

文件编号:BD – YW – ×××   版本号:1.0

一、基本信息

日期	年　月　日	发现地点	
发现时间	时　　分	呼叫时间	时　　分
广播时间	时　　分	发现人员	
患者信息	姓名:	性别:口 男 口 女	年龄:　　岁

二、呼叫理由(请在后面打"√")

意识突然消失		呼吸急迫	
气道不畅		目击患者倒下	
血压测不到		颈动脉搏动消失	
其他:			

三、给予措施(请在后面打"√")

措施							
CPR		口咽通气		呼吸气囊		气管插管	
除颤		鼻咽通气		吸氧			
药物(请注明使用数量)							
盐酸肾上腺素注射液		盐酸多巴胺注射液		盐酸胺碘酮注射液			
5%葡萄糖		0.9%氯化钠					
检查化验							
心电图		测血糖					
其他:							

(写不下,请转反面)

续表

四、疾病转归(请在后面打"√")

生命体征基本稳定	
仍不稳定转更高层次管理:□ICU □急诊科 □病房 □其他＿＿＿＿	
死亡	
其他(请注明)	

五、参加人员

	签名	到达时间	携带设备/组长	备注
	时　　分			
	时　　分			
第　　急救小组	时　　分			
	时　　分			
	时　　分			
	时　　分			
病区急救车		时　　分	行政楼、教学楼可无此项	

六、其他补充情况及总结

記录者签名:

附件 3

急救设备分布表

文件编号:BD – YW – ×××　版本号:1.0

地点	抢救车对应位置	除颤仪/AED	急救小组用物对应位置	平车	负责科室范围
门诊 1 楼	预检分诊台	除颤仪	—	有	预检分诊台负责全院露天地面区域、住院部负 1 层、宿舍楼、教学楼、设备科、总务科、自行车棚、院前急救楼
门诊 2 楼	心电图室	除颤仪	—	有	心电图室负责,范围为门诊 2 楼,包括 2 层至 1 层的楼梯间
门诊 3 楼	口腔科	AED	—	有	口腔科负责,范围为门诊 3 楼,包括 3 层至 2 层的楼梯间
门诊 4 楼	内镜室	除颤仪	—	有	内镜室负责,范围为门诊 4 楼,包括 4 层至 3 层的楼梯间
门诊 5 楼	五官科病区护士站	AED	—	有	五官科病区负责,范围为门诊 5 楼,包括 5 层至 4 层的楼梯间
门诊 6 楼	儿科护士站	除颤仪	—	有	儿科负责,范围为门诊 6 楼,包括 6 层至 5 层的楼梯间
影像科	核磁室	除颤仪	—	有	影像科负责,范围为行政楼
住院部 1 楼	介入科、CT 室	除颤仪	—	有	介入科负责,范围为住院部 1 层
住院部 2 楼	护士站	除颤仪	—	有	消化肾病血液科负责,范围为住院部 2 楼,包括 2 层至 1 层的楼梯间
住院部 3 楼	护士站	除颤仪	呼吸与危重症医学科	有	呼吸科负责,范围为住院部 3 楼,包括 3 层至 2 层的楼梯间
住院部 4 楼	护士站	除颤仪	—	有	神内科负责,范围为住院部 4 楼,包括 4 层至 3 层的楼梯间
住院部 5 楼	护士站	除颤仪	—	有	产科负责,范围为住院部 5 楼,包括 5 层至 4 层的楼梯间
住院部 6 楼	护士站	AED	—	有	普外科、妇科负责,范围为住院部 6 楼,包括 6 层至 5 层的楼梯间

续表

地点	抢救车对应位置	除颤仪/AED	急救小组用物对应位置	平车	负责科室范围
住院部 7 楼	护士站	除颤仪	—	有	全科、内分泌科负责,范围为住院部 7 楼,包括 7 层至 6 层的楼梯间
住院部 8 楼	护士站	AED	—	有	骨科负责,范围为住院部 8 楼,包括 8 层至 7 层的楼梯间
住院部 9 楼	护士站	除颤仪	—	有	神经外科二科负责,范围为住院部 9 楼,包括 9 层至 8 层的楼梯间
住院部 10 楼	护士站	除颤仪	—	有	心内科负责,范围为住院部 10 楼,包括 10 层至 9 层的楼梯间
住院部 11 楼	护士站	除颤仪	—	有	肿瘤、心胸外科,范围为住院部 11 楼,包括 11 层至 10 层的楼梯间
住院部 12 楼	护士站	除颤仪	—	有	泌尿外科、神经外科一科负责,范围为住院部 12 楼,包括大楼梯 12 层至 11 层楼梯间及小楼梯 15 层至 11 层的楼梯间(备注:神经外科一科为小楼梯,泌尿外科为大楼梯)
手术室(13、14 楼)	麻醉恢复室和手术准备室	除颤仪	手术室	有	手术室负责,范围为住院部 13、14 楼,包括大楼梯 14 层至 12 层的楼梯间
急诊科	抢救室、分诊台	除颤仪	抢救室	有	急诊科负责范围为门诊 1 楼,包括 1 楼楼梯间

注:急救小组用物包括急救包、复苏气囊、除颤仪。相关科室负责相关区域内急救车及平车的到达

附件4

急救包开启核查记录单

文件编号:BD－YW－×××　版本号:1.0

科别:　　　　　　　　　　　　　　　　　　　　　　　　　　专管人:

日期	时间	锁扣编码（药品）	锁扣编码（喉镜）	打开理由			药品和物品基数一致	药品和物品在使用效期内	未取回物品/药品名称	物品配置者签名	药品配置者签名	近6个月效期内的药品近3个月效期内的一次性耗材	锁扣编码（药品）	锁扣编码（喉镜）	核查者签名
				抢救	检查	其他									

注:1.“打开理由”一栏用“√”表示。药品和物品基数一致,药品和物品在使用效期内这两项一致,在效期内用“√”表示;不一致、不在效期内用“×”表示

2.专管员每月常规开启检查一次(每月21日至28日),整行使用红笔填写,双人核对并签名。如专管员休假,则由代理人核查并记录、签名,如“×××(代理)”,均使用红笔记录

3.药品有效期在6个月时进行警示,3个月必须下架;一次性耗材有效期在3个月时进行警示;高水平消毒的物品有效期在1个月时进行警示

4.急救包打开使用后,物品、药品在1小时内整理归位上锁;如有未领回物品、药品,急救包使用黄色编码锁锁闭,直至物品归位后,双人核对,使用红色编码锁锁闭备用

附件5

急救包日常核查记录单

文件编号:BD－YW－××× 版本号:1.0

| 日期 | 时间 | 除颤仪 | | | 急救包锁扣编码（药品） | 急救包锁扣编码（喉镜） | 签名 | 时间 | 急救包锁扣编码（药品） | 急救包锁扣编码（喉镜） | 签名 | 时间 | 急救包锁扣编码（药品） | 急救包锁扣编码（喉镜） | 签名 |
		充电状态	放电检测	安全检查											

注:1.除颤仪栏正常用"√"表示,如有异常,简要记录存在的问题并及时处理至正常状态,未充电、未进行放电检测分别用长横线、横线表示。充电、放电检测按照《抢救设备管理制度》执行

2.只有白班的科室每日核查一次,病区早班、中班、夜班各核查一次。检查急救包锁扣(核对锁号)

附件6

急救包日常核查记录单(护士长)

文件编号:BD－YW－×××　　版本号:1.0

日期	时间	除颤仪			急救包锁扣编码(药品)	急救包锁扣编码(喉镜)	护士长签名
		充电状态	放电检测	安全检查			

注:1.除颤仪栏正常用"√"表示,如有异常,简要描写存在的问题并及时处理至正常状态,未充电、未进行放电检测分别用长横线、横线表示

2.检查急救包锁扣(核对锁号)

3.每周二护士长核查一次,如护士长休假,则由代理人核查并记录、签名,如"×××(代理)",均使用红笔记录

附件 7

急救包内药品和物品标准配置目录

文件编号:BD－YW－×××　　版本号:1.0

	序号	名称	数量	备注
急救药品	1	盐酸肾上腺素注射液 1 mg/1 mL/安瓿瓶	5	
	2	盐酸多巴胺注射液 20 mg/2 mL/安瓿瓶	5	
	3	重酒石酸去甲肾上腺素注射液 2 mg/1 mL/安瓿瓶	1	
	4	盐酸胺碘酮注射液 0.15 g/3 mL/安瓿瓶	3	
	5	硫酸阿托品注射液 0.5 mg/1 mL/安瓿瓶	6	
	6	尼可刹米注射液 0.375 g/2 mL/安瓿瓶	6	
	7	地塞米松磷酸钠注射液 5 mg/1 mL/安瓿瓶	2	
	8	葡萄糖注射液 10 mg/20 mL/安瓿瓶	1	
	9	碳酸氢钠注射液 12.5 g/250 mL/塑料瓶	1	
	10	0.9%氯化钠注射液 250 mL/塑料瓶	1	
	11	0.9%氯化钠注射液 10 mL/安瓿瓶	2	
	12	5%葡萄糖注射液 250 mL/塑料瓶	1	
急救物品	1	一次性使用输液器(0.7#)	1	
	2	一次性使用自粘式伤口辅料	2	
	3	止血带	1	
	4	安尔碘棉棒	6	
	5	一次性使用无菌注射器 5 mL	2	
	6	一次性使用无菌注射器 10 mL	1	
	7	一次性使用无菌注射器 20 mL	1	
	8	一次性使用静脉输液针(0.55×17.50RWLB)	1	
	9	一次性使用静脉输液针(0.7×19.0TWLB)	1	
	10	砂轮	1	
	11	胶布	1	
	12	一次性电极片	5	
	13	瞳孔笔	1	
	14	无菌脱脂纱布块(6 cm×7 cm－8P)	3	
	15	一次性使用医用橡胶检查手套	7	
	16	便携式指脉氧检测仪	1	

续表

	序号	名称	数量	备注
急救物品	17	表式血压计	1	
	18	听诊器	1	
	19	垃圾袋(黄)	1	
	20	垃圾袋(黑)	1	
	21	急救事件资料收集表	2	
	22	心肺复苏记录单	2	
	23	儿童急救药品换算表	1	
	24	黑色中性笔	1	
	25	一次性喉镜柄	1	
	26	一次性喉镜片(大)	1	
	27	一次性喉镜片(中)	1	
	28	一次性喉镜片(小)	1	
	29	3.0#一次性气管插管导管	1	
	30	3.5#一次性气管插管导管	1	
	31	4.0#一次性气管插管导管	1	
	32	4.5#一次性气管插管导管	1	
	33	5.0#一次性气管插管导管	1	
	34	5.5#一次性气管插管导管	1	
	35	6.0#一次性气管插管导管	1	
	36	6.5#一次性气管插管导管	1	
	37	7.0#一次性气管插管导管	1	
	38	7.5#一次性气管插管导管	1	
	39	气管插管引导丝(大)	1	
	40	气管插管引导丝(中)	1	
	41	气管插管引导丝(小)	1	
	42	一次性使用咬口(扁形)	1	

第五节　医疗设备应急管理制度

文件名称	医疗设备应急管理制度	文件编号	YY－YJ－××
制定部门	×××	版本号	1.0
生效日期	20××－××－××	页数/总页数	×/××
修订日期	20××－××－××	有效期至	20××－××－××

1　**目的**:保障全院临床科室正常的医疗工作及危重患者的救治任务,提高医院应急保障水平,有效降低医疗风险,减少医疗纠纷发生,同时有效整合全院医疗设备资源。

2　**范围**:突发性公共卫生事件发生和应急医疗设备突然发生故障时。

3　**定义**:医疗设备应急管理制度规定了应急医疗设备和急救类、生命支持类医疗设备供应不足时的处理办法。应急设备目录包括除颤仪、呼吸机、简易呼吸气囊等。

4　**权责**

4.1　**设备供应科**:负责对医疗设备的检查、维护和计量管理工作,保障应急设备处于良好的待用状态。

4.2　**使用科室**:每日检查应急医疗设备的运行状况,确保设备处于良好待用状态,发现故障不能自行解决的,立即按规定程序报修。

4.3　**医务人员**:熟知医疗设备的操作规程并能熟练操作使用医疗设备。

5　**内容**

5.1　**预防措施**

5.1.1　设备供应科应加强应急医疗设备的巡检和维护保养,并检查是否"一机一卡"挂在设备上。使用科室应详细地记录设备运行情况和设备调配情况。

5.1.2　应急设备应相对固定放置,医务人员清楚放置位置。

5.1.3　使用科室应每日检查应急医疗设备的运行状况,确保设备处于良好待用状态,发现故障不能自行解决的,立即按规定程序报修。

5.1.4　对配有蓄电池的设备,使用科室应至少每月充电一次,使电池处于良好状态。

5.1.5　医疗设备维修人员要重点做好应急设备的维护保养工作,使之处于良好状态,当设备性能变差、部件老化时,要及时进行保养、维修,如有必要申请更换。

5.2　树立大局意识,科室之间相互配合,在设备闲置时及时为其他科室提供便利,各科室不得以任何借口拒绝调用,借用科室使用完设备要做好清洁消毒工作,并及时归还。

5.3　**应急处置**:当发生重大突发公共卫生事件和应急医疗设备突然发生故障时,参照设备应急调配流程处置。

5.4　设备供应科编制应急设备清单,并随机"一机一卡"悬挂,每年进行一次更新,在必要时可随时更新。

6　流程

6.1　呼吸机应急调配流程

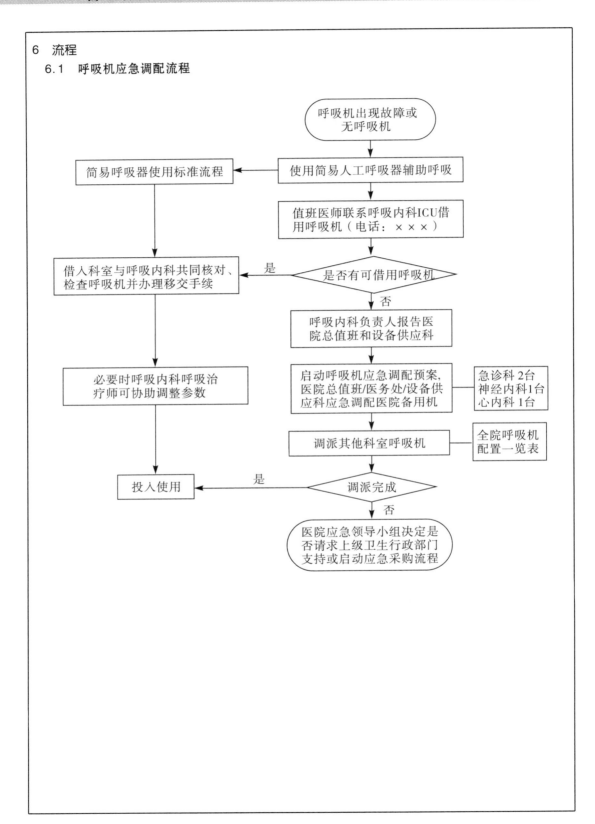

6.2　除颤仪应急调配流程

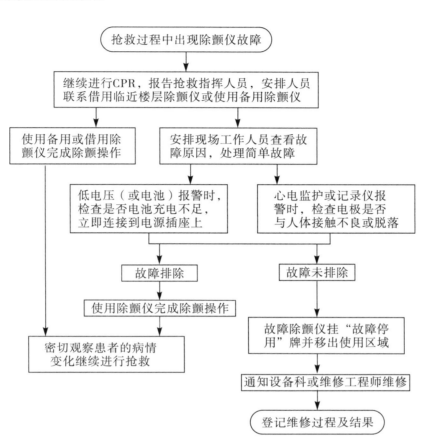

7　相关文件:无。
8　使用表单:无。

批准人:　　　　　　　　　　　签署日期:

审核人:　　　　　　　　　　　发布日期:

第六节　医用气体应急管理预案

文件名称	医用气体应急管理预案	文件编号	YY－YJ－×× ×
制定部门	×× ×	版本号	1.0
生效日期	20×× －× × －× ×	页数/总页数	×/× ×
修订日期	20×× －× × －× ×	有效期至	20×× －× × －× ×

1　**目的**:为加强医院中心供氧系统及负压系统发生故障时的应急管理,保证医用气体的应急供应。

2　**范围**

2.1　住院部大楼的中心供氧系统及负压系统发生故障时的处理。

2.2　供氧系统由两部分组成,一是液氧供氧系统位于住院部1楼,供住院大楼的氧气供应;二是钢瓶氧供氧汇流排系统,位于住院部6楼,为备用装置在应急情况下使用。

2.3　负压系统:负压机组只有1套,位于住院部大楼负1层,供应住院部大楼的设备带负压吸引。

3　**定义**:医用气体应急管理包括医院中心供氧系统和负压系统的应急管理。

4　**权责**

4.1　设备供应科负责中心供氧和负压系统的日常维护、维修,确保其正常供应,时刻处于完好状态。

4.2　药学部负责医用氧的购进管理。

4.3　消毒供应室负责瓶装氧的储存和配送。

4.4　气体供应商负责及时供应液氧和瓶装氧气,并负责协助医院对容器和系统进行维修、维护。

4.5　使用科室负责对气体终端状态进行日常检查,出现故障时及时向设备供应科报修。

5　**内容**

5.1　医院设备供应科氧站工作人员对中心供氧和负压系统进行日常巡检、定期检修,以保障氧气的正常供应,当发现故障时及时启动应急预案,直至恢复正常供应,并将故障过程详细记录备案。

5.2　由于中心供氧和负压系统故障时可导致全院氧气和负压供应中断,所以应当进行相关应急配置,并且在故障时启动应急预案。

5.2.1　医院配备有氧气汇流排2组,每组5瓶氧气,配置在住院部6楼。

5.2.2　手术室每个手术间及各科室重症观察室和急诊科抢救室均备有氧气瓶、减压器各1套,负压吸引器1台,重症监护室配备氧气汇流排1组。

5.2.3　消毒供应室瓶装氧存放处日常保持有20瓶以上的满瓶瓶装氧储备,并与氧气配送公司协作保证应急情况下的瓶装氧气的供应。

5.2.4　各科室抢救车配备氧气瓶、减压器各1套。

5.2.5　各临床科室常规配备20 mL以上注射器或一次性负压吸引器,供应急使用。

6　**流程**:无。

7　**相关文件**:无。

8　**使用表单**:无。

批准人:　　　　　　　　　签署日期:

审核人:　　　　　　　　　发布日期:

第七节　医院停水应急处理预案

文件名称	医院停水应急处理预案	文件编号	YY－YJ－××
制定部门	×××	版本号	1.0
生效日期	20××－××－××	页数/总页数	×/××
修订日期	20××－××－××	有效期至	20××－××－××

1 **目的**:为应对医院可能出现的供水故障,在突发情况出现时能迅速有效地沟通、组织人员,并在领导统一指挥下,采取积极妥当的措施,正确应对或抢修,缩小由事故造成的停水范围,减少财产损失,使其对医疗流程的影响降至最低,故障期间积极组织、联系应急用水的供应。

2 **范围**:医院内由于市区计划停水及院内供水管网出现故障,导致供水事故的应急抢险、抢修。

3 **定义**:无。

4 **权责**

4.1 **组织架构**:医院大面积停水应急领导小组。

4.1.1 组长:分管后勤的副院长。

4.2.2 副组长:总务科科长。

4.2.3 组员:院长办公室、行政总值班、总务科、医务处、护理部等部门负责人。

4.2 **职能**

4.2.1 应急领导小组职责:监督总务科做好日常供水工作,落实安全生产责任制,防范因院内供水系统故障造成的大面积停水事故发生。发生大面积停水事故时,及时做好停水事故应急工作,尽快恢复供水。得到故障报警,要及时汇报、沟通,应急领导组视故障程度,决定是否启动应急预案。向上级报告事故情况。必要时请求外力援助。

4.2.2 总务科职责:可控范围内的供水故障,立即组织人员进行抢修;市政计划内停水,及时向水箱补满用水,长时间停水且水箱水不够使用时应联系消防供应生活用水,并通知桶装水的积极供应工作。

4.2.3 应急领导小组分工。

4.2.3.1 组长:全面负责各应急领导小组的指挥工作。

4.2.3.2 副组长:具体负责应急工作的现场协调指挥,收集有关工作信息,及时与组长汇报。

4.2.3.3 总务科:总务科应急电话(×××),水工维修组电话(×××),动力中心电话(×××)。供水事故排查,对重点部门供水进行巡查,与市政供水进行沟通,应急物资的及时供应。

4.2.3.4 院办:通知医院各部门。

4.2.3.5 行政总值班:落实非工作日应急处理。

4.2.3.6 医务处、护理部:根据应急小组安排,配合总务科落实各项应急处理。

5 **内容**

5.1 **依据**:在保证出现影响供水的事故时,本着"预防为主、自救为主、统一指挥、快速反应、分别处理"的原则,实施有效快捷地抢修和处置,尽快恢复正常供水状态,确保医院正常秩序。

5.2 **预防事故措施**

5.2.1 日常做好供水管路、阀门的检查,发现问题及时处理。

5.2.2 观察设备等数据是否在正常范围。

5.2.3 对维修人员进行培训,使其知晓应急供水的布局及操作流程。

5.2.4 水工维修人员实行 24 小时值班制度,并保证与各科室的联系,做到 24 小时随叫随到。

5.3 **工作原则**:以人为本、快速反应、预防为主、常备不懈。

5.4 **应急处理措施**

5.4.1 应急小组成员随时保证通信畅通。

5.4.2 总务科尽快安排人员排查故障,进行维修。

5.4.3 协调职能部门对停水科室做好应急水的供应。

5.4.4 优先保障重点部门的供水工作。

5.5 **善后处理**

5.5.1 记录并保存好事件处理资料。

5.5.2 总结经验教训,防止类似事件再发生。

6 **流程**:停水应急流程。

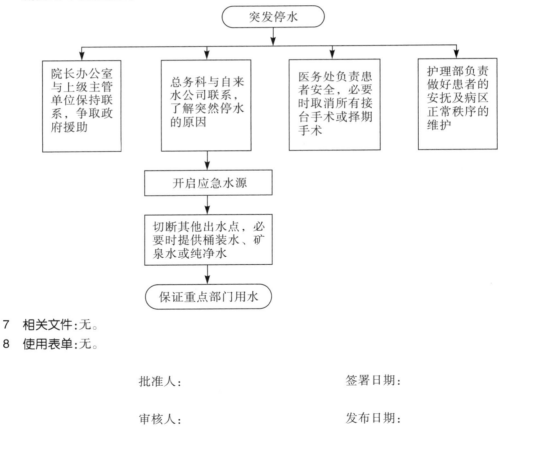

7 **相关文件**:无。

8 **使用表单**:无。

批准人: 签署日期:

审核人: 发布日期:

第八节 医院停电应急处理预案

文件名称	医院停电应急处理预案	文件编号	YY－YJ－××
制定部门	××	版本号	1.0
生效日期	20×－××－××	页数/总页数	×/××
修订日期	20×－××－××	有效期至	20×－××－××

1 **目的:**当配电系统和供电设施因故障不能正常供电时,操作人员能立即按规章操作,使损失和风险降至最低,减少对医疗工作的影响。

2 **范围:**本院发生的电力故障。

3 **定义:**无。

4 **权责**

  4.1 **组织架构:**电力故障应急指挥小组。

    4.1.1 **组长:**分管总务科的副院长。

    4.1.2 **副组长:**总务科科长。

    4.1.3 **组员:**院长办公室、医务处、护理部、保卫科、信息科、总务科、门诊部、财务科、药学部、设备供应科等部门负责人。

  4.2 **职能**

    4.2.1 应急领导小组职责。

      4.2.1.1 督查总务科做好日常安全供电工作,落实安全生产责任制,防范停电事故发生。

      4.2.1.2 发生停电事故时,及时做好停电事故应急工作,尽快恢复供电。

      4.2.1.3 得到故障报警,及时汇报、沟通,应急领导小组视故障程度,决定是否启动应急预案。

      4.2.1.4 及时向上级报告事故情况。

      4.2.1.5 必要时请求外力支援。

      4.2.1.6 组长是履行本预案规定的第一责任人。成员单位应在指挥小组的统一指挥下,各司其职,各负其责,通力合作,做好停电事故时的综合应急工作。

    4.2.2 应急领导小组分工。

      4.2.2.1 组长:全面负责各应急领导小组的指挥工作。

      4.2.2.2 副组长:具体负责应急工作的现场协调指挥,收集有关工作信息,及时向组长汇报。

      4.2.2.3 总务科:供电事故排查,配电室运行观察,对重点部门供电巡查,应急物资的及时供应。

      4.2.2.4 院长办公室:通知医院各部门。

      4.2.2.5 医务处、护理部:根据应急小组安排,落实停电后各项与医疗行为有关的应急处理措施。

    4.2.3 事件发生的班组及故障部门的职责:电力故障发生第一时间报电工维修组,准确表达故障信息。事件班组应积极查找故障原因,落实应急领导组的部署。事后总结应急救援工作的经验教训。

    4.2.4 总务科职责:可控范围内的供电故障,立即组织人员进行抢修;供电公司计划内停电,积极做好备用电源的切换工作;如供电双路均发生故障,应立即启动柴油机发电。

5 内容

5.1 预防事故措施

5.1.1 配电室日常应做好发电机的维护保养工作,保证发电机随时投入使用。

5.1.2 电工人员学习、培训、考核供电知识和操作规范,落实操作安全。

5.1.3 临床科室常规备有应急灯、手电筒等照明用物,定期检查,保持完好状态。

5.1.4 总务科在全院进行停电应急演练,每年至少一次,通过演练让大家掌握突发停电的应急处置程序,确保患者安全。

5.2 应急处理措施

5.2.1 应急小组成员应随时保证通信畅通。

5.2.2 可控的供电故障,总务科尽快安排人员排查故障,进行维修。

5.2.3 协调职能部门对停电科室做好应急供电工作。

5.2.4 备用电源启用前应卸载大功率用电设备,优先保障科室的安全用电。

5.2.5 柴油机发电应保障重点部门的供电。

5.3 工作原则:停电事故处理工作贯彻"预防为主、常备不懈"的方针,遵循"统一领导、完善机制、明确责任、加强合作、快速发应、措施果断"的原则。

5.4 善后处理

5.4.1 记录并保存事件处理的资料。

5.4.2 总结经验教训,防止类似事件再发生。

6 流程:停电应急流程。

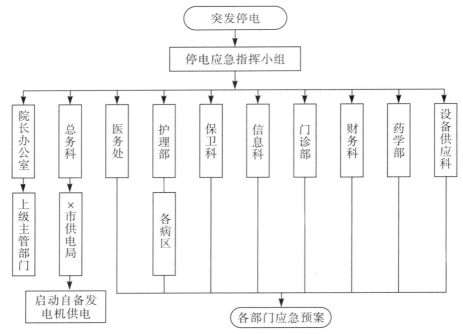

7 相关文件:无。

8 使用表单:无。

批准人:　　　　　　　　　签署日期:

审核人:　　　　　　　　　发布日期:

第九节 电梯故障应急预案

文件名称	电梯故障应急预案	文件编号	YY－YJ－×× ×
制定部门	×× ×	版本号	1.0
生效日期	20×× －×× －××	页数/总页数	×/××
修订日期	20×× －×× －××	有效期至	20×× －×× －××

1 **目的**:为保障电梯乘客在乘梯出现紧急情况时能够得到及时的解救,避免因恐慌、非理性操作而导致伤亡事故,最大限度地保障乘客的人身安全及设备安全。

2 **范围**:全院。

3 **定义**:电梯故障包括电梯困人、地震、湿水等。

4 **权责**:总务科负责统一管理。

5 **内容**

5.1 **电梯困人的应急措施**

5.1.1 任何员工接到报警或发现有乘客被困在电梯内,应立即通知总务科电工组,电工组记录接报和发现时间。

5.1.2 电工组接报后先了解电梯困人的发生地点、被困人数、被困人员情况,以及电梯所在楼层;同时马上联系电梯维保单位并向总务科办公室汇报。

5.1.3 总务科办公室管理员接报后,立即亲自到场或派人员到救场与被困乘客取得联系,安慰乘客,要求乘客保持冷静,耐心等待救援。尤其当被困乘客惊恐不安或非常急躁,试图采用撬门等非常措施逃生时,要耐心告诫乘客不要惊慌和急躁,不要盲目采取无谓的行动,以免使故障扩大而发生危险。注意在这一过程中,现场始终不能离人,要不断与被困乘客对话,及时了解被困乘客的情绪和健康状况,及时将情况向相关领导汇报。

5.1.4 在解救过程中,若发现被困乘客中有晕厥、神志昏迷(尤其是老人或小孩)者,应立即通知医护人员到场,以便被困乘客救出后即刻进行抢救。

5.1.5 被困乘客被救出后,立即向他们表示关心,并了解其身体状况,同时登记被困乘客的姓名、地址、联系电话及到本院事由。如被困乘客不配合自行离去,也应记录存档备案。

5.1.6 被困乘客被救出后,电工组应立即请电梯维修公司查明故障原因,修复后方可恢复正常运行。

5.1.7 详细记录事件经过,包括接报时间,保安和维修人员到达现场的时间,电梯维修公司通知到和到达时间,被困乘客的解救时间、基本情况,电梯恢复正常运行的时间。若有公安、消防、医务人员到场,还应分别记录到场和离开时间、车辆号码,被困乘客有伤者,应记录伤者情况和被送往的科室。

5.2 **发生地震的应急措施**

5.2.1 地震强度较大在电梯内有震感时,应立即停止运行电梯,疏导乘客安全撤离。

5.2.2 地震后应当由专业人员(持证)对电梯进行检查和调试运行,正常后方可恢复使用。

5.3 **发生湿水的应急措施**

5.3.1 当楼层发生水淹没而使井道或底坑进水时,应当将电梯轿厢停于进水层的上2层,切断总电源。

5.3.2　如机房进水较多时,应立即停止运行,切断进入机房的所有电源,并及时处理漏水的情况。

5.3.3　对已经湿水的电梯,要及时进行除水、除湿处理,在确认已经处理后,经试运行无异常,方可恢复使用。

5.3.4　电梯恢复使用后,要详细填写湿水检查报告,对湿水原因、处理方法、防范措施等记录清楚并存档。

5.4　**电梯事故善后处理工作**

5.4.1　如有乘客受重伤,应当按事故报告程序进行紧急事故报告。

5.4.2　向乘客了解事故发生的经过,会同事故调查部门调查电梯故障原因,协助做好相关的取证工作。

5.4.3　如属于电梯故障所致,应当督促电梯维保单位尽快检查并修复。

5.4.4　及时向相关部门提交事故情况的汇报资料。

6　**流程**:无。

7　**相关文件**:无。

8　**使用表单**:无。

批准人:　　　　　　　　　　签署日期:

审核人:　　　　　　　　　　发布日期:

第十节　暴雪应急预案

文件名称	暴雪应急预案	文件编号	YY-YJ-×××
制定部门	×××	版本号	1.0
生效日期	20××-××-××	页数/总页数	×/××
修订日期	20××-××-××	有效期至	20××-××-××

1 **目的**:在暴雪自然灾害来临前,事先做好应急准备工作,迅速有效地控制局面并妥善处理,把暴雪可能造成的损失降到最低。

2 **范围**:出现暴雪天气时。

3 **定义**:无。

4 **权责**

4.1 **组织架构**:暴雪应急处理领导小组。

4.1.1 组长:分管后勤的副院长。

4.1.2 副组长:总务科科长。

4.1.3 组员:院长办公室、行政总值班、医务处、护理部、总务科。

4.2 **职能**

4.2.1 应急领导小组职责。

4.2.1.1 工作原则:以人为本、快速反应、预防为主、常备不懈。

4.2.1.2 总务科应根据天气预报,及时对户外设施采取防冻保护措施。

4.2.1.3 负责清雪工作的组织、协调、监督、检查等工作。

4.2.1.4 总务科根据雪障清理分组情况,负责准备足够的清雪防滑物资,如手套、铁锹、扫把、防滑垫、黄沙、工业盐、运输工具等,保证各类物资、餐饮的供应。

4.2.1.5 负责协助急诊对滑、摔、跌伤的就诊患者,进行接诊、转运及处理。

4.2.2 应急处理小组组员职责。

4.2.2.1 组长:全面负责各应急领导小组的指挥工作。

4.2.2.2 副组长:具体负责本小组工作的现场协调指挥,收集有关工作信息,及时与组长汇报。

4.2.2.3 组员:根据天气预报,提前对户外的水、电、气等设施采取防冻保护措施。工作日白天暴雪立即启动应急广播系统,做好分工协调,根据现场进度汇报组长。组织人员全力铲雪,保障各类除雪物资、餐饮的及时供应。对多人滑、摔、跌伤的就诊患者,进行接诊、转运及处理。

5 **内容**

5.1 **应急电话**:行政总值班(×××),总务科(×××)。

5.2 **应急处理程序**

5.2.1 冬季总务科安排值班人员收集每日灾害天气预报。根据暴雪灾害预案提前组织人员对户外水、电、气等设施采取有效的防冻保护措施。

5.2.2 工作日白天暴雪由总务科立即启动应急程序,如夜间、节假日、周末发生降雪或暴雪,行政总值班启动应急程序,应急组成员接到通知以最快速度到岗,对医院主干道进行积雪铲除。应急组成员未到达之前,行政总值班与院内保洁清扫积雪。

5.2.3 除雪人员做好保暖、防滑措施。避免冻伤、跌伤。

5.2.4 总务科落实除雪物资的保障供应,负责为应急组成员提供热饮、热食。

5.2.5 医务处、护理部协助急诊对多人滑、摔、跌伤的就诊患者,进行接诊、转运及处理。

5.3 善后处理

5.3.1 记录并保存事件处理的资料。

5.3.2 总结经验教训,防止类似事件再发生。

5.4 预案管理

5.4.1 本预案自发布之日起实施。

5.4.2 本预案每两年修订一次。

6 流程:无。

7 相关文件

7.1 《中华人民共和国突发事件应对法》

7.2 《中华人民共和国气象法》

7.3 《中国气象局重大气象灾害应急预案》

8 使用表单:无。

批准人: 签署日期:

审核人: 发布日期:

第十一节 中央空调故障应急预案

文件名称	中央空调故障应急预案	文件编号	YY－YJ－×× ×
制定部门	×× ×	版本号	1.0
生效日期	20× ×－× ×－× ×	页数/总页数	×/××
修订日期	20× ×－× ×－× ×	有效期至	20× ×－× ×－× ×

1 **目的:** 为加强总务科对中央空调设备安全运行管理,有效预防、及时控制设备的突发安全事件,提高突发事件的紧急反应速度和处理水平,保障在院人员身体健康及设备安全。

2 **范围:** 中央空调故障或损坏。

3 **定义:** 无。

4 **权责**

  4.1 **组织架构:** 中央空调故障修复指挥领导小组。

    4.1.1 组长:分管后勤的副院长。

    4.1.2 副组长:总务科科长。

    4.1.3 组员:院长办公室主任、行政总值班、总务科员工。

  4.2 **职能**

    4.2.1 应急领导小组职责:坚持统一领导、分级负责、部门协调、各方联动的安全生产工作原则。按照空调设备安全事件的范围、性质和危害程度,实行分级管理的原则。加强群防群控和日常监测,对重大设备安全事故早发现、早报告、早控制。配合质量技术监督部门对重大中央空调设备安全事故处理的相关工作。坚持快速反应和高效处置,做好重大中央空调安全事故的善后处理和整改措施。

    4.2.2 应急领导小组分工。

      4.2.2.1 组长:全面负责应急领导小组的指挥工作。

      4.2.2.2 副组长:具体负责本小组工作的现场协调指挥,收集有关工作信息,及时与组长汇报。

      4.2.2.3 组员:组织协调空调故障应急处理工作。负责空调故障应急处理期间的后勤保障工作,与上级主管部门和空调维保商确定维修方案及维修时间。采取各种快速有效的措施,最大限度地消除对医院的负面影响。

5 **内容**

  5.1 **预防事故措施**

    5.1.1 建立健全中央空调系统管理有关制度。包括设备设施运行及巡查管理制度,规范操作、人员培训等制度,建立完备的中央空调系统安全管理体系。

    5.1.2 空调运行时每日查看空调记录相关数据,加强对关键环节的监管,对可能引起中央空调安全事故的信息做好及时分析与预警。

  5.2 听到机组发出的声音若有异响、杂音,应查检隐患,不能解决应及时汇报给上级领导。

  5.3 组织有关人员学习特种设备安全的相关知识及本预案,提高中央空调设备安全的风险意识和责任意识。

5.3.1　故障部门报总务科动力中心:电话(×××)。

5.3.2　应急小组成员应随时保证通信畅通。

5.3.3　排查原因,评估后如不能维修,即刻拨打空调维保公司电话(×××),确保第一时间赶到现场抢修空调设备。

5.3.4　如有特殊情况,总务科及时通知相关科室,各科室做好病患人员的安抚工作。

5.4　**工作原则**:以人为本、快速反应、预防为主、常备不懈。

5.5　**空调故障事件报告**:发生空调机组故障时应该填写空调故障报告。

5.6　**善后处理**

5.6.1　记录并保存事件处理的资料。

5.6.2　总结经验教训,防止类似事件再发生。

5.7　**预案管理**

5.7.1　本预案自发布之日起实施。

5.7.2　本预案两年修订一次。

6　流程:无。

7　相关文件:无。

8　使用表单:无。

批准人:　　　　　　　　　　　　签署日期:

审核人:　　　　　　　　　　　　发布日期:

第十二节　有害物质泄漏/暴露应急预案

文件名称	有害物质泄漏/暴露应急预案	文件编号	YY－YJ－××××
制定部门	×××	版本号	1.0
生效日期	20××－××－××	页数/总页数	×/××
修订日期	20××－××－××	有效期至	20××－××－××

1 **目的**:为规范本院有害物质泄漏/暴露事件的风险防控,保障及时、正确地处置,有效降低事件危险程度,保证员工、患者及环境、设施的安全。

2 **范围**:医院内发生有害物质泄漏/暴露安全事件应急处置工作。

3 **定义**

3.1 **有害物质**:人类在生产条件下或日常生活中所接触的,能引起疾病或使健康状况下降的物质。世界卫生组织(WHO)对有害物质和医疗废物的分类如下:传染性、病理和解剖性、药物性、化学性、重金属、压力容器、利器、基因毒性/细胞毒性、放射性。

3.2 **泄漏**:液体、气体、固体等物质漏出/溢出。

3.3 **暴露**:员工在工作过程中受到物理、化学或生物因素侵害而影响健康的状况。

4 **权责**

4.1 **组织架构**:成立有害物质泄漏/暴露应急领导小组,负责指挥、协调,处置紧急、重大事件。

4.1.1 **组长**:分管副院长。

4.1.2 **副组长**:保卫科科长。

4.1.3 **组员**:医务处、感染控制科、护理部、药学部、总务科、设备科、院长办公室等部门负责人。办公室设在保卫科,保卫科科长兼任办公室主任,负责日常的有害物质应急管理工作。

4.2 **应急领导小组组长**:决定院级应急预案的启动,全面负责有害物质泄漏/暴露事件的指挥、协调工作,及时向院长汇报事态发展及处置情况。

4.3 **应急领导小组副组长**:负责启动院级应急预案,现场分工、协调指挥,收集有关信息,及时向组长汇报。

4.4 **应急领导小组组员**:负责封锁现场及现场人员的管控,对事件进行调查、取证,指导、落实防护措施及现场清理工作,对受伤者进行救治及心理疏导,提供应急所需的各类安全防护物资,必要时联络专业人员指导处置工作,根据事件影响程度向上级部门报告及相关信息发布。

4.5 **发生泄漏/暴露科室**:小量泄漏/暴露时,科室按照应急流程进行处置;泄漏量较大或造成人员伤害科室无法处理时,立即向消防监控室报告,在应急领导小组到达之前做初步应急处理;上报医疗安全(不良)事件。

4.6 **消防监控室**:接到报警电话,工作日白天立即通知保卫科科长,其他时间通知行政总值班,协助报警科室进行处置。

5 **内容**

5.1 全院各相关科室落实《年度有害物质管理计划》《危险化学品管理制度》,按照行业要求及操作规范进行个人防护,发现安全隐患立即整改。

5.2 **应急电话**:消防监控室(×××),保卫科(×××),总值班(×××)。

5.3 应急处置物资及设施

5.3.1 存放/使用有害物质的区域均配备应急处置箱,物品配置及使用作用如下表所示。

序号	物品名称	数量	使用作用
1	防护服	1 件	保护身体免受有害物质侵害
2	护目镜	1 副	保护眼睛免受有害物质侵害
3	N95 口罩	2 个	防止吸入有害物质颗粒
4	橡胶手套	1 双	保护双手免受有害物质侵害
5	鞋套	2 双	保护双脚免受有害物质侵害
6	吸水纸	1 包	吸附溢出的液体有害物质,并阻止其扩散、蔓延
7	镊子	1 个	避免直接接触溢出物、清理细小颗粒或玻璃残渣
8	铲连刷	1 个	清理有害物质残留物
9	硫黄粉	1 盒	覆盖水银防止挥发
10	收纳袋	2 个	存放泄露或处置残留物
11	警戒线	1 卷	警戒、隔离,防止无关人员进入危险区域
12	医疗垃圾袋	2 个	存放有害物质及相关处理物品

注:处理溢出物,如需使用防毒面具时,从逃生应急箱内获取

5.3.2 特殊区域:污水站、危险化学品库房、发电机房等配备干砂及灭火设施。

5.3.3 根据科室使用有害物质品种及对人体健康危害状况,确保员工发生暴露后,能及时进行处置,给相关科室配备洗眼器及冲淋设施,设施配置如下表所示。

设施名称	配置科室
洗眼器	检验科、病理科、消毒供应室、静脉配置室、血液净化室、消毒液配制室、医疗废物暂存点、污水处理站
冲淋设施	检验科、病理科

5.4 应急处置程序

5.4.1 有害物质小量(≤50 mL)泄漏,对人员、环境、设施未造成伤害。科室按照有害物质泄漏/暴露处置措施,立即使用应急处置箱、洗眼器、冲淋设施进行处置。

5.4.2 大量(>50 mL)泄漏或对人员、环境、设施造成伤害。科室立即按照处置措施进行应急处置,同时电话报告消防控制室,内容包括事件发生的准确时间、地点,泄漏物的名称、性质、涉及人员及伤害程度;消防控制室进行登记并立即报告保卫科科长(行政总值班),保卫科科长(行政总值班)立即赶赴现场,指导现场处置并进行评估,如需启动院级应急预案,立即报告应急领导小组组长,启动院级应急预案进行处置。

5.4.3 如发生严重泄漏事件,应急领导小组确认医院内处理该类情况困难时,在进行应急处置的同时立即向区消防大队、区环保局及相关供应商报告,请求专业人员来院协助进行处置。

5.4.4　发生有害物质泄漏/暴露的科室,按照《医疗安全(不良)事件管理制度》要求进行上报及改进。

5.5　应急处置措施

5.5.1　有害物质泄漏。

5.5.1.1　明确泄漏物的名称、主要成分及危险类别,由接受过培训的员工进行处置。必要时通过查阅危险化学品标识卡及《危险化学品安全技术说明书(MSDS)》,采取有效的泄漏应急处置措施。

5.5.1.2　对污染区域隔离并进行警示,限制人员进入或接触,直至泄漏物清理干净。如发生较大或严重泄漏事件,由保安人员在事件现场设岗,划分禁区,进行警戒和巡逻,并协同科室指挥现场员工、患者及陪护人员疏散。

5.5.1.3　接触泄漏的有害物质之前,身体、眼睛、呼吸道、手、脚等部位,根据需要采取防护措施。

5.5.1.4　控制泄漏:立即阻止或减少泄漏,限制泄漏物的蔓延,及时清理周围未被污染的物品。如果发生原因不明的泄漏,科室或医院应急领导小组应迅速查明泄漏的部位和原因,若能通过切断电源、停机等处理措施消除泄漏的,在做好应急准备的前提下,立即进行处理。

5.5.1.5　清理泄漏物:根据泄漏物的理化性状,使用吸水纸、硫黄粉、干砂等专用材料吸收或覆盖泄漏物,可使用有害物质应急处置箱内的工具做现场清理,将废物装入收纳袋密封后放入医疗垃圾袋中并粘贴标识,按《医疗废物管理制度》要求进行处置,最后对泄漏污染区域进行清理,打开门窗进行有效通风。科室应急处置箱内物品不足,可通过保卫科进行调配。

5.5.1.6　易燃物品泄漏时现场严禁明火。

5.5.1.7　气体泄漏时应立即切断火源,停止使用并进行人员疏散;应急处置人员佩戴防毒面具;有效通风,加速扩散;漏气容器需妥善处理,修复、检验后再用。

5.5.1.8　水银泄漏时按水银泄漏处理流程进行处置。

5.5.1.9　细胞毒性药品泄漏按《细胞毒性药品管理制度》要求进行处置。

5.5.1.10　医疗废物泄漏按《医疗废物管理制度》要求进行处置。

5.5.2　有害物质暴露。

5.5.2.1　明确暴露物质的名称、主要成分及危险类别,采取针对性处置措施,必要时通过查阅危险化学品标识卡及《危险化学品安全技术说明书(MSDS)》,明确有害物质的暴露危害及急救措施。

5.5.2.2　暴露人员立即脱离污染区域,到最近的水龙头、洗眼器、冲淋设施处进行去污处置。

5.5.2.3　皮肤接触:立即脱去污染衣着,用大量清水彻底冲洗皮肤,如有不适立即到皮肤科就诊。

5.5.2.4　眼睛接触:立即翻开上下眼睑,用流动清水或生理盐水冲洗至少10分钟,如有不适立即到眼科就诊。

5.5.2.5　吸入:迅速脱离现场到空气新鲜处,保持呼吸道通畅。如发生呼吸、心搏骤停,现场人员立即进行心肺复苏,同时呼叫院内急救小组进行救治。

5.5.2.6　误服:立即催吐或洗胃。

5.5.2.7 如事件造成人员严重伤害,医院应急领导小组立即组织对伤员的救治工作,并对抢险人员进行安全防护指导。

5.6 应急结束

5.6.1 事件现场处置完毕,环境符合相关标准。次生、衍生安全隐患消除。应急领导小组通过评估后,宣布应急处置工作结束,应急救援队伍撤离现场。

5.6.2 发生泄漏/暴露科室及医院应急领导小组对事件的调查及处理经过进行详细记录,并组织讨论、分析,制订改进措施,追踪改进成效,防止类似事件再发生。

6 流程

6.1 有害物质泄漏/暴露处置流程

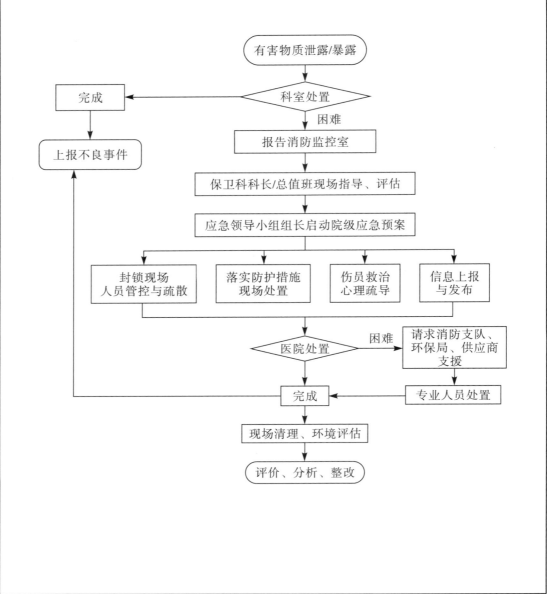

6.2 水银泄漏处置流程

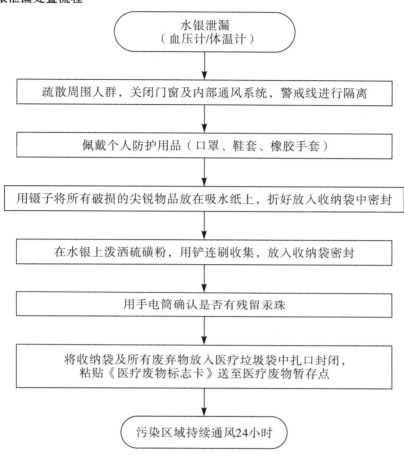

水银泄漏
（血压计/体温计）

↓

疏散周围人群，关闭门窗及内部通风系统，警戒线进行隔离

↓

佩戴个人防护用品（口罩、鞋套、橡胶手套）

↓

用镊子将所有破损的尖锐物品放在吸水纸上，折好放入收纳袋中密封

↓

在水银上泼洒硫磺粉，用铲连刷收集，放入收纳袋密封

↓

用手电筒确认是否有残留汞珠

↓

将收纳袋及所有废弃物放入医疗垃圾袋中扎口封闭，
粘贴《医疗废物标志卡》送至医疗废物暂存点

↓

污染区域持续通风24小时

7 相关文件

7.1 《中华人民共和国安全生产法》

7.2 《中华人民共和国环境保护法》

7.3 《危险化学品安全管理条例》

7.4 《年度有害物质管理计划》

7.5 《危险化学品管理制度》

7.6 《危险化学品安全技术说明书（MSDS）》

7.7 《细胞毒性药品管理制度》

7.8 《医疗废物管理制度》

7.9 《医疗安全（不良）事件管理制度》

8 使用表单

8.1 《有害物质泄漏/暴露报告登记表》

8.2 《科室有害物质防护设施及应急处置箱检查记录表》

批准人：　　　　　　　　　　　签署日期：

审核人：　　　　　　　　　　　发布日期：

附件1

有害物质泄漏/暴露报告登记表

文件编号:BD－BW－×××　　版本号:1.0

报告时间	年　月　日 时　　分	年　月　日 时　　分	年　月　日 时　　分	年　月　日 时　　分
报告人				
发生时间	年　月　日 时　　分	年　月　日 时　　分	年　月　日 时　　分	年　月　日 时　　分
发生地点				
泄漏物 名称及性质				
泄漏量				
人员伤害				
处理措施				
记录人				

附件2

科室有害物质防护设施及应急处置箱检查记录表

文件编号:BD-BW-×××　版本号:1.0

时间	防护设施		处置箱及标签	应急处置箱												检查人
	冲淋设施	洗眼器	标签	防护服	护目镜	N95口罩	橡胶手套	鞋套	吸水纸	镊子	铲连刷	硫磺粉	收纳袋	警戒线	医疗垃圾袋	
				1件	1副	2个	1双	2双	1包	1个	1套	1盒	2个	1卷	2个	

注:科室危险化学品管理专员每周检查并记录一次。如科室无防护设施以"—"表示;防护设施要求洁净,测试功能正常,处置箱洁净完好,标签签清晰完整;箱内物品基教符合且摆放规范,外包表无损坏,在有效期内。各项符合用"√"表示,不符合用"×"表示并进行整改,在对应栏内填写整改完成时间;应急处置箱内物品一经使用须及时上报保卫科,领取备份放置箱内。

— 1485 —

第十三节　暴力伤医应急预案

文件名称	暴力伤医应急预案	文件编号	YY - YJ - ×× ×
制定部门	×× ×	版本号	1.0
生效日期	20×× - ×× - ××	页数/总页数	×/××
修订日期	20×× - ×× - ××	有效期至	20×× - ×× - ××

1　目的:当院内医务人员人身安全受到威胁时,安保人员迅速、有效地做出应急反应,防止事态扩大,切实保护医务人员安全。

2　范围:全院。

3　定义:无。

4　权责

  4.1　**组织架构**:成立暴力伤医事件应急处理领导小组。

    4.1.1　组长:院长。

    4.1.2　副组长:主管副院长。

    4.1.3　组员:行政总值班、保卫科、医务处、护理部、院长办公室、宣传策划部等各部门负责人。

  4.2　**职责**

    4.2.1　应急领导小组。

      4.2.1.1　应急原则:以人为本、快速反应、预防为主、常备不懈。

      4.2.1.2　统一指挥、协调、处置暴力伤医应急事件。

    4.2.2　应急领导小组分工。

      4.2.2.1　组长:全面负责应急领导小组的指挥工作。

      4.2.2.2　副组长:负责本小组工作的现场协调指挥,收集有关信息,及时向组长汇报。

      4.2.2.3　组员:负责事发现场安全保卫工作,组织警力,控制现场事态,并及时向派出所报警;协助受伤人员及时转运、治疗;接待新闻媒体,并向外发布信息。

    4.2.3　发生事件科室:采取有效措施进行正当防卫;安保人员到达之前对科室各出口通道进行把守,防止伤医暴徒逃跑;协助警力控制暴徒;及时转运和救治伤员。

5　内容

  5.1　**应急电话**:消防监控室(×× ×)。

  5.2　**院内医务人员被伤事件处理程序**

    5.2.1　发生事件科室:科室发生伤医事件后,立即报告消防监控室,采取有效措施进行正当防卫,并立即将伤医暴徒与受伤人员隔开,尽快转运、救治受伤人员。

    5.2.2　消防监控室:消防监控室接到报告,工作日白天通知医务处和保卫科科长,其他时间通知行政总值班和保卫科科长,并使用对讲机呼叫安保人员立即赶往现场控制事态,调取事发现场监控视频,及时和安保人员沟通反馈情况。

    5.2.3　安保人员。

      5.2.3.1　接到通知后立即赶往现场应急处理。

      5.2.3.2　路途中及时和消防控制室沟通,实时了解现场情况。

5.2.3.3 到达现场立即向伤医暴徒位置靠近,同时隔离和疏散现场人员,阻止伤害扩大。

5.2.3.4 控制伤医暴徒,防止其逃跑,等待民警前来处理。

5.2.3 发生暴力伤医事件时科室人员第一时间把伤医暴徒和受伤医务人员隔开,尽快转运、救治受伤人员。

5.2.4 协助公安机关处理事件,调取、保存相关录像资料。

5.3 暴力伤医事件报告:发生暴力伤医事件的科室根据《医疗安全(不良)事件管理制度》上报。

5.4 善后处理

5.4.1 记录并保存好事件处理的资料。

5.4.2 总结经验教训,防止类似事件再发生。

6 流程:暴力伤医处理流程。

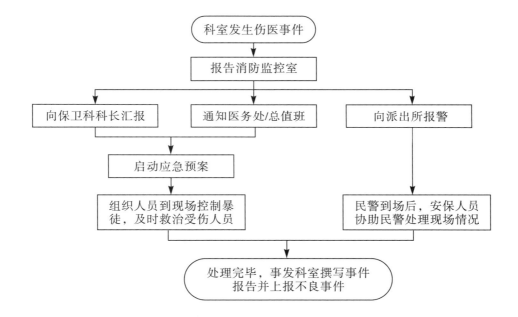

7 相关文件

7.1 《中华人民共和国宪法》

7.2 《中华人民共和国刑法》

7.3 《中华人民共和国治安管理条例》

7.4 《医疗安全(不良)事件管理制度》

7.5 《消防监控室管理制度》

8 使用表单:无。

批准人:　　　　　　　　　　　　　　签署日期:

审核人:　　　　　　　　　　　　　　发布日期:

第十四节　婴儿失窃/儿童走失应急预案

文件名称	婴儿失窃/儿童走失应急预案	文件编号	YY－YJ－×× ×
制定部门	×× ×	版本号	1.0
生效日期	20× ×－× ×－× ×	页数/总页数	×/×
修订日期	20× ×－× ×－× ×	有效期至	20× ×－× ×－× ×

1 **目的**:发生突发事件时能及时做出反应和处理,保障婴儿/儿童人身安全,维护社会稳定。

2 **范围**:在院婴儿失窃/儿童走失事件。

3 **定义**:无。

4 **权责**

4.1 **组织架构**:成立婴儿失窃/儿童走失应急处理领导小组。

4.1.1 组长:院长。

4.1.2 副组长:主管副院长。

4.1.3 组员:院长办公室、保卫科、总务科、医务处、护理部、宣传策划部等各部门负责人。

4.2 **职责**

4.2.1 应急管理领导小组:负责应急事件处置的统一指挥和组织协调。

4.2.1.1 组长:全面负责应急管理领导小组的指挥工作。

4.2.1.2 副组长:负责现场协调指挥,收集有关信息,及时与组长汇报。

4.2.1.3 组员:负责婴儿失窃/儿童走失应急处置工作;负责与上级主管部门和公安部门的联络工作,协助公安部门处理事件,配合做好事件调查。采取快速有效的措施,做好善后处理。

4.2.2 应急指挥小组办公室:为应急管理领导小组的日常事务性部门,设在医务处,由医务处主任兼任办公室主任,负责医院应急管理工作,主要协助组长组织工作会议,督促各部门落实领导小组的各项决策,具体如下。

4.2.2.1 组织员工学习婴儿失窃/儿童走失应急预案和安全知识,提高员工对婴儿失窃/儿童走失应急处理能力和安全防范意识,防止婴儿失窃/儿童走失事件的发生,积极参与应急处理。

4.2.2.2 定期评估婴儿失窃/儿童走失应急预案,传达上级部门的指示,制订应急防范措施。

4.2.2.3 督查婴儿失窃/儿童走失应急预案的应急演练。

4.2.3 院长办公室。

4.2.3.1 协助做好婴儿失窃/儿童走失事件应急处理的综合协调工作。

4.2.3.2 保证医院总值班工作制度的落实。

4.2.3.3 保证通信畅通,并具有随时增加通信的能力。

4.2.4 总务科:发生婴儿失窃/儿童走失突发事件时,调动各楼层保洁人员配合排查工作。

4.2.5 保卫科。

4.2.5.1 发生婴儿失窃/儿童走失时组织第1组安保人员到达事发科室了解情况并排查。

4.2.5.2 第2组安保人员将医院外围出口封堵,询问可疑人员、检查出院车辆。

4.2.5.3　第3组安保人员在医院内自上而下排查,逐层询问各科室查找情况。

4.2.5.4　消防监控室使用应急广播通知全院,并调取监控视频配合查找嫌疑人。

4.2.6　护理部:调动各楼层护理人员配合排查工作。

4.2.7　宣传策划部:负责接待媒体,由医院指定人员对外通报或接受采访。

4.2.8　发生事件科室:警力到达之前由当班人员立即布置科内人员在科室各出口通道把守,对出入人员进行检查,协助警力进行科内各房间检查。

4.2.9　非事件科室:立即布控科内人员在科室各出口通道把守,对出入人员进行检查;协助警力进行科内各房间检查。

5　内容

5.1　应急电话:消防监控室(×××)。

5.2　预防事件措施

5.2.1　住院婴儿/儿童应佩戴腕带标识,住院期间腕带不得摘除。

5.2.2　入院时做好产妇围生期及婴儿/儿童监护人的安全宣教,告知产妇及监护人加强对婴儿/儿童的看护,婴儿/儿童24小时均应在母亲或监护人的视线内,不单独留婴儿/儿童在病区内,不能将婴儿/儿童交给陌生人,包括不认识的医务人员。

5.2.3　产科/儿科病区设置门禁系统,责任护士负责核对婴儿/儿童/产妇信息,确认无误后,护送婴儿/儿童/产妇至病区门前,准许离科。

5.2.4　探访者凭陪护证进入,每次只能进入1人。产科医护通道、电梯出入口等24小时视频监控。

5.3　应急原则:以人为本、快速反应、预防为主、常备不懈。

5.4　应急处理程序

5.4.1　现场人员:事件发生后立即报消防监控室及科室主任或护士长。现场人员上报内容包括楼号、楼层,接听电话者应与上报者核对并重复上报内容,双方确认无误。

5.4.2　事发科室主任或护士长:立即组织人员进行病区的各出口通道布控。

5.4.3　消防监控室:接到报警后,广播系统播报楼号、楼层、事件代码,重复5遍;通知医务处和保卫科或总值班;通过监控协助查找嫌疑人;仔细查看视频动态,若发现异常,立即通知安保人员。

5.4.4　非事件科室:听到广播后立即组织本科室人员在科室范围内进行排查,管控好出入口,并及时反馈查找结果。

5.4.5　如果找回失窃婴儿或走失儿童,及时通知消防监控室,消防监控室通知全院,警报解除;若半小时后仍未找到,由保卫科科长上报公安机关。

5.5　婴儿失窃事件报告:发生婴儿失窃或儿童走失的科室根据《医疗安全(不良)事件管理制度》上报。

5.6　善后处理

5.6.1　记录并保存事件处理的资料。

5.6.2　总结经验教训,防止类似事件再发生。

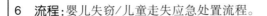

6　流程：婴儿失窃/儿童走失应急处置流程。

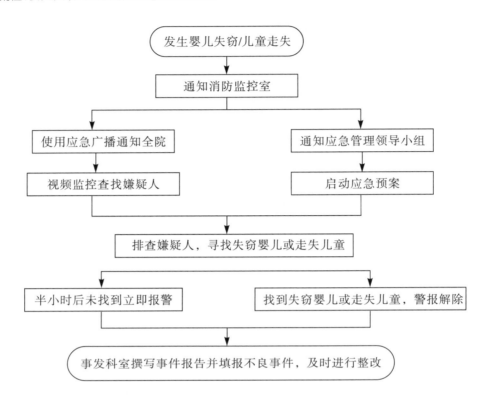

7　相关文件
7.1　《国家突发公共卫生事件应急预案》
7.2　《医疗安全(不良)事件管理制度》
7.3　《医疗机构管理条例》
8　使用表单：无。

批准人：　　　　　　　　　　签署日期：

审核人：　　　　　　　　　　发布日期：

第十五节 偷盗/抢劫/诈骗应急预案

文件名称	偷盗/抢劫/诈骗应急预案	文件编号	YY－YJ－×××
制定部门	×××	版本号	1.0
生效日期	20××－××－××	页数/总页数	×/××
修订日期	20××－××－××	有效期至	20××－××－××

1 **目的**:为认真贯彻落实治安保卫条例,规范医院内部治安保卫工作,保护人身安全、医院财产安全和公共财产安全,维护本院正常医疗秩序,正确处理治安突发事件。

2 **范围**:在本院发生的偷盗/抢劫/诈骗事件。

3 **定义**:无。

4 **权责**:

4.1 **保卫科科长**:全面负责应急指挥工作。

4.2 **保安队长**:负责现场协调指挥,收集有关信息,及时向科长汇报。

4.3 **安保人员**:负责事发现场安全保卫工作,组织警力,控制现场事态,向派出所汇报情况。

4.4 **消防监控室**:负责查阅监控录像,配合调集安保人员,协助派出所民警破案。

4.5 **发生事件科室**:在安保人员到达之前由当班人员立即布置科内人员在科室各出口通道把守,控制人员出入;协助安保人员在科室内各房间检查。

5 **内容**

5.1 **应急电话**:消防监控室(×××)。

5.2 **预防事件措施**

　5.2.1 加强宣教,提高职工安全防护意识,发现可疑人员立即询问并根据情况向消防监控室报告,防范偷盗/抢劫/诈骗事件的发生。

　5.2.2 安全防控。

　　5.2.2.1 加强安保人员责任心,严格执行《保安巡逻制度》。

　　5.2.2.2 员工做好自身及财物安全管理,人员离开房间及时锁门。

　　5.2.2.3 财务科等部门不得在办公室存放大量现金。

　　5.2.2.4 处置偷盗/抢劫/诈骗事件期间,全体人员要全力以赴,不计得失,对于未尽职尽责、玩忽职守的人员一律严肃处理。

5.3 **应急原则**:以人为本、快速反应、预防为主、常备不懈。

5.4 **应急处理程序**

　5.4.1 科室发生被盗、被抢和被骗,立即通知消防监控室。

　5.4.2 消防监控室上报保卫科科长,启动应急预案。

　5.4.3 安保人员:第1组安保人员到达事发科室排查并了解情况;第2组安保人员在医院出口询问可疑人员,检查出院车辆;第3组安保人员在医院内自上而下排查。

　5.4.4 消防监控室配合公安机关调取拷贝监控视频,做好案件侦破配合工作。

　5.4.5 若有人员受伤,及时做好应急救治工作。

　5.4.6 事发科室应保护现场,积极配合保卫科和公安机关排查。

5.5 **事件报告**:发生偷盗/抢劫/诈骗事件的科室根据《医疗安全(不良)事件管理制度》上报。

5.6 **善后处理**

 5.6.1 记录并保存事件处理的资料。

 5.6.2 总结经验教训,防止类似事件再发生。

6 流程:偷盗/抢劫/诈骗应急处理预案。

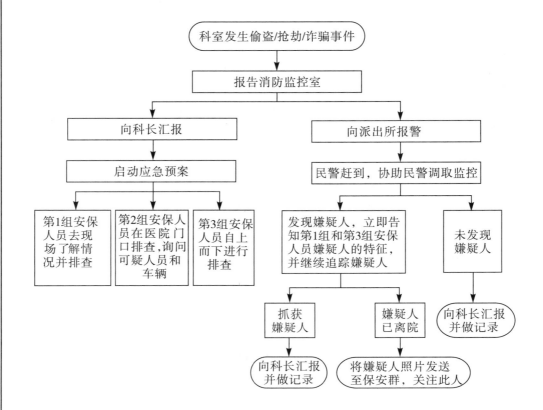

7 相关文件

 7.1 《中华人民共和国宪法》

 7.2 《中华人民共和国刑法》

 7.3 《中华人民共和国治安管理条例》

 7.4 《保安巡逻制度》

 7.5 《医疗安全(不良)事件管理制度》

8 使用表单:无。

批准人: 签署日期:

审核人: 发布日期:

第十六节 内部火灾应急预案

文件名称	内部火灾应急预案	文件编号	YY－YJ－××
制定部门	×××	版本号	1.0
生效日期	20××－××－××	页数/总页数	×/××
修订日期	20××－××－××	有效期至	20××－××－××

1 **目的**:为提高抵御火灾事件的应变能力,发生火灾事件时能妥善处置,迅速有效地扑救初期火灾,使人员伤亡和财产损失降至最低。

2 **范围**:适用于医院火灾事故或火灾隐患的预防和处置工作。

3 **定义**:无。

4 **权责**

4.1 **组织架构**:内部火灾事件应急处理指挥小组作为医院消防安全应急工作的指挥机构,由院长任总指挥,主管安全的副院长任副总指挥,领导小组下设五个行动组,各部门主管任组长;日常工作由保卫科负责。

4.1.1 灭火行动组:组长由保卫科科长担任,组员为全体保安及各科室义务消防员

4.1.2 通讯联络组:组长由院长办公室主任担任,组员为院长办公室成员

4.1.3 疏散引导组:组长由护理部主任担任,组员为相关科室护士长

4.1.4 防护救护组:组长由医务处主任担任,组员为相关科室主任

4.1.5 后勤保障组:组长由总务科科长担任,组员为总务科、设备供应科成员

4.2 **职责**

4.2.1 内部火灾事件应急处理指挥小组职责。

4.2.1.1 负责全院员工消防安全知识培训,监督全院各区域的消防设施及安全,及时消除消防安全隐患。

4.2.1.2 发生较大火灾公安消防队未到达前,组织力量开展火灾扑救、人员疏散及物资抢险等工作。

4.2.1.3 研究、制订火灾的扑救计划和人员、物资的抢险及疏散方案。

4.2.1.4 协调各行动组工作;协调交通、通信、水电及生活供给等有关工作。

4.2.1.5 向上级管理部门及时通报火灾情况。

4.2.1.6 组织人员保护现场。

4.2.2 各行动组职责。

4.2.2.1 灭火行动组:负责进行灭火和控制火势,并采取安全警戒措施。

4.2.2.2 疏散引导组:负责事发现场人员的疏散工作。

4.2.2.3 通讯联络组:负责内部火灾事件应急处理指挥各小组之间的通信联络,及时传递火场情报。

4.2.2.4 防护救护组:负责对危重患者进行救护转移,对现场受伤人员进行紧急救护。

4.2.2.5 后勤保障组:负责及时切断电源、氧源,并保障应急物资/设备的及时供应。

4.2.2.6　消防监控室人员:工作时间发生火情立刻通知医务处和保卫科科长,其他时间通知行政总值班和保卫科科长,根据火势情况向 119 报警,并安排人员前去医院大门接应;通过全院紧急呼叫广播进行紧急播报 5 遍(楼号 + 楼层 + 111)并及时启动消防联动设备。

4.2.3　发生事件科室:及时通知消防监控室,讲清楼号、楼层,科室当班职务最高人员启动科室消防自卫编组,在支援未到达之前负责控制火势,疏散人员。

4.2.4　宣传策划部:负责接待媒体,由医院新闻发言人对外发布消息。

5　内容

5.1　**应急电话:**消防监控室(×××)。

5.2　**工作原则:**早发现、早报警、早扑救,及时疏散人员,抢救物资,各方合作,迅速扑灭火灾。

5.3　**报告机制:**发现初期火灾的人员立即组织扑救,并根据火势情况向消防监控室(×××)和 119 报告;消防监控室值班人员接到火情,立即通知安保人员和保卫科科长,非工作日需通知总值班;保卫科科长根据火势情况及时上报院领导,由院领导启动火灾应急预案。

5.4　**现场指挥机制:**发生火灾紧急状况时,起火楼层由当班科室主任、护士长或在场职务最高人员进行现场指挥;保卫科人员到达后,现场指挥权交由保卫科;公安消防部门人员到达后,所有人员均服从公安消防部门的指挥。

5.5　现场人员应对火灾"四步骤(RACE)"是国际通用的灭火程序。

5.5.1　救援(rescue):组织患者及其他探访者及时离开火灾现场,对于不能行走的患者,采用抬、背、抱等方式转移。

5.5.2　报警(alarm):发现初期火灾的人员要大声呼喊提醒其他人员灭火和疏散,利用就近电话或消防手报按钮,迅速向医院消防监控室报警。若火灾涉及范围较大,迅速向公安消防机关报警,报警时讲清单位地址、起火楼号、楼层/部门、起火部位、火势大小、燃烧物质,以及有无人员被困、报警人姓名和联系电话。

5.5.3　限制(confine):关上门窗、分区防火门,防止火势蔓延。

5.5.4　灭火或疏散(extinguish or evacuate):如果火势不大,用灭火器材灭火;如果火势过猛,及时让患者和其他人员撤离现场。

5.6　任务分工

5.6.1　发生火灾紧急状况时,起火楼层(部位)当班的工作人员,按照科室消防自卫编组迅速组成灭火行动第一梯队,进行灭火及疏散人员等处置。

5.6.2　安保人员、义务消防员及起火附近楼层工作人员作为灭火行动第二梯队,首先由安保人员/义务消防员按照训练时的分工参与灭火及疏散工作,附近楼层工作人员在疏散本楼层人群后,作为后备力量进行增援。

5.6.3　其余楼层工作人员在疏散本楼层人群后,会同其他部门工作人员作为灭火行动第三梯队,根据现场情况做好增援准备。

5.6.4　无人值守楼层(部位)发生火灾时,第二梯队接警后迅速到达现场组成第一梯队进行救援及疏散等现场处置。

5.7　各行动组的处理程序

5.7.1　灭火行动组。

5.7.1.1　为保证扑救火灾与疏散工作有秩序地进行,灭火行动组对着火区域进行安全警戒,划定警戒区,禁止无关人员入内。

5.7.1.2 如果火势不大,用灭火器材灭火;如果火势过猛,按疏散计划进行人员疏散。

5.7.1.3 灭火行动组迅速使用就近灭火器/消火栓对起火部位进行灭火。在扑救中,参加人员必须自觉服从现场最高负责人的指挥,沉着、机智、正确地使用灭火器材,做到先控制,后扑灭。

5.7.1.4 抓住灭火有利时机,将火灾扑灭在初起阶段;对存放精密仪器、昂贵物资的部位,使用专用灭火器进行灭火。

5.7.1.5 切断电源,关闭氧气阀门,清除火源周边的可燃物,关闭门窗、分区防火门,防止火势蔓延。

5.7.1.6 灭火后彻底清理火场,防止复燃。保护好现场,便于调查。

5.7.2 疏散引导组。

5.7.2.1 火场疏散先从着火房间、楼层开始,再从着火层以上各楼层进行疏散。

5.7.2.2 疏散引导组引导患者从安全通道迅速疏散,病区以护士站为中心向两侧通道疏散,防止拥挤踩踏,先引导患者撤离后再疏散其他人员,逐个房间检查是否有遗漏人员。

5.7.2.3 疏散通道被烟雾所阻时,应用湿毛巾或湿口罩捂住口鼻,身体尽量贴近地面,匍匐前进,尽快离开火场。

5.7.2.4 禁止使用电梯,防止突然停电导致人员被困在电梯里。疏散通道口必须配备人员负责指引方向,最大限度分散分流,避免大量人员涌向一个出口,因拥挤造成伤亡事故。

5.7.2.5 医院紧急疏散集合点设置在医院前急救楼前及家属区公寓楼后。

5.7.3 防护救护组。

5.7.3.1 防护救护组对火灾中造成的受伤人员,采用担架、轮椅等方式,及时将伤员撤离出危险区域。

5.7.3.2 将伤员及时送至无火情科室进行救治。

5.7.4 通信联络组。

5.7.4.1 通信联络组熟知有关部门和领导的联络方式,及时通报情况,保证灭火现场通信畅通。

5.7.4.2 发生火情后,及时通知配电室及供氧站工作人员快速到达现场,负责处理现场及附近楼层(部位)电源及氧气阀门。

5.7.5 后勤保障组。

5.7.5.1 后勤保障组及时为灭火和疏散工作提供救生器材,如绳子、梯子等。为灭火、抢险、疏散工作人员提供必要的用品,如毛巾、手套等。备好临时照明器材,提供破拆和清障工具,如斧头、铁锹、榔头、扳手等。

5.7.5.2 库房保管员、水电维修人员接到火灾通知后立即到岗,查清起火部位各种电线、管道等走向及阀门开关。

5.7.5.3 及时将易燃易爆、贵重物品撤离火场,从火灾现场撤出的物资,特别是贵重物品,协助起火科室指定专人看护。

5.7.5.4 在灭火抢险时间较长的情况下,为灭火抢险人员备好饮食。

5.8 消防设施:火灾报警系统、消火栓系统、喷淋系统、防排烟系统、消防广播系统、气体灭火系统、防火门、防火卷帘、干粉灭火器、二氧化碳灭火器、防磁灭火器、应急疏散指示牌、消防沙箱、应急灯、逃生应急箱、微型消防站、城市消防远程监控系统等。

5.9 **防范措施**

5.9.1 认真贯彻"预防为主,防消结合"的消防工作方针,实行"谁主管,谁负责"的原则。

5.9.2 各部门要保持室内整洁,周围道路畅通,严禁在楼梯口和通道堆积物品,各种杂物应及时清理干净。

5.9.3 禁止擅自动用和挪用区域内的消防器材和各种报警设备。

5.9.4 严格执行《控烟管理制度》。

5.9.5 夜间无人值班的科室最后离开的人员要对科室巡视一遍,确保离人断电。

5.9.6 严禁用火管理,施工/装修动用明火,须经批准后方可在指定范围内开始动工。

5.10 **内部失火事件报告**:发生内部失火的科室根据《医疗安全(不良)事件管理制度》上报。

5.11 **善后处理**

5.11.1 记录并保存事件处理的资料。

5.11.2 总结经验教训,防止类似事件再发生。

6 **流程**:内部火灾应急处置流程。

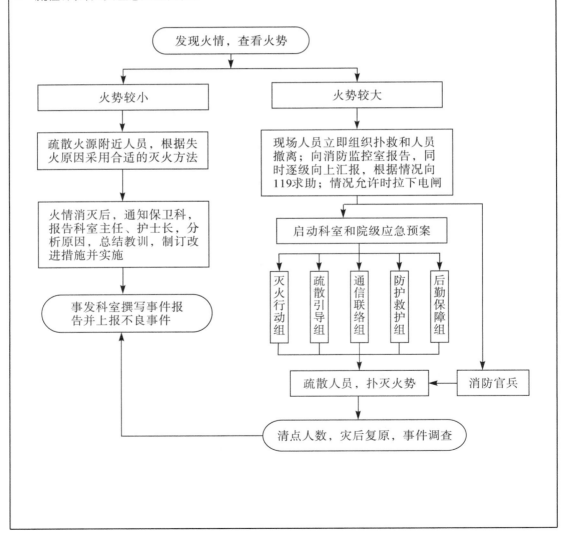

7 相关文件

    7.1 《中华人民共和国消防法》

    7.2 《控烟管理制度》

    7.3 《医疗安全（不良）事件管理制度》

8 使用表单

《灭火器使用及检测方法》

                批准人：   签署日期：

                审核人：   发布日期：

附件

灭火器使用及检测方法

一、灭火器使用方法:提、拔、握、压

    1.提:提起灭火器,查看压力表是否正常。

    2.拔:拔掉压把上面的保险销。

    3.握:两手分别握住压把和喷嘴管。

    4、压:即瞄准火焰根部,压下压把。

二、灭火器检测方法

    1.外观及软管是否完好,是否在有效期内。

    2.压力指针是否在绿色区域。